Crosslink
薬学テキスト

薬物動態学

Pharmacokinetics

編集 永田将司
東京科学大学病院 薬剤部長・病院教授・病院長補佐

MEDICAL VIEW

本書では，厳密な指示・副作用・投薬スケジュール等について記載
されていますが，これらは変更される可能性があります。本書で言
及されている薬品については，製品に添付されている製造者による
情報を十分にご参照ください。

Crosslink Pharmaceutical Textbook : Pharmacokinetics
(ISBN 978-4-7583-2223-2 C3347)

Editor: NAGATA Masashi

2025. 3.10　1st ed

©MEDICAL VIEW, 2025
Printed and Bound in Japan

Medical View Co., Ltd.
2-30 Ichigayahonmuracho, Shinjyukuku, Tokyo, 162-0845, Japan
E-mail ed@medicalview.co.jp

編集の序

　本書『Crosslink 薬学テキスト　薬物動態学』は，薬物動態学の基本から応用に至るまでの広範なトピックを網羅し，次世代の薬剤師が質の高い患者ケアを提供するための確かな基盤を築くことを目的としています。投与された医薬品が体内でどのように吸収され，分布し，代謝され，そして排泄されるかを深く理解することは，効果的かつ安全な薬物療法の提供に不可欠です。

　本書の大きな特徴は，現役の病院薬剤師および病院薬剤師経験者が多数執筆に関与している点にあります。各執筆者がもつ豊富な臨床経験に基づき，理論だけでなく，実際の臨床現場における薬物投与設計についての知識も提供しています。

　各章には，豊富な囲み記事とイラストが含まれており，複雑な概念を直感的かつ視覚的に理解しやすく説明しています。このアプローチにより，薬学生は薬物動態学の基本原理をより深く，効率的に学ぶことが可能です。

　さらに，本書では薬物動態学の知識と他の専門科目との連携を強調しています。薬物動態学が他の科目や実習，臨床とどのように結びついているかが明確にされており，読者がより具体的な興味と目的意識を持って学習できるように設計されています。

　最後になりますが，本書の執筆にご協力いただいた全ての皆様に，心からの感謝を表します。皆様の尽力により，本書が実現しました。これから薬物動態学を学ぶすべての薬学生にとって，本書が理想的な学びの場となることを願っています。

2025年1月

永田将司

執筆者一覧

編　集

永田将司	東京科学大学病院 薬剤部長・病院教授・病院長補佐

執筆者（掲載順）

永田将司	東京科学大学病院 薬剤部長・病院教授・病院長補佐
髙田龍平	東京大学医学部附属病院薬剤部 薬剤部長・教授
佐藤夕紀	北海道大学大学院薬学研究院 講師
山﨑啓之	崇城大学薬学部 教授
山折　大	東京薬科大学薬学部 教授
桂　敏也	立命館大学薬学部 教授
大野能之	東京大学医学部附属病院薬剤部 副薬剤部長
荒木拓也	群馬大学医学部附属病院薬剤部 副薬剤部長・准教授
平井利典	東京科学大学病院薬剤部 准教授
土岐浩介	筑波大学附属病院薬剤部 副薬剤部長・准教授
山崎伸吾	千葉大学医学部附属病院薬剤部 副薬剤部長・准教授

目　次

第1章　薬物動態学序論 ······ 1

1　薬物動態学とは ······ 永田将司　2
- 1 薬物の生体内運命 ······ 2
- 2 薬物の投与経路 ······ 3
- 3 薬物療法における薬物動態学と薬力学の関係 ······ 4
- 4 医療における薬物動態学の役割 ······ 4
- 5 薬物の効果を決める3要素 ······ 6
- 6 薬効および副作用の予測 ······ 6
  - ●まとめ ······ 7

第2章　薬物の生体膜透過機構 ······ 9

1　生体膜の構造 ······ 髙田龍平　10
- 1 脂質二重層 ······ 10
- 2 上皮細胞と内皮細胞 ······ 11
  - ●まとめ ······ 12

2　生体膜の透過機構 ······ 髙田龍平　13
- 1 膜輸送機構の分類 ······ 13
- 2 受動輸送 ······ 14
- 3 能動輸送 ······ 16
  - ●まとめ ······ 19

3　トランスポーターによる薬物輸送 ······ 髙田龍平　20
- 1 薬物トランスポーター ······ 20
- 2 ABCトランスポーターによる薬物輸送 ······ 21
- 3 SLCトランスポーターによる薬物輸送 ······ 24
  - ●まとめ ······ 28

第3章　吸収 ······ 29

1　吸収総論 ······ 佐藤夕紀　30
- 1 薬物動態における吸収 ······ 30
  - ●まとめ ······ 31

2　消化管吸収 ······ 佐藤夕紀　32
- 1 消化管と経口投与 ······ 32

v

2 主な消化管の生理学的特徴と消化・吸収 33

3 全身循環系（血管系とリンパ系） 40

4 消化管吸収機構 41

　●まとめ 43

3 消化管吸収に影響を与える要因　　　　　　　　　　　　　佐藤夕紀　44

1 バイオアベイラビリティ 44

2 消化管の生理学的要因 44

3 薬物の物理化学的特性 46

4 製剤学的要因（外的要因） 48

　●まとめ 50

4 消化管以外からの吸収　　　　　　　　　　　　　　　　　佐藤夕紀　51

1 経口投与（消化管吸収）の長所と短所 51

2 口腔からの吸収 52

3 鼻腔からの吸収 53

4 肺からの吸収 55

5 皮膚からの吸収 57

6 注射部位からの吸収 60

7 眼からの吸収 62

8 耳からの吸収 63

9 腟からの吸収 65

　●まとめ 66

第4章　分布　　　　　　　　　　　　　　　　　　　　　　　　　　67

1 組織分布と影響因子　　　　　　　　　　　　　　　　　　山﨑啓之　68

1 薬物の分布 68

　●まとめ 71

2 組織移行を表す指標　　　　　　　　　　　　　　　　　　山﨑啓之　72

1 分布容積 72

　●まとめ 73

3 血漿タンパク結合の評価　　　　　　　　　　　　　　　　山﨑啓之　74

1 血漿タンパク結合の定量的評価法 74

　●まとめ 77

4 リンパ管系移行性　　　　　　　　　　　　　　　　　　　山﨑啓之　78

1 リンパ管系への薬物移行機構 78

目次

●まとめ ……………………………………………… 79

5 脳への移行性　　　　　　　　　　　　　　　山﨑啓之　80

1 脳への薬物移行機構 …………………………… 80

●まとめ ……………………………………………… 82

6 胎児への移行性　　　　　　　　　　　　　　山﨑啓之　83

1 胎児への薬物移行機構 ………………………… 83

●まとめ ……………………………………………… 84

7 乳汁中移行性　　　　　　　　　　　　　　　山﨑啓之　85

1 乳汁中への薬物移行機構 ……………………… 85

●まとめ ……………………………………………… 87

第**5**章　代謝　　　　　　　　　　　　　　　　　　89

1 薬物の代謝反応　　　　　　　　　　　　　　　山折　大　90

1 薬物代謝とは …………………………………… 90

2 酸化反応 ………………………………………… 91

3 還元反応 ………………………………………… 93

4 加水分解反応 …………………………………… 93

5 抱合反応：グルクロン酸抱合 ………………… 94

6 抱合反応：硫酸抱合 …………………………… 95

7 抱合反応：グルタチオン抱合 ………………… 95

8 抱合反応：アセチル抱合 ……………………… 96

9 抱合反応：アシル抱合（アミノ酸抱合） …… 96

10 抱合反応：メチル抱合 ………………………… 97

11 腸内細菌による代謝反応 ……………………… 97

●まとめ ……………………………………………… 98

2 薬物代謝酵素の種類と特徴　　　　　　　　　　山折　大　99

1 代表的な薬物代謝酵素 ………………………… 99

2 シトクロムP450 ……………………………… 100

3 アルコール脱水素酵素（アルコールデヒドロゲナーゼ），
アルデヒド脱水素酵素（アルデヒドデヒドロゲナーゼ） … 103

4 カルボキシルエステラーゼ …………………… 104

5 UDP-グルクロン酸転移酵素
（UDP-グルクロノシルトランスフェラーゼ） … 105

6 硫酸転移酵素（スルホトランスフェラーゼ） … 106

7 グルタチオン*S*-転移酵素（グルタチオン*S*-トランスフェラーゼ） … 107

vii

8 *N*-アセチル転移酵素（*N*-アセチルトランスフェラーゼ） ……… 108
● まとめ ……… 109

3 薬物代謝の包括的な把握　　　　　　　　　　　　山折　大 110
1 アセトアミノフェン代謝の包括的な把握 ……… 110
2 イリノテカン代謝の包括的な把握 ……… 111
3 アザチオプリン代謝の包括的な把握 ……… 112
● まとめ ……… 113

4 薬物代謝酵素の阻害と誘導　　　　　　　　　　　山折　大 114
1 薬物による薬物代謝酵素の機能変動 ……… 114
2 薬物代謝酵素の阻害 ……… 114
3 薬物代謝酵素の誘導 ……… 117
● まとめ ……… 119

第6章　排泄 ……… 121

1 腎排泄　　　　　　　　　　　　　　　　　　　桂　敏也 122
1 腎臓の構造と機能 ……… 122
2 薬物の腎排泄機構 ……… 126
3 腎クリアランス ……… 129
● まとめ ……… 132

2 胆汁中排泄　　　　　　　　　　　　　　　　　　桂　敏也 133
1 肝臓の構造 ……… 133
2 薬物の胆汁中排泄機構 ……… 134
3 腸肝循環 ……… 137
● まとめ ……… 138

3 その他の排泄　　　　　　　　　　　　　　　　　桂　敏也 139
1 唾液中排泄 ……… 139
2 乳汁中排泄 ……… 140
3 呼気中排泄 ……… 141
● まとめ ……… 141

第7章　薬物動態の変動要因 ……… 143

1 薬物相互作用　　　　　　　　　　　　　　　　大野能之 144
1 薬物相互作用の概要 ……… 144
2 吸収過程における薬物相互作用 ……… 146

3 代謝過程における薬物相互作用 ………………………… 150

4 分布過程における相互作用 ……………………………… 156

5 排泄過程における相互作用 ……………………………… 157

6 トランスポーターがかかわる相互作用 ………………… 158

7 薬力学的相互作用 ………………………………………… 160

8 薬物相互作用のマネジメント …………………………… 161

● まとめ …………………………………………………… 163

2 その他の変動要因 ………………………………… 荒木拓也 165

1 臓器機能等の異常 ………………………………………… 165

2 年齢(小児・高齢者) …………………………………… 168

3 妊娠，栄養，炎症性疾患 ………………………………… 170

4 肥満・るい痩 ……………………………………………… 172

5 遺伝的素因 ………………………………………………… 172

● まとめ …………………………………………………… 176

第8章 薬物速度論 … 177

1 薬物速度論の基本パラメータ …………………… 平井利典 178

1 薬物速度論パラメータ …………………………………… 178

● まとめ …………………………………………………… 186

2 コンパートメントモデル ………………………… 平井利典 187

1 コンパートメントモデル ………………………………… 187

● まとめ …………………………………………………… 201

3 線形モデル・非線形モデル ……………………… 平井利典 202

1 線形モデル・非線形モデル ……………………………… 202

● まとめ …………………………………………………… 208

4 生理学的薬物速度論 ……………………………… 土岐浩介 209

1 クリアランスの概念 ……………………………………… 209

2 血流律速と固有クリアランス律速 ……………………… 212

3 バイオアベイラビリティ ………………………………… 216

4 生理学的薬物速度論モデル ……………………………… 217

● まとめ …………………………………………………… 222

5 モーメント解析 …………………………………… 土岐浩介 223

1 モーメントの定義 ………………………………………… 223

2 モーメント解析法 ………………………………………… 224

ix

3 デコンボリューション ································· 225
- まとめ ··· 226

6 PK-PD 解析の臨床応用 ················· 平井利典 227
1 PD モデル ··· 227
2 PK-PD モデル ······································· 232
- まとめ ··· 233

第9章 薬物投与設計 ···················· 235

1 治療薬物モニタリング(TDM) ········ 山崎伸吾 236
1 TDM の意義 ··· 236
2 TDM が効果的な状況と有効な薬物 ········· 237
3 サンプル採取と採取ポイント ················· 241
4 血中濃度測定 ······································· 244
- まとめ ··· 246

2 薬物血中濃度に基づく投与設計 ····· 山崎伸吾 247
1 治療薬物モニタリング(TDM)に基づく投与設計 ··· 247
2 母集団薬物速度論 ································· 251
3 母集団薬物速度論の活用 ······················ 253
- まとめ ··· 254

3 特殊病態下の薬物投与設計 ··········· 山崎伸吾 256
1 各種病態時の投与設計 ·························· 256
- まとめ ··· 261

4 治療薬物モニタリング(TDM)の診療報酬 ·· 山崎伸吾 262
1 TDM の診療報酬 ·································· 262
- まとめ ··· 265

索引 ··· 266

「薬学教育モデル・コア・カリキュラム 令和4年度改訂版」対応表

＜薬物動態学＞

「薬学教育モデル・コア・カリキュラム 令和4年度改訂版」			本書での対応
学修目標	関連する学修目標	学修事項	

D 医療薬学

D-4 薬の生体内運命

学修目標	関連する学修目標	学修事項	本書での対応
D-4-1 薬物の体内動態 1) 薬物の物理化学的性質と生体の構造及び機能から，生体内の薬物動態を説明する。 2) 薬物体内動態に起因する薬物相互作用の実例をメカニズムに基づいて説明し，その回避方法を提案する。 3) 生理機能の変化が薬物体内動態に及ぼす影響を説明するとともに，その背景に応じた適切な投与経路・投与方法を説明する。	1)，2)	(1) 生体膜透過，吸収，分布，代謝，排泄	2～6章
	2)，3)	(2) 薬物体内動態に起因する薬物相互作用	7章-1
	1)，2)，3)	(3) 年齢，生理状態，臓器機能の変化，遺伝的素因が薬物体内動態に及ぼす影響	7章-2
	1)，2)，3)	(4) 個々の患者に適切な薬物の投与経路・投与方法の立案	9章-1，9章-2，9章-3
D-4-2 薬物動態の解析 1) 薬物速度論的解析法に基づいて，体内薬物量（濃度）の時間的推移を，薬物動態パラメータを用いて説明する。 2) 薬物動態パラメータを利用して，患者の生理状態を考慮した，適切な薬物投与計画を立案する。 3) 治療薬物モニタリング(TDM)において，患者で実際に観察された血中薬物濃度に基づいて，個々の患者に最適な薬物治療を実践するための投与方法・投与量・投与間隔を設定する。 4) 薬物動態学/薬力学解析(PK/PD解析)の概念と応用について説明する。	1)，2)，3)，4)	(1) 薬物速度論的解析法（コンパートメントモデル（線形・非線形モデル），生理学的薬物速度論，モーメント解析法）	8章-1，8章-2，8章-3，8章-4，8章-5
	2)，3)	(2) 薬物動態パラメータを利用した薬物投与計画	8章-1，9章-2，9章-3
	3)	(3) 治療薬物モニタリング(TDM)の意義・測定法	9章-1
	3)	(4) ポピュレーションファーマコキネティクス（母集団薬物速度論）	9章-2
	3)，4)	(5) 薬物動態学/薬力学解析(PK/PD解析)	8章-6

xi

＜他領域とのつながり＞

「薬学教育モデル・コア・カリキュラム 令和4年度改訂版」		本書での対応
C 基礎薬学	C-1 化学物質の物理化学的性質	2〜6章, 7章-1, 8章
	C-2 医薬品及び化学物質の分析法と医療現場における分析法	9章-1
	C-4 薬学の中の医薬品化学	2〜6章, 7章-1
	C-6 生命現象の基礎	2〜6章
	C-7 人体の構造と機能及びその調節	2〜7章
F 臨床薬学	F-1 薬物治療の実践	1章, 7章, 9章

第 **1** 章

薬物動態学序論

1章 薬物動態学序論

1 薬物動態学とは

1 薬物の生体内運命

● 投与された薬物は，生体内で吸収・分布・代謝・排泄という一連の運命をたどる。

薬物の生体内運命

　投与された薬物は，全身をどのように移動してから薬効を発揮し，どのような経路で排泄されていくのだろうか。図1に投与経路ごとの薬物の生体内運命をまとめた。

　経口的に投与された医薬品は，製剤からの薬物の崩壊および消化管液への溶解の過程を経ながら，食道および胃を通過し小腸に到達する。小腸の上皮細胞を通過した薬物は，門脈に集められ肝臓に到達する。ここで，一部の薬物は肝臓中に存在する代謝酵素により分解され（**代謝**），薬効が失われる（**初回通過効果**）。肝臓中での代謝を免れた薬物のみが全身循環血液中に到達し（**吸収**），各組織や作用部位に移行することができる（**分布**）。作用部位に到達した薬物により薬効が発揮される。一方で，作用部位に到達しなかった薬物は肝臓や腎臓による**代謝・排泄機構**により体内から消失していく。肝臓で代謝を受けた薬物は，胆汁中に排泄されたのち糞中に排泄されるほか，腎臓を経て尿中に排泄される。肝臓での代謝を受けずに，元の化合物のまま（**未変化体**）尿中に排泄される場合もある。

> **補足**
> **ADME**
> 　薬物動態は，吸収（absorption），分布（distribution），代謝（metabolism），排泄（excretion）の4つの過程に分けられ，それぞれの頭文字をとってADMEとよばれる。

図1　薬物の生体内運命

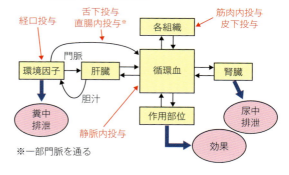

※一部門脈を通る

2 薬物の投与経路

● 投与経路の違いにより，作用発現までの時間や，作用持続時間が異なる。

各投与経路の特徴

■経口投与

経口投与は，嚥下能力さえあれば小児から高齢者まで幅広い患者に適応可能な投与経路であるため，最も利用されている。しかし，初回通過効果などの影響により投与したすべての薬物が体内に吸収されるわけではないことや，作用発現までに時間がかかるなどのデメリットが存在する。

■静脈内投与

静脈内投与は，薬物を直接静脈内に注入するため，速やかに全身をまわり薬効を発揮する。また，初回通過効果の影響を受けないため，投与したすべての薬物が全身循環に到達するという利点もある。一方で，静脈内への注射は医療従事者によってのみ実施可能であり，患者自身による投与ができない。

■筋肉内投与，皮下投与

筋肉組織あるいは皮下組織に注入された薬物は，毛細血管を通じて全身循環に到達する。初回通過効果を受けないことや，経口投与に比べ速やかに薬効を発揮することが期待されるが，薬効発現までの時間は静脈内投与に劣るのが一般的である。

■舌下投与，直腸内投与

舌下に投与された薬物は口腔粘膜から，直腸内に投与された薬物は直腸粘膜からそれぞれ吸収され，全身循環に到達する。経口投与と比べ門脈および肝臓を通過せずに全身循環に到達するため，初回通過効果を回避できる利点がある。

> **補足**
> **直腸内投与と初回通過効果の関係**
> 　直腸内投与の場合，直腸下部および中部から吸収される薬物は門脈を通過しないため初回通過効果を受けない。一方で，直腸上部から吸収される薬物は門脈を経由するため，初回通過効果を受ける。

薬物の投与経路別の血中濃度曲線を**図2**に示す。一般的に，作用の速さは静脈内投与が最も早く，経口投与が最も遅い。一方で，作用の持続時間は経口投与が最も長く，静脈内投与が最も短い。筋肉内投与や直腸内投与は，作用発現までの時間および持続時間のいずれも通常静脈内投与と経口投与の中間に位置する。

図2　投与経路別の血中薬物濃度曲線

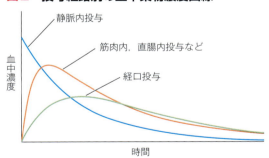

1章　薬物動態学序論

3 薬物療法における薬物動態学と薬力学の関係

● 薬物が投与されてから効果が現れるまでの過程は，薬物動態学（PK）と薬力学（PD）の2つの過程に分けられる。

薬物動態学と薬力学の関係

　薬物の投与経路は多岐にわたるが，どの投与経路であっても全身で薬効を発揮させるためには，薬物が循環血液中に到達する必要がある。そのため，薬物の効果や副作用を議論する際に，循環血液中にどれだけ薬が到達しているかの指標となる血中薬物濃度の概念が重要となる。

　薬物が投与されてから効果が現れるまでの過程は，**薬物動態学（PK）** と **薬力学（PD）** の2つの過程に分けられる。PKは投与量と血中薬物濃度の関係を示し，PDは血中薬物濃度（もしくは作用部位中薬物濃度）と効果の関係を示す（図3）。

図3 薬物療法における薬物動態学と薬力学の関係

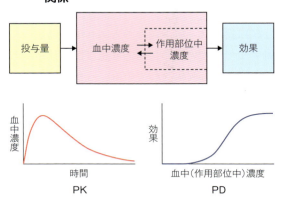

> **補足**
> **作用部位中濃度と血中濃度の平衡関係**
> 　一般的に，薬効は作用部位中の薬物濃度と関連していると考えられている。しかし，作用部位中の薬物濃度を正確に測定することは困難である。通常，作用部位と循環血液との間には速やかな平衡が成立している（例：作用部位中濃度が高ければ血中濃度も高い）と考えられるため，血中薬物濃度を薬効の指標とすることができる。

4 医療における薬物動態学の役割

● 薬物動態学の知識を応用することで，患者の個別化投与設計を行うことが可能となる。

薬効・副作用発現の個人差

　薬物治療を行う際に，同じ投与量の薬物を投与しているのにもかかわらず，個々の患者によって薬の効果や副作用の発現に差があることがしばしば経験される。それでは，なぜこのようなことが起きるのだろうか？　まずは以下の仮想症例をもとに考えてみる。

■症例

　55歳男性。急性腎盂腎炎の治療で抗菌薬であるシプロフロキサシンを経口投与したが，なかなか治療効果がみられない。改めて患者から薬の服用状況を聴取すると，「薬を飲むと胃が荒れるので，薬はいつも牛乳で飲んでいる」とのことだった。

＊PK：pharmacokinetics　　＊PD：pharmacodynamics

■ **解説（図4）**

　薬物が吸収されるには，消化管液中で薬物が溶解している必要がある．シプロフロキサシンを牛乳と同時に服用すると，牛乳に含まれるカルシウムイオンとシプロフロキサシンが難溶性のキレートを形成する．従って，シプロフロキサシンの消化管からの吸収が低下することで血中濃度も低下し，効果が減弱したと考えられる．

　同じ投与量の薬物を投与しているのにもかかわらず，薬の効果や副作用の発現に個人差があるのは，大きく分けて2つの理由が考えられる．先の症例では薬物-食物間相互作用により，血中濃度が予想よりも低下したことで効果が減弱したと考えられる．このように，同じ投与量の薬物を投与した場合でも**吸収・分布・代謝・排泄**のそれぞれの過程で**個人差**があるため，血中濃度および効果に個人差が生じることがある〔『7章 薬物動態の変動要因』（p.143）参照〕．この**PK過程における個人差**が，効果に差が現れる1つ目の理由である（図5）．

　ただし，PKの個人差だけでは薬効の個人差を完全に説明することができない．PKの個人差以外のもう1つの理由として，**PD過程における個人差**が挙げられる（図6）．つまり，同じ血中（作用部位中）濃度であったとしても，薬物が結合する**受容体の感受性の違い**などにより，効果が異なる場合がある．

　以上のことから，薬物治療を有効かつ安全に行うためには，PKおよびPDそれぞれの過程の個人差の問題を克服する必要があることがわかる．薬物動態学はPKの個人差を理解・克服するために必須の学問であり，薬物動態学の知識を応用することで患者の個別化投与設計につなげられることから〔『9章 薬物投与設計』（p.235）参照〕，医療における薬物動態学の役割は大きい．

1章 薬物動態学序論

図4 シプロフロキサシンを水または牛乳で服用した際の血中濃度推移の違い

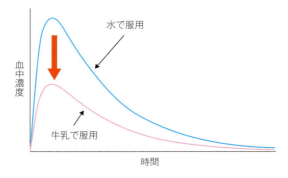

> **基礎へのフィードバック**
> **構造式からの薬物間相互作用の推論**
> 　特定の薬物群，例えばキノロン系やテトラサイクリン系薬物，また一部のセフェム系薬物などでは，この症例のように金属イオンとの相互作用により吸収が減少する可能性がある．このような現象は，化合物の構造式を確認することで化学的に推論できる可能性があり，薬物間相互作用を理論的に理解するためにも**物理化学**や**有機化学**の知識の活用が求められる．

図5 PKの個人差

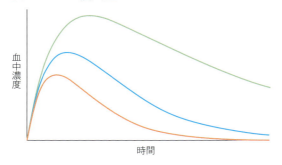

図6 PDの個人差

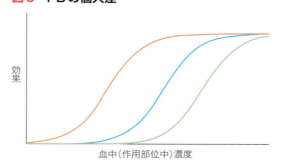

5　薬物の効果を決める3要素

- 薬物の効果を決める3つの要素は，薬物固有の活性（A），血中（もしくは作用部位中）薬物濃度（C）および生体の感受性（S）である。

薬効を決める3要素

　薬物の効果（E）は，**薬物固有の活性（A）**，**血中（もしくは作用部位中）薬物濃度（C）**および**生体の感受性（S）**の3つの要素により決定される。従って，薬物の効果は

$$E = f(A, C, S) \qquad (式1)$$

で表すことができる。

　創薬の過程において，単に薬理活性の高い化合物の合成を目指すだけは，よい薬物を作成することはできない。いくら薬理活性の高い化合物であったとしても，体内への吸収が不十分な場合は，血中薬物濃度が低下し理想的な効果を発揮することができなくなるからである。従って，新薬を開発するためには薬理活性だけでなく，吸収性や薬物間相互作用などの薬物動態上の性質にも注目する必要がある。

　臨床現場では，PKの個人差を克服するために治療薬物モニタリング（TDM）が行われることがある〔『9章 薬物投与設計』（p.235）参照〕。TDM対象薬物にはそれぞれの目標血中濃度が設定されているが，単に血中濃度を目標濃度域内に入れることだけを目指してはならない。式1に示すように，薬物の効果は血中薬物濃度だけでなく生体の感受性にも影響されるため，目標濃度域内でも効果が不十分な場合や副作用が発現することもある。TDMによる投与設計を行う際には，血中薬物濃度を考慮しつつ患者の全身状態や臨床検査値などを十分にモニターし，適切な用法用量を決定する必要がある。

6　薬効および副作用の予測

- 薬物動態を予測することで，薬効および副作用の予測につながる。

薬効および副作用の予測

　式1で示したように，薬物の効果は薬物固有の活性，血中薬物濃度および生体の感受性の3つの要素により決定されることから，薬効もしくは副作用を予測するためには血中薬物濃度を規定する薬物動態を予測することが重要である。

　例えば，ある薬物を1日1回経口投与しても効果が認められないケースを考える。この薬物の血中濃度推移は線形経口1-コンパートメントモデル（式2）〔『8章 薬物速度論』（p.177）参照〕で表されることがわかっており，血中濃度がある一定の値を超えないと効果が発現しないと仮定する。

$$C = \frac{F \cdot D \cdot k_a}{V \cdot (k_a - k_e)} \cdot (e^{-k_e t} - e^{-k_a t}) \qquad (式2)$$

C：血中濃度，F：バイオアベイラビリティ，D：投与量，V：分布容積，k_a：吸収速度定数，k_e：消失速度定数，t：薬物投与後の投与時間

　図7上部のグラフから，現在の血中濃度は有効最低治療濃度（赤い線）を下回っているため，

---

*E：effect　*A：activity　*C：concentration　*S：sensitivity　*TDM：therapeutic drug monitoring

図7 投与量または投与間隔変更後の血中薬物濃度シミュレーション

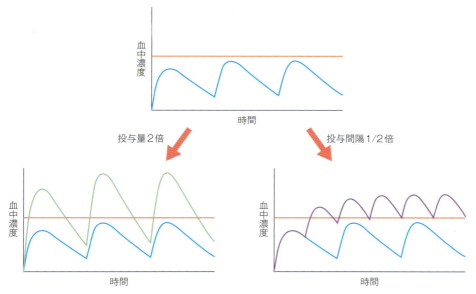

赤い線は，効果発現に必要な最低血中濃度（有効最低治療濃度）を示す。

効果が発現していないことがわかる。このような場合，投与量の増量を検討する必要があるが，1回の投与量を2倍にする方法と投与間隔を半分にして1日の投与回数を2回に増やす方法のどちらがより効果的であると考えられるであろうか。

このケースでは，血中濃度を記述する式2がすでにわかっているため，投与量を2倍にした場合と投与間隔を半分にした場合それぞれの血中濃度推移をシミュレーションできる。図7下部の2つのグラフから，今回は投与量を2倍にするよりも投与間隔を半分にしたほうが有効最低治療濃度を上回る時間が長くなることがわかる。

このように，患者の血中濃度データを基に血中濃度を記述する数理モデルを構築することができれば投与量や投与間隔を変更した際の血中濃度推移をシミュレーションでき，効果もしくは副作用を予測することができる。この手法は **Modeling & Simulation** とよばれている。今回のケースは血中濃度推移を記述するPKモデルを用いて，血中濃度を予測することで効果を予測する方法論であるが，式1で示すように治療効果を予測するためには生体の感受性を考慮する必要がある。そのため，投与量などを変更した後の血中濃度推移だけでなく，生体感受性を考慮した治療効果の変化まで予測する **PK-PDモデル**〔『8章 薬物速度論』(p.177)参照〕の開発・研究も行われている。

まとめ

- 各薬物投与経路の特徴・違いについて述べよ（☞p.3）。 試験
- 同じ投与量にもかかわらず薬効や副作用発現に個人差が現れる理由について述べよ（☞p.5）。 試験

第**2**章

薬物の生体膜透過機構

2章 薬物の生体膜透過機構

1 生体膜の構造

1 脂質二重層

- 生体膜は脂質二重層からなる。
- 生体膜を貫く構造をもつ膜貫通タンパク質は，生体膜を介した物質輸送を担う。

生体膜の構造

生体膜は細胞を形成する厚さ10 nm弱程度の構造物であり，主な構成成分は脂質とタンパク質である。生体膜は，リン脂質を主成分とする**脂質二重層**に，無数の膜タンパク質がモザイク画の彩色石片のように埋め込まれた構造からなることから，この膜構造は**流動モザイクモデル**として知られている（図1）。

脂質二重層は，物質の自由な透過を妨げる障壁としての機能をもつ。また，脂質二重層においてリン脂質は脂溶性部分を内側に，水溶性部分を外側に向けているため，生体膜の表面は負の電荷をもつことになる。

膜タンパク質は表在タンパク質と**膜貫通タンパク質**の2種に大きく分けられる。表在タンパク質は主にイオン結合で生体膜に結合しているため，膜との結合は比較的弱い。一方，膜貫通タンパク質は脂質二重層を貫通する構造をもっているため，膜との結合は強く，物質やイオンの移動を制御する**チャネル・トランスポーター**，ホルモンや薬の受容体である**レセプター**，膜酵素，各種抗原などを含む。生体の体温では脂質二重層は適度な流動性を保っているため，膜貫通タンパク質は平行方向に移動することができるが，

図1 流動モザイクモデル

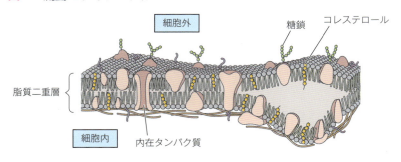

> **用語解説 チャネル・トランスポーター，レセプター** チャネルは，主に無機イオンを電気化学ポテンシャル差に従って受動的に通す膜貫通タンパク質である。イオンの移動によって生じる膜電位の変化は，電気信号として細胞内情報伝達機構に伝わることが多い。トランスポーターは，物質輸送にかかわる膜貫通タンパク質を指し，チャネルに比べると基質選択性が広いことが多いが，輸送速度はかなり遅い。レセプターは，細胞外からリガンドが結合することによって構造が変化し，その変化を細胞内へ情報として伝達する。基本的には，細胞外のリガンドの存在（濃度）を感知する役割をもち，物質輸送には関与しない。とはいえ，近年の研究により，チャネルとレセプターの両機能を併せもつTRPチャネル（2021年のノーベル生理学・医学賞受賞対象）など，複数の機能を併せもつ膜タンパク質が数多く見出されているため，先のような分類が困難なことも多い。

哺乳動物細胞の細胞膜の脂質二重層には多くのコレステロールが含まれているため，その分布の偏りにより膜の構造維持が行われていると考えられている。また，細胞膜の直下には膜貫通タンパク質と結合したタンパク質が網目状の裏打ち構造をとり，細胞膜の自由な流動を妨げることによっても，膜の構造が保たれている。

2 上皮細胞と内皮細胞

● 上皮細胞や内皮細胞は頂端膜と側底膜からなり，極性を形成している。

経細胞輸送

ヒトの身体は約60兆個の細胞からなり，それぞれの生理機能から神経細胞，感覚細胞，上皮細胞，分泌細胞，脂肪細胞などの200種類以上の細胞種に分類される。ここでは，薬物の吸収，分布，排泄などの薬物動態制御に寄与する細胞種として，上皮細胞と内皮細胞に着目する。

身体の内外の境目にあるのが上皮細胞である。腸管粘膜，肝臓，腎尿細管，脳脈絡叢や胎盤粘膜などを構成する上皮細胞は，密着結合（タイトジャンクション），デスモソーム，ギャップ結合などを介して隣接する細胞と強く接着している（図2）。

上皮細胞は，管腔側溶液に接している頂端膜（apical membrane）と，それ以外の部分である血液側の側底膜（basolateral membrane）の2つの生体膜で仕切られている。側底膜は，さらに基底膜（basal membrane）と側細胞膜（lateral membrane）に分けられることもある。

上皮細胞の頂端膜は，微絨毛とよばれる突起構造からなる点が特徴である。上皮細胞以外でも多くの細胞は微絨毛構造を多少もっているが，小腸や腎近位尿細管などの上皮細胞ではこの微絨毛構造が顕著であり，整然と並んだ刷子縁構

図2 上皮細胞の構造と輸送

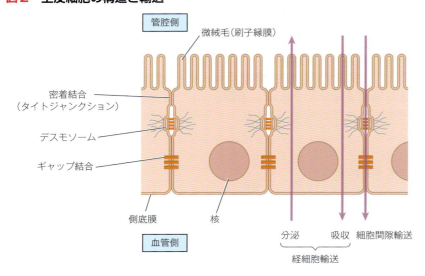

図3 経細胞輸送の低下と細胞内物質濃度の変化

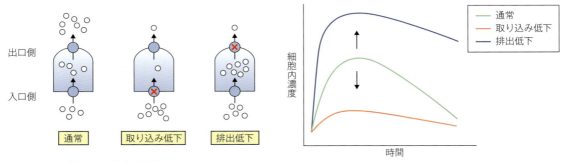

通常：経細胞輸送により物質が移動している。
取り込み低下：細胞への取り込みが低下するため入口側の濃度が上昇し，細胞内・出口側の濃度が低下する。
排出低下：細胞からの排出が低下するため細胞内の濃度が上昇し，出口側の濃度が低下する。

造をもつため，上皮細胞の微絨毛構造を含む頂端膜は**刷子縁膜**（brush-border membrane）ともよばれる。一方，側底膜は比較的平らな膜構造であるため，頂端膜と側底膜で囲まれる上皮細胞は非対称性をもつことになる。このような非対称性は**極性**ともよばれ，例えば側底膜から取り込まれ，頂端膜から排出されるなどの方向性をもった**経細胞輸送**が行われることになる（図3）。

内皮細胞は，リンパ管や血管の内腔を囲う一層の細胞群であり，血液中の物質の選択的な透過や血管壁の収縮・弛緩などにおいて重要な役割を果たす。脳毛細血管内皮細胞では密着接合が発達しており，内皮細胞どうしが密接しているため，多くの物質の透過が制限されている。一方，腸管や腎臓などの血管の内皮細胞間には窓のような構造があるため（有窓性），**小分子**の透過はあまり制限されない。また，肝臓，骨髄などの血管内皮細胞間には洞様体とよばれる大きな隙間があるため，**高分子**も自由に透過できる。内皮細胞の頂端膜側表面（血液側に相当）には微絨毛は存在しないものの，内皮細胞も極性をもち，さまざまな物質が経細胞輸送を受けている。

まとめ

- 生体膜の構造について説明せよ（☞p.10）。試験
- 上皮細胞と内皮細胞について，それぞれの特徴を説明せよ（☞p.11）。試験
- 細胞の極性と経細胞輸送について説明せよ（☞p.12）。試験

【参考文献】
1. 杉山誠一 ほか編著：総合製剤学，南山堂，2000．
2. 稲垣暢也 ほか編：ABCトランスポーター 生体防御のABC遺伝子から疾患まで，診断と治療社，2002．

2章 薬物の生体膜透過機構

2 生体膜の透過機構

1 膜輸送機構の分類

- 膜輸送は，輸送体の関与やエネルギー要求性の有無などによって分類される。

膜輸送

細胞膜は，細胞の内外を区切る境界であり，細胞に必要な栄養物質等を細胞外から細胞内に選択的に取り込む一方，細胞内で代謝され不要になった代謝産物を細胞外へ排出する機能をもつとともに，細胞に不要な物質の透過に対しては防御壁となる。一般に，生体膜を介して物質が移動する（させる）現象を**膜輸送**とよぶ。特に，上皮細胞において頂端膜側から側底膜側への方向性をもった経細胞輸送（体外→体内）を**吸収**とよび，逆に側底膜側から頂端膜側への経細胞輸送（体内→体外）を**分泌**とよぶ。

物質が移動するためには，移動を起こすために働く力である**駆動力**が必要となる。物質の生体膜輸送は駆動力の種類によって，**受動輸送**と**能動輸送**の2つに大別される。また，他の分類として，物質が輸送タンパク質を介して運ばれる輸送（**輸送体**介在性輸送）と，介さない輸送に分けられる場合もある。**図1**は，さまざまな**輸送形式**の特徴（輸送体の関与の有無，**エネルギー要求性**の有無など）をまとめたものである。以下，それぞれの輸送形式について順に説明する（**図2**）。

図1 さまざまな膜輸送

輸送形式	輸送体の関与	エネルギー要求性
受動輸送		
単純拡散		
①溶解拡散	なし	なし
②制限拡散	なし（細孔，細胞間隙）	なし
③溶媒牽引	なし（細孔，細胞間隙）	なし
促進拡散	あり	なし
能動輸送		
一次性能動輸送	あり	あり（直接的）
二次性能動輸送		
①共輸送	あり	あり（間接的）
②逆輸送（交換輸送，対向輸送）	あり	あり（間接的）
③単輸送	あり	あり（間接的）

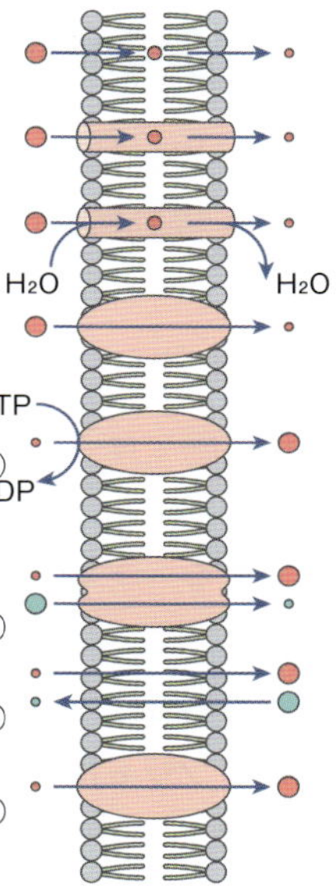

●は輸送される物質，●は物質と共役して輸送されるイオンなどを表している。
丸の大きさは，それぞれの物質の（電気）化学ポテンシャルの高さを示し，大きい丸から小さい丸への移動は濃度勾配に従った輸送を，その逆は濃度勾配に逆らった輸送を意味している。

（文献1を基に作成）

図2 輸送と電気化学ポテンシャル差

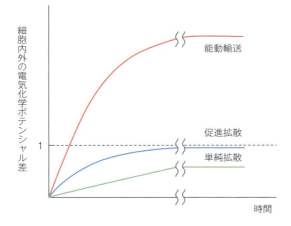

能動輸送の場合，細胞内外の電気化学ポテンシャル差は1を超えることができる。一方，促進拡散や単純拡散では1を超えることはできないため，ある程度以上の基質の濃縮は難しい。

2 受動輸送

- 受動輸送は，電気化学ポテンシャル差に従った輸送である。
- 受動輸送は，輸送体を介した促進拡散と介さない単純拡散に分類される。

受動輸送の特徴

　生体膜をはさんだ2つの溶液に何らかの差（濃度差，電位差，圧力差など）があり，その差が駆動力となって物質が移動する輸送を受動輸送という。エタノールのような電荷をもたない中性分子の場合，電位差は生じず，物質の濃度差（**化学ポテンシャル差**）が膜輸送の駆動力となる。一方，イオンが受動的に輸送される場合には，イオン自身が電荷をもっているため，化学ポテンシャル差に加えて電位差（**電気的ポテンシャル差**）によるクーロン力も生じるため，両者の和である**電気化学ポテンシャル差**が，イオンの膜輸送の駆動力となる。このように，受動輸送は（電気）化学ポテンシャルの勾配に従った物理的な駆動力による（受動的な）物質の移動を指すため，単に**拡散**とよばれることもある。すべての受動輸送は，以下の2つの特徴をもつ。

①直接的にも間接的にも，細胞のエネルギー代謝に依存しない。
②物質の移動に伴い，生体膜内外の（電気）化学ポテンシャル差が消失すると，輸送が進まなくなる（**図2**）。

　受動輸送は，トランスポーターやチャネルなどの輸送体を介した膜透過（**促進拡散**）と，これらを介さない膜透過（**単純拡散**）にさらに分類される（**図1**）。

単純拡散

　生体膜をはさんだ2つの溶液に含まれる物質が，拡散による流れによって膜を透過する現象を単純拡散とよぶ。単純拡散による物質の透過速度はその物質の濃度勾配に比例し，濃度の高いほうから低いほうに向かう。単純拡散は先述の受動輸送の特徴に加えて，以下のような特徴も有

する。

> ①構造の似た物質が共存しても輸送は影響を受けない。
> ②温度の低下によって輸送があまり低下しない。

　さらに，単純拡散には以下の3つの様式がある（図1）。

■溶解拡散

　糖などの極性物質は生体膜の脂質二重層に入り込みにくいが，エタノールなどの非極性（脂溶性）物質は溶け込みやすい。そのため，仮に細胞外濃度が同じであったとしても，物質によって生体膜の脂質二重層内への分配されやすさに違いが生じることになる。このように，物質が生体膜脂質に分配溶解し，拡散透過する輸送形式を溶解拡散という。**pH-分配仮説**においては，電離していない非イオン型分子が溶解拡散を受けやすいことになる。

補足

pH-分配仮説
　溶解拡散においては，脂溶性が高いほうが脂質二重層に分配されやすく，拡散透過されやすいため，酸解離基をもたない脂溶性の薬物や，弱酸性または弱塩基性の薬物が（比較的脂溶性の高い）非イオン型分子として存在するときに輸送されることになる。イオン型分子と非イオン型分子の存在比はpHに依存するため，このようなpH依存性の膜輸送の理論をpH-分配仮説とよぶ。

■制限拡散

　生体膜の膜貫通タンパク質の周辺には，水分子で満たされた細孔が多く存在すると考えられている。水溶性の小分子がこの細孔を拡散して膜透過する機構は，**細孔内拡散**とよばれる。生体膜細孔に比して相対的に大きな物質の細孔内拡散は制限を受けるため，**制限拡散**ともよばれる。

■溶媒牽引

　細孔や**細胞間隙**を通る溶質の拡散の場合，静水圧差や浸透圧差により水が移動すると，溶解している物質の透過性が影響を受けることがある。このような現象を**溶媒牽引**という。一般に生体膜を通した水の移動はわずかであり，溶媒牽引による物質の膜透過は起こりにくい。しかし，小腸や腎尿細管などの上皮性の組織では，側底膜のNa^+/K^+ ATPaseによりNa^+が側細胞間隙へと汲み出されるため，細胞間隙の溶液が高張になり，管腔との間に浸透圧差が生じる。その結果，細胞間の密着結合や細胞間隙が水や物質の通路となり，溶媒牽引による膜輸送が生じると考えられている。

促進拡散

　単純拡散では生体膜を透過しにくい物質が，トランスポーターやチャネルのような膜貫通タンパク質を介して膜透過するが生体膜を挟んだ電気化学ポテンシャル差には逆らわない輸送を**促進拡散**という。言い換えれば，生体膜を介した物質の移動を促進し，**平衡状態**に達するまでの時間を速める輸送形式ということになる（図2）。促進拡散は，先述した受動輸送の特徴以外に，次のような共通点をもつ。

> ①輸送に立体特異性，構造特異性がある。
> ②構造の似た物質間で競合阻害が生じる。
> ③輸送速度に**飽和性**がみられ，初速度の基質濃度依存性は**Michaelis-Menten式**（ミカエリス・メンテン）で表される。
> ④特異的な阻害物質が存在する。
> ⑤ホルモンなどによる制御がある。

　小腸上皮細胞や腎尿細管上皮細胞の側底膜のように，栄養物質等の細胞内から細胞外への輸送（吸収方向）には，糖やアミノ酸などの促進拡散輸送系が多くあることが知られている。

2章　薬物の生体膜透過機構

> **補足**
> **ミカエリス・メンテン式**
> ミカエリス・メンテン式とは，一般的には酵素の反応速度 v に関する式で，$v=V_{max}[S]/(K_m+[S])$ で表される〔[S]：基質濃度，V_{max}：最大反応速度，K_m：ミカエリス・メンテン定数（V_{max} の半分の速度をもたらす基質濃度）〕（**図3**）。酵素に限らず，タンパク質による反応は基質濃度が高くなると飽和性を示すことが一般的であり，トランスポーターによる膜輸送においても初速度の基質濃度依存性はミカエリス・メンテン式で表されることが多い。

図3　ミカエリス・メンテン式のグラフ

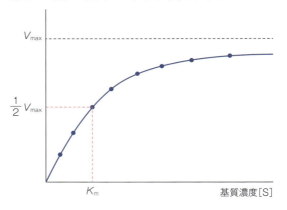

3　能動輸送

- 能動輸送は，電気化学的ポテンシャル差に逆らった輸送である。
- 輸送駆動力を得る方法により，一次性能動輸送と二次性能動輸送に分類される。

能動輸送と輸送駆動力

　（電気）化学ポテンシャル差に逆らって行われる生体膜輸送は，**能動輸送**とよばれる。能動輸送は膜貫通タンパク質であるトランスポーターを介して行われ，輸送される物質やイオンなどの基質特異性は高いことが多い。エネルギーを利用し，（電気）化学ポテンシャル差に逆らった輸送を行うことができる点で，促進拡散を含む受動輸送とは異なる（**図2**）。

　輸送駆動力となるエネルギーを得る方法により，能動輸送は**一次性能動輸送**，**二次性能動輸送**に大別される（**図1**）。

一次性能動輸送

　生体膜に存在するトランスポーターが，ATPなどの高エネルギーリン酸結合を加水分解して得られる化学エネルギーを直接利用して行う能動輸送である。

　一次性能動輸送を行う分子としては，全身の細胞に発現する**Na⁺/K⁺ ATPase**が有名である。

Na⁺/K⁺ ATPaseは，1 molのATPを加水分解するごとに2 molのK⁺を血液側から細胞内に取り込むとともに，3 molのNa⁺を細胞内から血液側に排出している。

　Na⁺/K⁺ ATPaseの機能により，細胞内は低Na⁺（約10 mM），高K⁺（約140 mM）に維持されるとともに，輸送の収支として細胞外に正電荷を出していることになるため，細胞内は細胞外に対して電気的に負に保たれる。そのため，細胞は細胞外から細胞内へ向けられたNa⁺の電気化学ポテンシャル差と細胞内負電位を維持しており，さまざまな物質の二次性能動輸送の駆動力として利用することができる。

　Na⁺/K⁺ ATPase以外の一次性能動輸送体としては，細胞内から細胞外へのCa²⁺排出活性をもつCa²⁺ ATPase，胃上皮の胃酸分泌細胞でのH⁺分泌を担うH⁺/K⁺ ATPaseなどがある。

　一次性能動輸送体としては，これらのATPase以外に，**ATP結合カセット**（ABC）とよばれる共通構造をもつ**ABCトランスポーター**

*ABC：ATP binding cassette

スーパーファミリー分子が知られており，さまざまな物質のATP依存的な輸送を担っている。ABCトランスポーターの遺伝子欠損による内因性物質の動態制御不全に伴う遺伝病が多く存在するが，一部のABCトランスポーターは広い基質認識性を有し，多くの薬物の体内動態制御に働いている。

二次性能動輸送

生体膜内外に存在する特定のイオン（Na^+，H^+など）の電気化学ポテンシャル差を駆動力として利用する輸送形式である。イオンの濃度勾配に沿った輸送を利用して他の物質を運ぶことにより，濃度勾配に逆らった物質の移動が可能になる。この輸送は，一次性能動輸送によって形成されるNa^+やH^+などのイオンの濃度勾配や電位差を利用したものであり，エネルギー利用としては二次的であることから，二次性能動輸送とよばれる。

■ 共輸送，逆輸送（交換輸送，対向輸送），単輸送

二次性能動輸送には，共輸送，逆輸送（交換輸送，対向輸送），単輸送の3つの形式がある（図1）。駆動力となるイオンの輸送の向きに対して，他の物質が同じ方向に動く輸送を共輸送という。これに対して，イオンと他の物質が逆方向に動く輸送は逆輸送（交換輸送，対向輸送）とよぶ。また，電荷をもった物質が膜電位に従って単独で輸送される二次性能動輸送を単輸送という。

■ 栄養素と薬物の二次性能動輸送

一次性能動輸送を担うNa^+/K^+ ATPaseは動物の全身の細胞の細胞膜に存在するが，二次性能動輸送は比較的限られた細胞で行われている。特に二次性能動輸送が盛んに行われているのは，小腸，肝臓，腎尿細管，脳脈絡叢などの上皮細胞である。これらの上皮細胞における，（再）吸収のための能動輸送系はすべて管腔に面した刷子縁膜に存在している。図4に小腸上皮細胞における栄養素の輸送をまとめた。

図4　小腸上皮細胞における各種輸送系

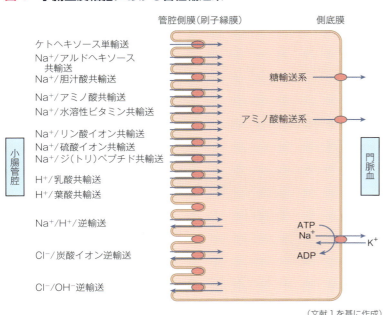

（文献1を基に作成）

小腸や腎尿細管では，側底膜の Na^+/K^+ ATPaseの機能により管腔側＞細胞内という向きの Na^+ の濃度勾配が形成されている。この Na^+ 勾配を利用して，刷子縁膜に存在する Na^+/H^+ 交換輸送系は細胞内から管腔に H^+ を放出しており，微絨毛周辺の非攪拌水層により拡散が妨げられていることから，上皮細胞の H^+ の濃度勾配は，Na^+ と同様，管腔側＞細胞内に維持されている。

小腸上皮細胞刷子縁膜では，このような Na^+ や H^+ の濃度勾配を駆動力として，二次性能動輸送により栄養素やイオンを効率よく吸収している。例えば，糖，アミノ酸，水溶性ビタミン，胆汁酸，リン酸イオン，硫酸イオンなどは Na^+ との共輸送系を介して，ジペプチド・トリペプチドなどの小さなペプチドや葉酸，乳酸などは H^+ との共輸送系を介して吸収されている。薬物についても，H^+/ペプチド共輸送系（ペプチドトランスポーター：PEPT1）を介した β-ラクタム抗生物質の吸収をはじめとして，近年の研究によりさまざまな二次性能動輸送系の存在が明らかになった。

グルコースやガラクトースなどのヘキソースと Na^+ の共輸送系は，小腸だけでなく腎近位尿細管や脳脈絡叢などの上皮細胞刷子縁膜にも存在する。また，腎尿細管刷子縁膜には，正電荷をもった有機化合物（**有機カチオン**）を細胞内から尿に分泌する H^+/有機カチオン交換輸送系が存在し，近年，分子実体が明らかになった〔「トランスポーターによる薬物輸送」（p.20）参照〕。

膜動輸送

小分子物質の促進拡散や能動輸送にはトランスポーターがかかわるが，タンパク質や多糖などの高分子物質はトランスポーターによる輸送を受けない。これらの高分子の輸送は，生体膜の形態変化（内在化による小胞形成や小胞分泌）を伴う**膜動輸送**によって行われる。細胞外から細胞内へ物質を取り込む**エンドサイトーシス**，逆方向の輸送である**エキソサイトーシス**などがよく知られている（**図5**）。

エンドサイトーシスのなかでも，受容体へのリガンドの結合を伴う受容体介在性エンドサイトーシスは物質輸送上効率がよいことが知られ，よく研究されている。低密度リポタンパク質（LDL），トランスフェリン，インスリンなどは受容体介在性エンドサイトーシスを受けることがよく知られ，このうちLDLやトランスフェリンの受容体は内在化後にリソソームでの分解を受けず，再度細胞膜上へと移動し再利用される仕組み（リサイクリング）が存在することが知られている。

エンドサイトーシスされた小胞がリソソームと融合せず，細胞外に小胞内の物質を放出することがある。このような現象は**トランスサイトー**

図5　エンドサイトーシスとエキソサイトーシス

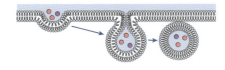
a　エンドサイトーシス

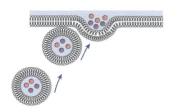
b　エキソサイトーシス

＊PEPT1：peptide transporter 1

シスとよばれ，高分子物質が細胞を横切って輸送されることになる。

まとめ

- ●受動輸送と能動輸送の違いを説明せよ（☞p.13）。 試験
- ●化学ポテンシャル差，電気的ポテンシャル差について説明せよ（☞p.14）。 試験
- ●一次性能動輸送と二次性能動輸送の違いを説明せよ（☞p.16）。 試験

【引用文献】
　1）杉山誠一 ほか編著：総合製剤学，南山堂，2000.

【参考文献】
　1. DMPK誌ニュースレター編集委員会 編：創薬動態，日本薬物動態学会，2006.

2章 薬物の生体膜透過機構

3 トランスポーターによる薬物輸送

1 薬物トランスポーター

- 薬物トランスポーターは薬物の吸収・分布・排泄にかかわり，薬物動態の重要な制御因子である。

薬物動態とトランスポーター

近年の研究により，生体内には数多くのトランスポーターが存在し，多様な生理機能を発揮していることがわかってきた。その多くは生体の維持に必要な栄養物質・生理活性物質などの内因性物質のトランスポーターであり，各々が明確な生理機能を担っている。一方，トランスポーターのなかには，内因性物質と構造の似た，薬物などの外因性物質を輸送するものも多く見出されてきており，研究が進んでいる。薬物を輸送する薬物トランスポーターのなかには，薬物の吸収・分布・排泄に関与し，薬物の全身動態制御の一端を担うものもあれば，ある臓器の特定の細胞に限定して発現し，局所的な薬物の挙動や薬効に影響を与えるものもある。細胞膜以外にも，ミトコンドリア，リソソームなどの細胞小器官を構成する生体膜で機能するものもあるが，薬物の血中濃度に影響を与える，薬物

図1 臨床的に重要な薬物トランスポーター

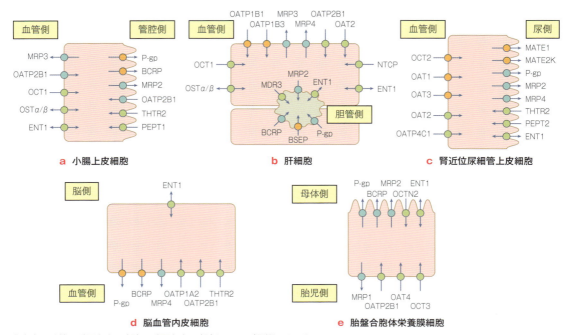

a 小腸上皮細胞
b 肝細胞
c 腎近位尿細管上皮細胞
d 脳血管内皮細胞
e 胎盤合胞体栄養膜細胞

本文中では特に重要なもの(●)，重要なもの(●)について解説している。

動態上重要なものの多くは細胞膜上で機能する薬物トランスポーターである。

本項目では，これまでに報告されているさまざまな薬物トランスポーターのうち，2024年のNature Reviews Drug Discovery誌の総説記事[1]において，薬物動態制御や薬物相互作用・副作用の観点から重要性の高いものとしてリストアップされた14種を抜粋して解説する（**図1**）。

2 ABCトランスポーターによる薬物輸送

● ABCトランスポーターは一次性能動輸送を担う。

ABCトランスポーターの特徴

ATP結合カセットを共通構造としてもつABCトランスポーターは，バクテリアからヒトまでの多くの生物において，さまざまな物質の一次性能動輸送を担っている。ヒト染色体には約50のABCタンパク質遺伝子が存在し，A～Gまでの7つのサブファミリーに分類されている。なかには受容体やイオンチャネルとして働くものも含まれるが，その多くはトランスポーターである。それぞれのトランスポーターの遺伝的な機能欠損・低下により，脂質異常症，胆汁うっ滞，黄疸などの遺伝性疾患を引き起こすことが知られている。本項目では，P-糖タンパク質（P-gp），MRPファミリートランスポーター，BCRPについて紹介する（**図1，2**）。

図2 薬物動態学的に重要なABCトランスポーターの予測膜貫通構造

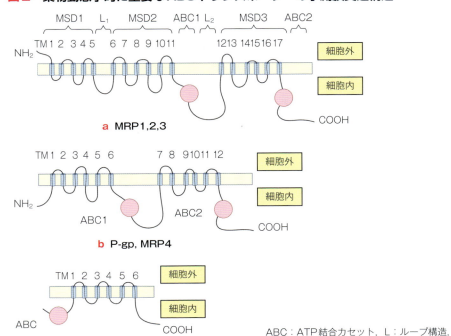

ABC：ATP結合カセット，L：ループ構造，
MSD：膜貫通ドメイン，TM：膜貫通部位

＊ABC：ATP binding cassette　＊MRP：multidrug resistance-associated protein
＊BCRP：breast cancer resistance protein

P-糖タンパク質(P-gp)/MDR1/ABCB1

　1976年，多剤耐性がん細胞の細胞膜に糖鎖を付加された状態で発現しており，薬剤の膜透過性を変化させているタンパク質として同定され，permeabilityのpをとって**P-糖タンパク質**(P-glycoprotein, 略して**P-gp**)と名付けられた。その後，単離された遺伝子はmultidrug resistanceの頭文字から**MDR1**と名付けられ，真核細胞で最初に発見されたABCトランスポーターとして多くの研究がなされている。現在では，がん細胞での薬物排出以外にも，小腸，肝臓，腎臓の頂端膜で薬物などの生体異物の体外への吸収阻害・排出を担っていることに加えて，血液脳関門などの体内の関門で異物から重要な器官を守っていることがわかっている。幅広い基質認識性をもっており，ドキソルビシン，パクリタキセルなどの抗がん薬をはじめ，数多くの薬物を輸送する。また，シトクロムP450(CYP)と同様，さまざまな薬物による誘導(リファンピシンなど)・阻害(シクロスポリンA，ベラパミルなど)を受けることが知られており，P-gpを介した薬物相互作用には注意が必要である。

MRP1/ABCC1

　MRP1は，ドキソルビシン耐性のヒト肺がん細胞株で発見され，MDR1非依存性の多剤耐性にかかわるABCトランスポーターであることが示された。以前から存在が示唆されていた，さまざまな物質のグルタチオン抱合体を細胞外に排出するGS-Xポンプの実体として最初に見出されたトランスポーターである。現在ではグルタチオン抱合体に加え，硫酸抱合体，グルクロン酸抱合体などの各種抱合体を輸送することから，薬物の代謝(phase 1)，抱合(phase 2)に続く排出(phase 3)を担う分子として重要な役割を果たしていると考えられている(この特徴は，MRP2，MRP3などの他のMRPファミリートランスポー

ターとも共通である)。また，MRP1は還元型グルタチオンとビンブラスチン，ドキソルビシンなどの抗がん薬を共輸送し，細胞外に排出する活性をもつことが知られている。MRP1は多くの臓器で発現しているが，肝臓での発現はきわめて低い。エトポシドを含む多くの抗がん薬の毒性とも関係しており，血球のMRP1による排出活性を上回る濃度の抗がん薬が存在すると，骨髄毒性が生じてしまうと考えられている。

MRP2/ABCC2

　Dubin-Johnson症候群という，グルクロン酸抱合型ビリルビン(直接ビリルビン)の体外への排泄不全に起因する遺伝性黄疸の原因遺伝子である。Dubin-Johnson症候群については，肝細胞胆管側膜(頂端膜)を介したグルクロン酸抱合型ビリルビンの胆汁排泄の障害が病態の原因であることが以前から推察されていたが，MRP1の発見を契機に，その肝臓ホモログとして**MRP2**が発見された。MRP1と同様，MRP2もさまざまな薬物の抱合体を輸送することに加え，還元型グルタチオンの胆汁中への排出を担い，胆汁酸非依存性胆汁流の生成に必須のトランスポーターである。また，プラバスタチン，メトトレキサートなどの種々の負電荷をもった有機化合物(**有機アニオン**)の輸送も担っており，OATP1B1およびOATP1B3による肝血管側からの取り込みと連続的に働くことで，薬物の胆汁排泄に寄与している。その後の研究により，肝細胞胆管側膜以外にも，小腸上皮細胞や腎尿細管上皮細胞の刷子縁膜上での薬物の排泄にも寄与していることがわかっている。

MRP3/ABCC3

　MRP1，MRP2の発見後，両遺伝子の類縁遺伝子として見出された。小腸や肝臓の血管側膜に発現し，さまざまな物質の輸送に関与してい

＊MDR1 : multidrug resistance protein 1　＊CYP : cytochrome P450
＊OATP : organic anion transporting polypeptide

ることがMrp3ノックアウトマウスを用いた一連の研究から示されている。特に，MRP2の機能がうまく発揮できず，各種グルクロン酸抱合体の胆汁排泄が低下した状態（Dubin-Johnson症候群や肝障害など）で肝臓での発現が誘導されるMRP3が，代替経路である血中への排泄を促進して肝防御に働いていると考えられている。また，Mrp3ノックアウトマウスにおいてメトトレキサートの吸収低下が示されていることから，一部の薬物の消化管吸収にも関与しているようである。さまざまな転写因子による誘導型の発現調節が知られており，発現量の個人差も大きいため，特にグルクロン酸抱合体が薬理活性を持つモルヒネなどの薬物においては，薬効の個人差の原因となる可能性が高いと考えられている。

MRP4／ABCC4

MRP3と同様，MRP1やMRP2の類縁遺伝子として見出された。多くの組織に発現しているが，MRP4の特徴として，組織によって膜局在が異なることが知られており，腎尿細管上皮細胞や脳毛細血管内皮細胞では頂端膜に発現している一方，肝細胞や脳脈絡叢では側底膜に発現することが報告されている。生理機能としては，腎臓以外の各組織中の物質を血液中に排出するとともに，最終的な尿中への排泄を担っているものと考えられる。MRP4はcAMP，プロスタグランジンEなどのさまざまな内因性基質を輸送するとともに，核酸類似体であるアデホビル，6-メルカプトプリンや，トポテカン，イリノテカンなどの抗がん薬，セファゾリンなどのセフェム系抗生物質などのさまざまな薬物も輸送する。薬物動態学分野では，脳への薬物の移行障壁，腎尿細管上皮細胞から尿中への薬物の排泄への寄与が特に注目されている。

BCRP／ABCG2

BCRPは，MDR1・MRP1非依存的に抗がん薬耐性を示したヒト乳がん細胞から発見され，広範な組織分布やさまざまな内因性・外因性基質，多彩な生理機能が次々に明らかとなった。ほとんどのABCトランスポーターは2つのABC結合カセットを持つが，ABCGファミリーのトランスポーターは1つのABC結合カセットしかもたず，二量体を形成していることが知られている（図2）。同じABCGファミリーに属する他のトランスポーター（ABCG1，G4，G5/G8）は脂質輸送体であり，ABCG2とは基質特異性が大きく異なっている。基質化合物の消化管吸収の抑制，胆汁中・尿中への排泄促進，血液脳関門・胎盤・精巣におけるバリア機能などを担っていることが示されている。イリノテカン，ゲフィチニブなどの抗がん薬，ロスバスタチンなどのHMG-CoA還元酵素阻害薬をはじめとする薬物に加え，ステロイドホルモンや薬物の硫酸抱合体，尿酸などの数多くの物質を輸送することが示されている。日本人におけるBCRPの遺伝子多型の頻度は高く，タンパク質発現量が約半分に低下する421C＞A（Q141K）は31.9％，ストップコドンによる機能欠損を生じる376C＞T（Q126X）は2.8％であると報告されている。これらの遺伝子多型を持つと，ロスバスタチンのバイオアベイラビリティの上昇，ゲフィチニブ投与に伴う下痢発症リスクの上昇などに加え，高尿酸血症や痛風のリスク上昇が生じることがわかっている。

＊ cAMP：cyclic adenosine monophosphate　＊ BCRP：breast cancer resistance protein
＊ ABCG：ATP binding cassette G　＊ HMG-CoA：3-Hydroxy-3-methylglutaryl coenzyme-A

3　SLCトランスポーターによる薬物輸送

● SLCトランスポーターは促進拡散または二次性能動輸送を担う。

SLCトランスポーターの特徴

　SLCトランスポータースーパーファミリーは，イオンチャネル，アクアポリン（水チャネル），ABCトランスポーター以外のトランスポーターをすべて含むトランスポーター群である．現在までに，66のファミリー，400種類以上のトランスポーターおよびトランスポーター候補タンパク質が報告されている．基本的には促進拡散または二次性能動輸送を担うが，基質によって両輸送形式を使い分けているもの，どちらの輸送形式で輸送しているのかが不明なトランスポーターも多く，厳密な分類は難しい．また，SLCトランスポーターにはトランスポーターの阻害作用を機序とする薬物の標的になっているものも多く，セロトニンやノルエピネフリンのトランスポーターによる再吸収阻害を機序にするSSRIやSNRIがよく知られている．本項目では，薬物動態制御や薬物相互作用・副作用の関連から特に重要視されている8つのトランスポーターについて解説する（図1）．

OATP1B1／SLCO1B1／SLC21A6／OATP2／OATP-C／LST-1

　有機アニオンを輸送するOATP-Aと相同性をもつ遺伝子として見出され，血中から肝臓へのNa^+非依存性輸送経路を担う主要なトランスポーターであることが示された．OATP1B1はタウロコール酸などの胆汁酸や抱合型ステロイド（デヒドロエピアンドロステロン硫酸，エストロン硫酸など）を含む数多くの有機アニオンを輸送する，幅広い基質特異性を持つ肝臓特異的なトランスポーターである．アミノ酸変異を伴う遺伝子多型〔機能が上昇する388A＞G（N130D），機能が低下する521T＞C（V174A）〕がよく知られており，機能変動を伴うこれらの遺伝子多型をもつと，プラバスタチンの血中濃度，スタチン系薬物の副作用である横紋筋融解症・ミオパチーの頻度，イリノテカンの副作用の好中球減少と下痢症の頻度などに違いが生じることが報告されている．

OATP1B3／SLCO1B3／SLC21A8／OATP8／LST-2

　OATP1B1と相同性の高い遺伝子として見出された，正常組織では肝臓特異的に発現することが知られるトランスポーターであるが，その後の検討により，胃がん，大腸がん，膵臓がんなどのさまざまながん細胞に高発現していることがわかっている．メトトレキサートやドセタキセルの血中から肝臓への取り込みに関与することが知られており，OATP1B3の機能低下を伴う遺伝子多型をもつと，ドセタキセルの血中濃度が上昇し，副作用である好中球減少が生じやすくなる．また，がん細胞における（スプライスバリアントを含んだ）OATP1B3発現量の診断マーカーとしての可能性や，OATP1B3発現量と治療効果・予後の関係は注目されており，多くの研究が進められている．MRI用肝臓造影剤であるガドキセト酸ナトリウムは，主にOATP1B3により肝細胞がんに取り込まれていると考えられている．

＊SLC：solute carrier　＊SSRI：selective serotonin reuptake inhibitor
＊SNRI：serotonin noradrenaline reuptake inhibitor　＊MRI：magnetic resonance imaging

専門分野へのリンク
NPC1L1阻害薬

エゼチミブは，消化管からのコレステロール吸収を阻害することで血中LDLコレステロール低下作用を発揮する薬物である．当初，コレステロールのエステル化酵素阻害薬として開発されたが，その後の研究により，小腸上皮細胞刷子縁膜に発現するコレステロールトランスポーターNPC1L1/SLC65A2が真の薬効標的であることが明らかになった．NPC1L1はコレステロールや植物ステロール以外にも，酸化ステロール，スフィンゴシンなどの脂質や一部の脂溶性ビタミンも輸送する．特にNPC1L1を介したビタミンK吸収は生理的に重要であり，エゼチミブによるビタミンK吸収阻害はワルファリンの薬効増強をもたらすため，両薬物間の相互作用には注意が必要である．

OATP2B1/SLCO2B1/SLC21A9/OATP-B

他の多くのOATPsと同様，OATP-Aとの相同性に基づいたアプローチにより見出されたトランスポーターであり，さまざまな有機アニオンを輸送することが報告されている．多くの組織に発現しているが，特に注目されているのは小腸上皮細胞刷子縁膜における機能である．アテノロールやセリプロロールなどのβブロッカーやフェキソフェナジンなど，さまざまな薬物の消化管吸収に関与していることが示唆されている．グレープフルーツジュース，オレンジジュース，アップルジュースなどにより阻害されることが知られており，薬物－食物間の相互作用の原因になっている可能性がある．なお，OATPsはその発見の経緯から多くの別名をもつが，現在では基本的には **OATP2B1** またはSLCO2B1等の記載に統一されている．

OAT1/SLC22A6

古くから存在が想定されていた，腎尿細管側底膜の有機アニオン交換輸送系〔細胞外のp-アミノ馬尿酸（PAH）と細胞内のジカルボン酸化合物の交換輸送〕の実体として見出されたトランスポーターである．**OAT1**は，PAH以外にも多様な有機アニオンを輸送することが示されている．同様に腎近位尿細管上皮細胞側底膜に発現するOAT3と比べて，アシクロビル，ガンシクロビル，アデホビルに代表される抗ウイルス薬などの比較的脂溶性の低い有機アニオンを好む特徴がある．プロベネシドによる阻害を受けることがよく知られており，薬物相互作用に注意が必要である．また，尿酸や尿毒素を輸送するため，腎機能障害等の病態進行との関係も注目されている．

専門分野へのリンク
SGLT2阻害薬

腎近位尿細管刷子縁膜におけるNa$^+$依存性のグルコース再吸収を担うSGLT2/SLC5A2の遺伝的機能欠損は，腎性糖尿をきたす．そのため，SGLT2を阻害すれば糖の尿中排泄が亢進し血糖値を低下させると考えられ，数多くのSGLT2阻害薬が開発された（図3）．さらに，SGLT2阻害薬の臨床効果について多くの研究がなされた結果，現在では糖尿病以外にも慢性心不全，慢性腎臓病に適応を有するものも出てきており，SGLT2阻害薬のもつ多様な薬理作用に注目が集まっている．

OAT3/SLC22A8

OAT1などとの相同性に基づいて見出されたトランスポーターである．OAT1と同様に，腎近位尿細管上皮細胞側底膜における有機アニオンの交換輸送を担うが，PAHや尿酸，尿毒素で

図3　SGLT2阻害薬の作用機序

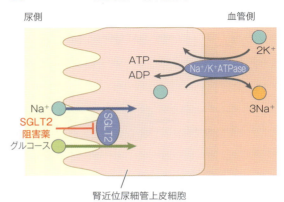

---

* LDL：low density lipoprotein　　* NPC1L1：Niemann-Pick C1-Like 1
* SLCO：solute carrier organic anion transporter　　* PAH：p-amino hippuric acid
* OAT1：organic anion transporter 1　　* SGLT2：sodium/glucose co-transporter 2

あるインドキシル硫酸などの水溶性有機アニオンのほかに，ステロイドホルモンの抱合代謝物など，比較的脂溶性の高い有機アニオンも輸送することがわかっている。OAT1と同様，OAT3についてもプロベネシドと基質薬物との相互作用に注意が必要である。

---

⑤ 専門分野へのリンク

URAT1阻害薬

　腎性低尿酸血症1型の原因遺伝子であるURAT1/SLC22A12は，腎近位尿細管で尿酸の再吸収を担うトランスポーターである。同じSLC22Aファミリーに属するOAT1などと同様，細胞内のカルボン酸化合物との交換輸送により，細胞外の尿酸を取り込んでいると考えられている。発現には性差がみられ，一般的にみられる血清尿酸値の性差（男性＞女性）の主要なメカニズムであると考えられている。遺伝的なURAT1の機能欠損が高い尿中への尿酸排泄と低い血清尿酸値をもたらすのと同様，URAT1阻害薬は尿中への尿酸排泄を亢進し，血清尿酸値の低下をもたらす（図4）。古くから知られるプロベネシド，ベンズブロマロンなどのURAT1阻害薬に加え，最近はより選択性の高いURAT1阻害薬であるドチヌラドも上市されている。

OCT2/SLC22A2

　有機カチオンの肝臓への取り込みを担うOCT1との類似性から見出された，腎尿細管側底膜における電気的ポテンシャル差を駆動力にする有機カチオントランスポーターである。OCT2は多様な有機カチオンの輸送活性をもち，血中のカチオン性薬物，毒物，老廃物などの尿中排泄の入口を主に担うと考えられている。プラチナ系抗がん薬の動態制御や副作用との関係も示唆されており，腎障害との関係性以外に結腸がん細胞のオキサリプラチンに対する感受性の決定因子の1つであると考えられている（図5）。

MATE1/SLC47A1

　腎尿細管上皮細胞刷子縁膜に有機カチオンとH^+の交換輸送系が存在することは以前から知られていたが，その分子実体として同定されたのがMATE1である。Na^+/H^+交換輸送系により形成される管腔内＞細胞内のH^+勾配を駆動力に，基質化合物を尿細管管腔内へと排出していると考えられている。シメチジン，メトホルミン，プロカインアミドなどのカチオン性薬物に加え，アシクロビルなどのアニオン性薬物も輸送することが示されている。また，尿中だけでなく薬物の胆汁排泄への関与も示されている。基質でもあるシメチジンは強いMATE1・MATE2K阻害活性を示すため，この阻害作用を介したメト

図4　腎近位尿細管における尿酸輸送

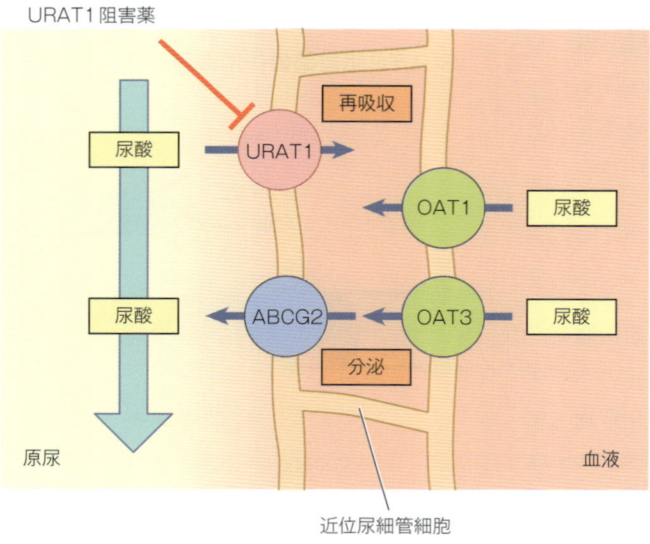

近位尿細管細胞

26　＊URAT1：urate transporter 1　＊MATE1：multidrug and toxin extrusion 1

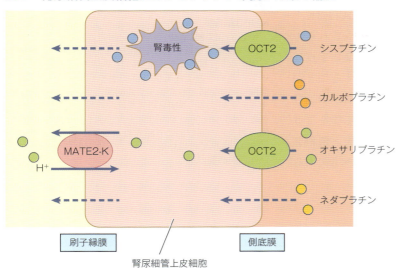

図5　腎尿細管上皮細胞におけるプラチナ系抗がん薬の輸送

シスプラチンはOCT2に輸送され腎臓に蓄積し，腎毒性を生じる．一方，オキサリプラチンはMATE2Kにも輸送されるため腎臓に蓄積しづらい．カルボプラチン，ネダプラチンはOCT2に輸送されないので腎毒性のリスクは低い．

ホルミンやフェキソフェナジンとの薬物相互作用には注意が必要である．

専門分野へのリンク

ASBT阻害薬

食事中の脂質や脂溶性ビタミンの吸収には胆汁が必須であり，胆汁の主要成分の1つである胆汁酸は小腸下部で再吸収されたのち，肝臓・胆汁を経て循環する腸肝循環を受けている．このプロセスのうち，小腸下部での胆汁酸の再吸収を担うのがASBT/SLC10A2である．胆汁酸の再吸収抑制は，コレステロールから胆汁酸への合成亢進を生じ，肝臓におけるコレステロールの必要性が高まる結果，血中LDLコレステロール濃度の低下をもたらす．そのため，ASBT阻害薬は脂質異常症治療薬として期待されていたが，副作用の下痢症により開発は困難であった．現在では，この副作用を逆手に取り，慢性便秘症治療薬として上市されている．

MATE2K/SLC47A2

　MATE2はMATE1と同様，バクテリアのMATEと弱い相同性を示す遺伝子として見出されたが，その後の解析により，MATE2のスプライスバリアントであるMATE2Kが機能本体であると考えられている．腎臓特異的に発現しており，MATE1と同じく，H⁺を駆動力とした交換輸送により刷子縁膜に有機カチオンを排出している．基質認識性もMATE1と類似しており，シメチジン，メトホルミン，プロカインアミドなどのカチオン性薬物，アシクロビルなどのアニオン性薬物を輸送するが，両性イオンであるβ-ラクタム抗生物質（セファレキシン，セフラジン）は主にMATE1による輸送を受ける一方，オキサリプラチンは主にMATE2Kで輸送されるなど，一部に違いもみられる．腎近位尿細管において，シスプラチンは側底膜側からOCT2により取り込まれるが，管腔膜側のMATE1やMATE2Kの基質にならないために，腎臓に蓄積し毒性を生じやすいことが報告されている（図5）．

　一方，同様にOCT2で取り込まれるオキサリプラチンは，MATE2Kの良好な基質であり，尿中に排泄されやすいため腎毒性のリスクは相

＊ASBT：apical sodium-dependent bile acid transporter

対的に低い。また，内因性有機カチオンであるクレアチニンはOCT2やMATE1・MATE2Kを介した尿細管分泌を受けているため，これらのトランスポーターの阻害活性をもつ薬物を投与すると，クレアチニンの分泌が低下することがある。その結果，血清クレアチニン値が一過性に上昇するため，実際には腎機能は影響を受けていない場合でも，誤って急性腎障害と解釈されてしまうリスクがある点には注意すべきである。

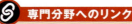

NHE3阻害薬

NHE3/SLC9A3は，腸管上皮細胞の頂端膜でNa^+とH^+の交換輸送を担うトランスポーターである。NHE3を阻害すると，腸管上皮細胞内のH^+の増加（pHの低下）が生じるため，経上皮電気抵抗が増加し，腸管上皮細胞間隙でのリン透過性が低下する結果，リンの吸収が低下する。そのため，NHE3阻害薬は，透析中の慢性腎臓病患者における高リン血症などを改善する。ただし，腸管内へのNa^+の滞留により腸内の水分量が多くなるため，NHE3阻害薬では副作用としての下痢が生じやすい点には注意が必要である。

まとめ

- 薬物トランスポーターの薬物動態制御における役割を説明せよ（☞p.20）。試験
- 薬物の一次性能動輸送を担うトランスポーターについて，例を挙げて説明せよ（☞p.21）。試験
- 薬物の二次性能動輸送を担うトランスポーターについて，例を挙げて説明せよ（☞p.24）。試験

【引用文献】
1) Galetin A, et al.: Membrane transporters in drug development and as determinants of precision medicine, Nat Rev Drug Discov, 23(4): 255-280, 2024.

【参考文献】
1. 乾 賢一 編：薬物トランスポーター活用ライブラリー 機能・輸送基質から創薬・臨床応用まで，羊土社，2009.

＊NHE3：Na^+/H^+ exchanger 3

第3章

吸収

3章 吸収

1 吸収総論

1 薬物動態における吸収

- 吸収は，投与された成分が投与部位から体内へ入る第一段階である。
- 全身作用または局所作用を期待し，投与部位に応じたさまざまな剤形が用いられている。

吸収

薬物動態のうち，局所作用を目的とする場合を除き，投与された成分が投与部位から脈管系（血液系，リンパ系）へ移行する過程を**吸収**（absorption）という。生体に投与された薬物が効果を発揮するには作用部位に到達する必要がある。生体内循環系に移行した薬物量と吸収速度は作用発現と密接に関係しており，吸収は，分布，代謝，排泄とともに，薬物動態学・薬剤学を考えるうえで非常に重要な過程である。

現在わが国における医療には，投与すべき部位に応じ，患者の状態やニーズを加味して約30種類の剤形が用いられている（図1，表1）。

図1 投与部位のヒトのモデル図

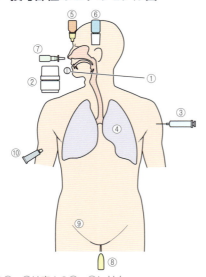

図中の①〜⑩は表1の①〜⑩に対応

表1 さまざまな投与部位・投与経路と主な剤形

投与部位・投与経路	剤形
①経口投与する製剤	・錠剤 ・カプセル剤 ・顆粒剤 ・散剤 ・経口液剤 ・シロップ剤 ・経口ゼリー剤 ・経口フィルム剤
②口腔内に適用する製剤	・口腔用錠剤 ・口腔用液剤 ・口腔用スプレー剤 ・口腔用半固形剤
③注射により投与する製剤	・注射剤
④気管支肺に適用する製剤	・吸入剤
⑤目に投与する製剤	・点眼剤 ・眼軟膏剤
⑥耳に投与する製剤	・点耳剤
⑦鼻に適用する製剤	・点鼻剤
⑧直腸に適用する製剤	・坐剤 ・直腸用半固形剤 ・注腸剤
⑨腟に投与する製剤	・腟錠 ・腟用坐剤
⑩皮膚などに適用する製剤	・外用固形剤 ・外用液剤 ・スプレー剤 ・軟膏剤 ・クリーム剤 ・ゲル剤 ・貼付剤

（文献1をもとに作成）

まとめ

- 薬物動態学における「吸収」とはどのような過程のことか(☞p.30)。 実習 試験

【引用文献】
1) 厚生労働省：第十八改正日本薬局方, 製剤総則, 2021.

3章 吸収

3章 吸収

2 消化管吸収

1 消化管と経口投与

- 経口投与は最も汎用されている投与方法である。
- 薬物動態学的な側面では，主な腸管の働きとして消化・吸収が挙げられるが，それだけではなく，腸管は免疫や解毒などさまざまな役割を担っている。

経口投与と消化・吸収

　消化管の主な役割は**消化**と**吸収**である。消化管は，口腔から肛門までつながる1本の管と考えることができ，薬物または食物の消化・吸収，運搬，排泄などを担う（図1）。口腔から食道まで，肛門は外界と接しており頑丈な重層扁平上皮細胞であるのに対し，それ以外の消化管は，物質の吸収と分泌を担う単層円柱上皮細胞で構成されている。

　経口投与は消化管内での作用を目的とした場合を除き，消化管粘膜から薬物吸収を目的としている。全身作用を期待した投与法であり，さまざまな剤形が用いられている。経口投与は食物を摂取する場合とほぼ変わらず，服用方法が簡便であることなどから，現在最も一般的な薬物投与方法とされている。

　体内へ入る第一段階である消化管からの薬物の吸収はきわめて重要である。消化管は，ときに異物や有害物質が体内に入る経路となる。そのため，消化管には異物の侵入に対するさまざまなバリア機能があり，これが経口投与された薬物の吸収を制限する場合がある。従って，消化管吸収の機序や消化管吸収の変動要因を正しく理解することは，経口製剤を適切に理解，使用するうえで非常に重要である。消化管の咽頭，食道，肛門では消化ならびに吸収は行われない。以下に，吸収において重要な胃，小腸，大腸の生理学的特徴を概説する。

図1 消化管の模式図

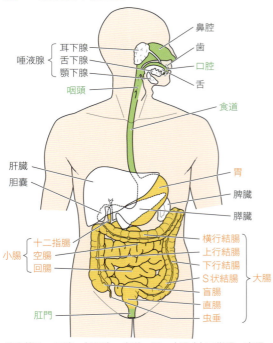

消化管は，口腔，（咽頭），食道，胃，小腸（十二指腸，空腸，回腸），大腸（盲腸，上行結腸，横行結腸，下行結腸，S状結腸，直腸）肛門までを指す。消化管以外の消化器に属する器官は付属器として，歯，舌，肝臓，胆嚢，膵臓などが挙げられる。

> **補足**
> **日本の医薬品の生産金額と剤形別生産金額割合**
> 　医薬品剤型分類別生産金額割合により，散剤・顆粒剤等，錠剤，丸剤，カプセル剤，内用液剤を合わせると60.3％となり，経口投与する薬剤が最も多いことが分かる（図2）。

図2 医薬品剤型分類別生産金額割合と日本における医薬品生産金額の推移，医薬品薬効大分類別生産金額割合

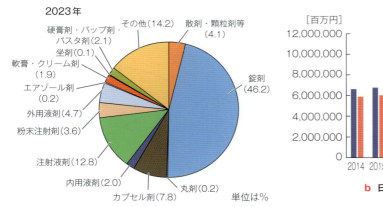

a 医薬品剤型分類別生産金額割合

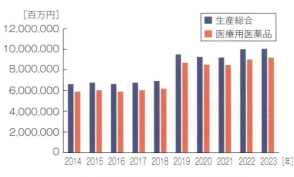

b 日本における医薬品生産金額の推移

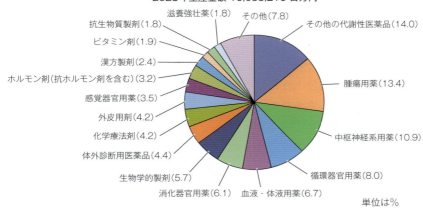

c 医薬品薬効大分類別生産金額割合

(文献1を基に作成)

2 主な消化管の生理学的特徴と消化・吸収

POINT
- 消化・吸収の中心的な役割を担う胃，小腸，大腸（回腸）のそれぞれの特徴をおさえる。
- 直腸からは，全身作用，局所作用を期待してさまざまな薬物が投与される。直腸の肛門側2/3から投与された薬物は下大静脈を経て全身循環するため，肝初回通過効果を避けることができる。一方，直腸の口腔側1/3の場合は，門脈を経て初回通過効果を受けて全身循環する。

胃

胃は食道と十二指腸の間に存在する袋状の臓器で，**経口摂取された医薬品・食物などを粗消**化し，一時貯留，小腸へ送り出す働きをもつ。大まかには，食道からつながる入口付近を噴門部（胃底部），十二指腸へつながる出口付近を幽

図3 胃の構造

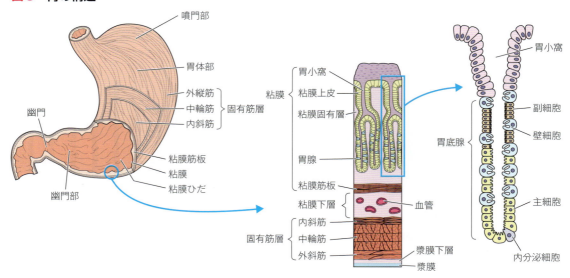

門部，その間の胃体部の3つの部位に分けられる。胃壁は粘膜，筋層，漿膜の三層からなっている（図3）。胃粘膜表面は単層の円柱上皮細胞で覆われ，胃小窩とよばれる微細な穴が無数にある。胃底腺は胃底部から胃体部にかけて広く分布し，胃の働きにおいて中心的な役割を担う。具体的には，主に副細胞，壁細胞，主細胞の3つの外分泌細胞によって構成されている。副細胞は，胃底腺の頸部に存在する細胞であり，粘液を分泌して胃粘膜を保護する。壁細胞は腺全体に散在し，塩酸，内因子を分泌する。主細胞は胃底腺の体部，底部に存在する細胞であり，ペプシノゲンを分泌している。ペプシノゲンは分泌されたのち，塩酸によって分解され消化酵素であるペプシンに変化する。胃酸は食物などを酸性に保ち，ペプシンはタンパク質をペプトンとよばれる泥状の分解産物に消化する。上皮細胞表面は，塩酸の強酸性とペプシンによる消化から自己を守るために粘液（ムチン）を分泌している。胃粘膜の上皮細胞には絨毛構造はみられず，総表面積は0.09m²程度である。医薬品を経口投与・胃内投与した場合の滞留時間は短いことから，

図4 小腸の構造（十二指腸・空腸・回腸）

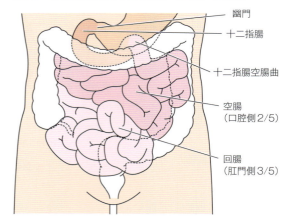

吸収における寄与率は小腸よりも小さいといえる。

小腸

小腸は約5〜7mほどある管腔臓器で，消化管全体の中で4/5を占める最も長い部分であり，経口的に摂取された食物や薬物，水分について消化・吸収の中心的役割を担う。小腸は十二指腸，空腸，回腸の3つの部位に分けられる（図4）。十二指腸は，小腸のうち胃に続く幽門から

図5　腸管の構造

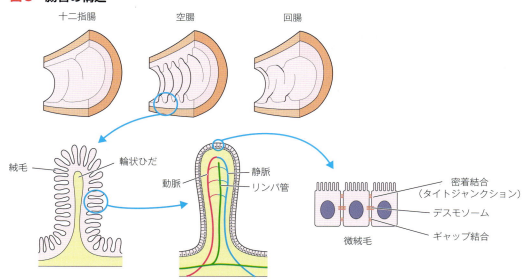

	表面積比	表面積 [m²]
単純な管と想定	1	0.33
輪状ひだを考慮	3	1
絨毛を考慮	30	10
微絨毛を考慮	600	200

Treitz靱帯までの25～30cm程度の部分を指し，Treitz靱帯により横隔膜に固定されている。肝臓で生成され，胆のうに貯留された胆汁が胆管を通して，膵臓から膵液が膵管を通して，十二指腸部へ放出され，消化を助けている。また，十二指腸の粘膜下層にはBrunner腺（十二指腸腺）とよばれるアルカリ性の分泌腺があり，セクレチンを分泌し胃酸によって酸性化された内容物を中和する働きをもつ。

空腸と回腸の間に明確な境界はないが，一般的に口腔側の2/5が空腸，肛門側3/5が回腸とされている。小腸には腸間膜があり，可動性に富むことが特徴である。

小腸管腔には，**輪状ひだ**（高さ8～10mm，幅3～4mm）があり，その表面には**絨毛**とよばれる無数の突起（高さ約0.5mm）が存在し，その内側には毛細血管や微小リンパ管がある。その絨毛には，円柱状の吸収上皮細胞（高さ約25μm，幅約8μm）が単層状に存在する。その吸収上皮細胞の管腔側表面には，細胞膜が無数に入り込んだ**微絨毛**（高さ約1μm，幅約0.1μm）がある。小腸ではこのような特殊な構造により総評面積を著しく増加させ，効率よく消化・吸収することができる（図5）。小腸を単純な円筒と仮定した場合と比較して，輪状ひだの構造で約3倍，絨毛構造で約30倍，微絨毛構造を考慮すると約600倍にもなる。小腸全体で総表面積は200m²（テニスコート約1面分に相当）を超えるとされるが，ひだや絨毛構造は小腸上部で特に発達し，下部に進むにつれ減少する。そのため，小腸単位長さあたりの有効表面積も十二指腸から回腸へ進むにつれて減少することになる。

この小腸の構造のうち，吸収において重要なのは**粘膜筋板**，**粘膜固有層**，そして**吸収上皮細胞**である。粘膜筋板は絨毛の動きに関与しており，粘膜固有層には血管やリンパ管，神経も豊富に存在しており，薬物，栄養素，水分などを効率よく吸収し，循環系（血管系，リンパ系）へ運ぶ役割を担い，小腸上皮細胞は前述のあらゆる成分をさまざまな膜透過機構により透過させる。

この吸収上皮細胞上の微絨毛はアクチンフィラメントからなり，吸収上皮細胞1個当たり1000本ほど存在するといわれる。また刷子状の構造をしていることから，この部分は**刷子縁膜**とよばれる。この刷子縁膜の外側表面は，糖タンパク質を主成分とするグリコカリックス（糖衣）で覆われており，多くの消化酵素や加水分解酵素が含まれる。隣接する吸収上皮細胞間は，微絨毛基部の部分で**密着結合**（**タイトジャンクション**），**デスモソーム**，**ギャップジャンクション**を介して強固に結合しているとされる。詳細は「生体膜の構造」（p.11）参照のこと。

> **補足**
> **腸管免疫**
> 　腸管は経口摂取した食物・薬物を消化・吸収する栄養器官であると同時に，全身のリンパ系組織の60％が集中する最大の免疫器官ともいえる。また，食物や薬物だけでなく細菌やウイルスなどの病原体も含めてさまざまな異物・抗原が侵入してくるため，腸管は防御壁として機能，消化管粘膜に存在するリンパ系組織（消化管関連リンパ系組織）が抗原の侵入を防いでいる。特に回腸に存在する塊状の集合リンパ節はパイエル板とよばれ，IgA抗体の分泌にかかわるなど重要な役割を担っている（図6）。その機構の概要は以下のとおりである。
> ①パイエル板の表層にあるM細胞が細菌などの異物・抗原を取り込み，パイエル板へ送る。
> ②パイエル板には樹状細胞が存在し，ヘルパーT細胞へ抗原断片を提示する。
> ③活性化ヘルパーT細胞によりパイエル板はB細胞から形質細胞への分化を誘導し，IgAを分泌させる。
> ④IgAの一部は体内へ，残りの多くは腸管粘膜へ分泌され，抗原に結合し，その毒素を中和・細菌の体内への侵入（感染）を防ぐ。
> 　また，通常自身にとって有益な栄養成分などは免疫寛容が誘導され，免疫反応は起こらないが，この免疫寛容が破綻すると食物アレルギーなどの病態を引き起こすこともある。

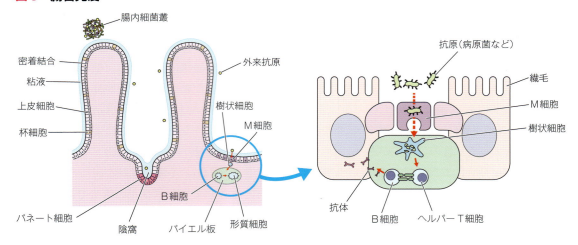

図6　腸管免疫

大腸（結腸）

　大腸は，結腸（盲腸，上行結腸，横行結腸，下行結腸，S状結腸），直腸からなる約1.7 mの管腔臓器である。小腸と大腸の境目は回盲部とよばれ，回腸が回盲弁（Bauhin弁）を通じて盲腸につながっている。大腸では，消化作用はほとんどない。横行結腸とS状結腸は腸間膜をもち，小腸と同様に腹腔内で可動性がある一方，上行結腸と下行結腸は後腹膜に固定され，可動性は小さい。なお，直腸については，大腸の一部ではあるが，吸収の点で特徴的であるため，p.38で詳述する。

　回盲弁は，小腸内の消化物が大腸へ移行するのを調節するとともに大腸から小腸へ逆流するのを防止している。上行結腸と横行結腸前半部の主要な機能は，電解質や浸透圧効果による水分の再吸収である。これに対して横行結腸後半部，下行結腸，S状結腸は糞便の形成および貯蔵・排泄を担っている。大腸の表面は粘膜に覆われ，小腸と同じ単層円柱上皮細胞で構成されているが，大腸には小腸に認められるような輪状ひだや絨毛構造はなく，管腔内はほぼ平滑であることから単位長さ当たりの表面積は小さい（図7）。大腸の管腔内は，小腸よりも陰窩部が発達しており，数が多く深い構造となっている。さらに，大腸には約500～1000種類，100兆個といわれる腸内細菌が常在しており，大腸における発酵だけでなく，糞便中に排泄された薬物を分解し，腸肝循環〔「薬物の代謝反応」（p.98）参照〕にも寄与している。

図7　大腸の構造

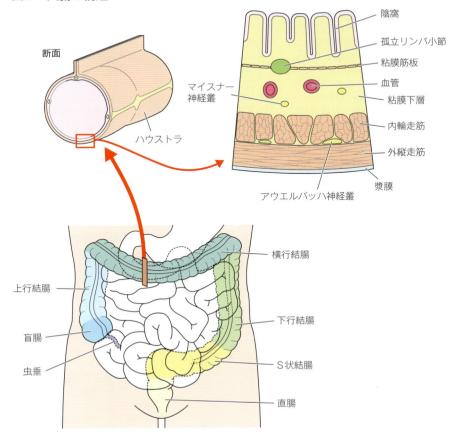

胃，小腸，大腸の特徴のまとめを**表1**に示した。

直腸

直腸はS状結腸から肛門までの長さ15～20cm，直径約3cm，pH約7.5の管腔臓器であり，内部に上直腸弁，中直腸弁，下直腸弁を有し，**便の貯留，排出**などの役割がある（**図8**）。直腸の粘膜は，小腸と同様に円柱上皮細胞であるが，肛門付近は重層扁平上皮で形成されている。結腸と同じく，ひだは少なく，絨毛構造はないため，吸収に寄与する表面積は小さく，消化酵素なども分泌されない。

直腸を流れる動脈・静脈のうち，直腸の上1/3は**下腸間膜動脈支配**であり，上直腸動脈→上直腸静脈へ，小腸～結腸と同様に**門脈**へ入り，**肝臓**を経て全身循環する。一方，直腸の中1/3，下1/3（肛門側）は**内腸骨動脈支配**であり，中直腸動脈，下直腸動脈→中直腸静脈，下直腸静脈は内腸骨静脈を経て，**肝臓を経ずに下大静脈へ入り**

専門分野へのリンク

腸内細菌叢

ヒトの腸管には，500～1000種類，総数100兆個もの腸内細菌が存在し，腸内細菌叢（腸内フローラ）を形成している。健康な状態でバランスの取れた腸内細菌叢は，制御性T細胞やIgA抗体の質や量を適切にコントロールして，正常な免疫系を維持する。また，正常に保たれた免疫系はIgA抗体を介して，腸内細菌の多様性（種類や構成バランス）を維持する。このように，免疫系と腸内細菌がお互いにクロストーク（制御し合う）ことで腸管の機能が維持されている。その一方，腸内細菌叢は偏った食事内容，極端な生活習慣，ストレスなどで変化しやすい。これらの要因や，過剰な免疫応答による炎症やアレルギー反応が腸内細菌叢のバランスの乱れにつながり，クローン病，潰瘍性大腸炎などの炎症性腸疾患の発症・増悪に関与していることが知られてきている。また，セロトニンやドパミンなどの神経伝達物質は腸内でも産生されており，腸内細菌叢の変化はそれらのバランスの乱れがうつ病や不安障害などの精神疾患の発症にかかわることが示唆されている。健康にはバランスの取れた食事，適度な運動，前向きな思考（自律神経）が重要である。

専門分野へのリンク

腸管神経（脳腸相関）

消化管の粘膜下層には，消火腺からの消化液分泌を調節しているMeissner神経叢（粘膜下神経叢）のほか，消化管内輪走筋と外縦走筋の間の平滑筋による消化管運動を調節しているAuerbach神経叢（筋層間神経叢）があり，この2つをまとめて腸管神経という。この腸管神経系は主に促進的な働きをする副交感神経と，抑制的な働きをする交感神経の二重支配により調節されている。つまり消化管運動と消化液分泌は，自律的に調節されているといえる。このような脳（自律神経系）と消化管（内分泌系）が互いに影響を与え合うシステムを脳腸相関とよび，近年，そのクロストークが注目されている。免疫力は腸が7割，心（自律神経系）が3割といわれており，ストレスや不安障害が大きく影響を与えている過敏性腸症候群などの消化器系疾患との関連も研究が進められている。

表1　胃，小腸，大腸の特徴のまとめ（ヒト成人）

	胃	小腸	大腸
大きさ	容積：1.2～1.4L程度 表面積：0.09m²	直径：約4cm 全長：5～7m（ただし収縮すると約2～3m） 表面積：30～200m²	直径：約5～7cm 全長：約1.7m 表面積：0.2～2m²
pH	空腹時：1～3（食事などにより4～5程度まで上昇する）	十二指腸：5～6（食事などにより4程度まで低下する） 空腸：6～7 回腸：6～7.5	7.5～8
特徴	単層円柱上皮細胞	単層円柱上皮細胞	単層円柱上皮細胞
主な作用・働き	絨毛構造はなく，表面積は小さい。 食物や薬物を分解（消化）する。胃腺の主細胞からペプシノゲン，壁細胞からは内因子，塩酸，副細胞からは粘液などが分泌される。	吸収の主要な部位である。輪状ひだ，絨毛，微絨毛構造により広い表面積をもつ。多くの吸収にかかわるトランスポーターが発現している。	絨毛構造はなく，表面積は小さい。 腸内細菌が豊富である。 上部では水分や電解質の吸収，下部では吸収しきれなかったものを糞便として貯留する。

全身循環する（図9）。

　吸収は単純拡散によって行われ，pH分配仮説に従う。直腸からの吸収の利点の1つに直腸中・下部から吸収された薬物は，**肝初回通過効果を回避できる**ことにある。また，解熱鎮痛薬（NSAIDs）を経口投与した際に問題となる胃腸障害を軽減できることも利点として挙げられる。

図8　直腸の構造

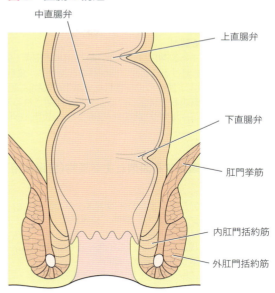

図9　消化管を支配する血管系

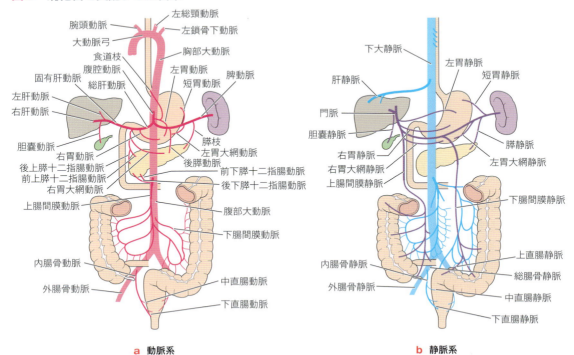

a　動脈系　　　　　　　b　静脈系

紫：門脈を通り，肝臓を経て心臓へ
青：直接心臓へ

＊NSAIDs：non-steroidal anti-inflammatory drugs

臨床に役立つアドバイス

直腸に適用する製剤

　直腸に適用する製剤には，坐剤，直腸用半固形剤（クリーム，ゲル，軟膏剤），注腸剤がある。また，坐剤には，初回通過効果を避けることが可能などの理由から，全身作用を期待したものや局所作用を期待したものがある（**表2，3**）。直腸の中・下部から投与された坐剤中の薬物は直腸内液に溶解されることから，坐剤基剤からの放出制御の粘膜透過性が直腸吸収を決定づける。坐剤に使用される油脂性基剤として，カカオ脂，ハードファット，親水性基剤としてマクロゴールやグリセロゼラチンなどが用いられている。

表2　直腸に適用する製剤と主な薬物（全身作用）

剤形	主な薬物	特徴
坐剤	アセトアミノフェン，インドメタシン，ジクロフェナクナトリウム（解熱・鎮痛）など ドンペリドン（制吐） ジアゼパム・フェノバルビタール（抗けいれん） 抱水クロラール（催眠・鎮静） ブプレノルフィン・モルヒネ（鎮痛） セフチゾキシム（抗菌）	小児の解熱・鎮痛のためには，アセトアミノフェン坐剤が汎用される。 坐剤は便の影響を受けやすく，坐剤を投与すると刺激となり，便が排出される場合がある。また，下痢を起こしている患者には投与できない。

表3　直腸に適用する製剤と主な薬物（局所作用）

主な用途	主な薬物	特徴
下剤	グリセリン（浣腸剤），ビサコジル（坐剤）など	50％グリセリンとして
痔疾患	ジフルコルトロン・リドカイン配合剤（坐剤・軟膏剤）など	
潰瘍性大腸炎	サラゾスルファピリジン（坐剤），メサラジン（坐剤，注腸），ブデソニド（注腸）	メサラジンは注腸液，ブデソニドは注腸フォーム剤であり，到達部位は，直腸およびS状結腸部までとされる。なお，本疾患には錠剤等の経口薬も汎用される。

3　全身循環系（血管系とリンパ系）

- 経口摂取された成分は胃・小腸などから吸収され，肝臓を経て全身循環系へ移行する。
- 主要な循環系は血液系であるが，脂溶性の高い成分などリンパ系へ移行しやすい成分もある。

血管系とリンパ系

　腹腔内の消化器への血流は，主に腹腔動脈，上腸間膜動脈，下腸間膜動脈が支配している。腹腔動脈は主に食道，胃，肝臓，胆嚢，膵臓，脾臓に対して，上腸間膜動脈は主に膵臓，十二指腸，小腸，大腸の口腔側半分（横行結腸あたりまで）に血液を送る。下腸間膜動脈は，大腸の肛門側半分（下行結腸あたり）から直腸の上部（口腔側1/3程度）まで血液を送る。直腸の肛門側2/3や肛門部は内腸骨動脈が支配している。

　消化管の吸収上皮細胞を通過した薬物は，粘膜下層に分泌する脈管系（血管系やリンパ系）に

移行する。毛細血管を経て血管系に移行した成分は，胃の場合は胃冠状静脈や左胃大網静脈などを経て，小腸の場合は下膵十二指腸静脈や小腸静脈から上腸間膜静脈を経て，大腸の場合は上腸間膜静脈や下腸間膜静脈を経て，いずれの場合も門脈へ入り，肝臓へと送られる。その後，全身循環を介して体内へ分布する（図9）。このように消化管吸収された薬物は，全身循環に入る前に小腸細胞内や肝細胞内で分解または代謝されて不活性化される。これを初回通過効果（first pass effect）とよぶ。一般的には多くの薬物・栄養素を含む成分が血液循環系を巡る。代謝酵素は全身の組織に存在しているため初回通過効果はあらゆる投与経路で生じるが，最も影響が大きいのは経口投与薬が肝臓で受ける肝初回通過効果である。

一方，毛細リンパ管を経てリンパ系に移行した成分は，胸管リンパを経て，鎖骨下静脈および左肩下静脈に入るため，肝臓での初回通過効果を受けない。リンパ管は最終的に左右の静脈角で静脈と合流し，静脈からリンパ系へ移行することはない。リンパ液の流量や流速は，血液の数百分の一程度であることから，薬物の吸収におけるリンパ系の寄与はかなり小さいとみなされている。小腸からリンパ系へ吸収されやすい成分としてトリグリセライドやコレステロール，脂溶性ビタミンなど脂溶性の高い成分が挙げられるが，高分子のタンパク質やヒアルロン酸などの水溶性成分もリンパ系へ一部移行することがわかっている。

4 消化管吸収機構

- 膜透過の基本は受動拡散，pH分配仮説に従うが，腸管での上皮細胞膜透過は非攪拌水層が存在することで，pH分配仮説が当てはまりにくい。
- 生体にとって必要な栄養素などを積極的に取り入れるため，トランスポーターのような特殊な機構も存在する。トランスポーターは栄養成分だけでなく，薬物の輸送（取り込み・排出）にも関与している。

非攪拌水層と吸収

腸管表面には水の層があり，蠕動運動や絨毛の動きによってある程度攪拌されている。しかしその細胞膜付近には，腸管運動によって十分に攪拌されない，流動性が抑えられた水層が存在する。これを非攪拌水層とよぶ。非攪拌水層は小腸上皮細胞表面のグリコカリックス（糖鎖）が水分を保持することで形成される。微絨毛の先端で比較的薄く数十～数百μm，攪拌効果の及びにくい絨毛の谷の部分で厚く数百～数千μm程度とされる。非攪拌水層の形成には，粘膜表面を覆っているムコ多糖類（ムチン）も密接に関与している（図10）。

薬物が一般的な単純拡散で吸収されるには，水溶性（水への溶解性）と脂溶性（膜への透過性）の両方が必要である。小腸管腔内に存在する薬物が吸収上皮細胞を透過する前段階として，まずこの非攪拌水層を拡散して上皮細胞膜表面に到達する必要がある。そのため，非攪拌水層は薬物の消化管吸収を大きく左右する要因となることがある。比較的脂溶性が高い（膜透過性の高い）薬物は，非攪拌水層の透過が律速となる。つまり，脂溶性薬物の見かけの吸収速度は非攪拌水層の拡散速度に依存する（図11）。一方，水

図10 非攪拌水層の存在と脂溶性物質・水溶性物質の吸収

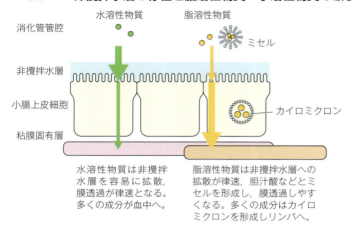

水溶性物質は非攪拌水層を容易に拡散、膜透過が律速となる。多くの成分が血中へ。

脂溶性物質は非攪拌水層への拡散が律速、胆汁酸などとミセルを形成し、膜透過しやすくなる。多くの成分はカイロミクロンを形成しリンパへ。

図11 膜透過係数

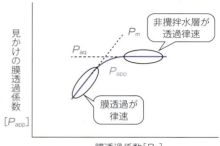

生体膜の透過係数 P_m、非攪拌水層の透過係数を P_{aq} とすると、見かけの透過係数 P_{app} は以下の式で表される。

$$\frac{1}{P_{app}} = \frac{1}{P_m} + \frac{1}{P_{aq}}$$

溶性薬物の場合、非攪拌水層は比較的容易に拡散できるため、見かけの吸収速度は、上皮細胞表面に到達した後の膜透過速度に依存する。非攪拌水層の存在は、小腸でのpH分配仮説が当てはまりにくい要因の1つと考えられている。

糖質，タンパク質，脂質の消化・吸収

ヒトは体内でアミノ酸，グルコース，ビタミンなどの生体必須成分を合成することができないため，食物として炭水化物，タンパク質，脂質などを摂取する必要がある。それらの摂取した食物から栄養素を吸収するため，消化管内で消化することで低分子化し，体内へ吸収する。基本的な栄養素である糖質，タンパク質，脂質を含むほぼすべての栄養素は，消化酵素により分解された後，小腸の十二指腸から回腸の間で吸収される。主な糖質としてデンプン（アミロース・アミロペクチン）は唾液または膵液中のアミラーゼでオリゴ糖に，ラクトース（乳糖），スクロース（ショ糖），マルトース（麦芽糖）に代表される二糖類は，それぞれ腸管でラクターゼ，スクラーゼ，マルターゼで，グルコース，フルクトース，ガラクトースの単糖類に分解される。タンパク質やポリペプチドは，胃液中のペプシン，膵液中のトリプシン，キモトリプシンなどによりオリゴペプチドに分解された後，ペプチダーゼによりアミノ酸に分解される。また，脂質は十二指腸で胆汁酸の作用により乳化され，膵液中のリパーゼによりモノグリセライドと脂肪酸に分解される（**図12**）。

ただし，これらの低分子化された栄養素は一部を除き水溶性が高いため，単純拡散で吸収上皮細胞膜を透過させることは困難である。そこで，これらの栄養素を効率よく体内へ取り込ませるために，生体は小腸の吸収上皮細胞刷子縁膜に**トランスポーター**を発現させている。なお，トランスポーターについては「生体膜の透過機構」(p.13)，「トランスポーターによる薬物輸送」(p.20)にて詳説している。適宜参照のこと。

図12 糖質，脂質，タンパク質の消化・吸収

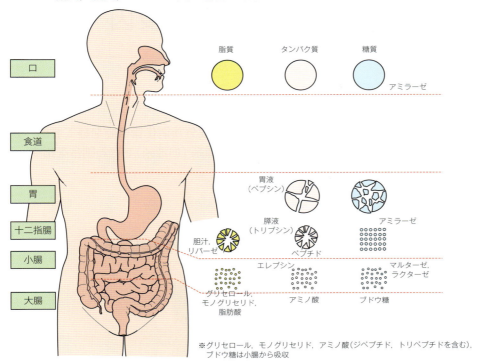

a 消化・吸収の全体図

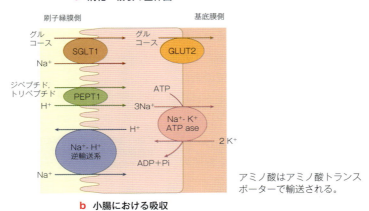

b 小腸における吸収

まとめ

- 消化・吸収において重要な胃，小腸，大腸の各特徴を説明せよ（☞ p.33）。 実習 試験
- 経口投与された成分の吸収から全身へ到達するまでの過程を説明せよ（☞ p.40）。 実習 試験
- 吸収上皮細胞の特徴とそこに発現する主なトランスポーターについて説明せよ（☞ p.41）。 実習 試験

【引用文献】
1）厚生労働省：薬事工業生産動態統計年報, 2024.

3章 吸収

3 消化管吸収に影響を与える要因

1 バイオアベイラビリティ

● バイオアベイラビリティとは，主に経口投与された成分が消化管管腔を経て肝臓へ到達し，そこで代謝を受けなかった未変化体が全身循環系（血液系）を巡る割合を指すこと。

バイオアベイラビリティ

　静脈内投与した薬物はすべて血中に入るが，それ以外の投与経路で投与されたものは投与された全量が血中に入るとは限らない。**初回通過効果**とは，薬物が投与部位から全身循環血に移行する過程で起こる分解や代謝のことを指す。

　経口投与された薬物は消化管管腔から吸収された際，一部腸管内で代謝・分解されるものがある。門脈を経て肝臓に到達した際に肝代謝を受け，代謝されなかった薬物（未変化体）が全身循環することになる。この肝臓を一度通過し代謝される過程を**(肝)初回通過効果**とよぶ。また，投与量に対してどのくらいの量が全身循環系に到達するかの割合・指標をバイオアベイラビリティ F〔BA（生物学的利用能）〕とよび，主に経口薬の吸収性を評価するのに用いられる（**図1**）。詳細は「生理学的薬物速度論」(p.216)を参照のこと。

図1　バイオアベイラビリティ

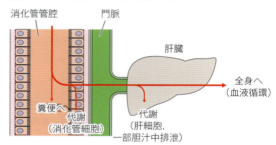

$$F = F_a \times F_g \times F_h$$

F_a：消化管吸収率（消化管壁を通過し，消化管上皮細胞内に取り込まれる割合）
F_g：消化管壁通過率（消化管上皮細胞における代謝を経て門脈へ到達する割合）
F_h：肝利用率（肝初回通過効果を免れて，全身循環へ到達した未変化体の割合）

薬物の吸収は主に消化管の生理学的要因である内的要因と，薬物自身の物理化学的特性，また医薬品としての製剤学的要因などの外的要因によって，大きく変動する。

2 消化管の生理学的要因

● 吸収に影響を与える生体側の主な要因は消化管の生理学的要因である。

胃内容排出速度（GER）

　経口投与された薬物は剤形にかかわらず，胃内にいったん滞留，幽門部から徐々に主な吸収部位である小腸上部へ進む。小腸からの吸収は，胃から小腸へ移行する速度や時間に依存する。この速度や時間は，それぞれ胃内容排出速度

＊BA：bioavailability　＊GER：gastric emptying rate

表1　GERに影響を与える因子

GERを低下させる因子	GERを増加させる因子
・多量の食事（特に高脂肪食など） ・胃内pH低下 ・多量のアルコール ・高浸透圧性・高粘度食（高濃度の塩分・添加剤のメチルセルロース・カルメロースなど） ・低温（多量の冷水飲用など） ・左側を下にした側臥位 ・消化管運動を低下させる薬物（抗コリン薬，抗ヒスタミン薬，抗うつ薬（イミプラミン），モルヒネなど） ・消化器疾患（急性腹痛，開腹手術，胃潰瘍など）	・少量の食事または空腹 ・胃内pH上昇 ・少量のアルコール ・右側を下にした側臥位 ・消化管運動を亢進させる薬物（コリン作動薬，D_2受容体拮抗薬（メトクロプラミド，ドンペリドン）など ・過度の不安・緊張

（GER），胃内容排出時間（GET）とよばれ，表1に示すように食事内容や日常生活内の行動などの因子によって大きく変化する。一般的には，食事によりGERは低下しGETは長くなるものの，総吸収量に影響を与えることは少ない。ただし，GERが低下すると最高血中濃度到達時間の遅延や，最高血中濃度の低下，つまり吸収性の低下がみられることがある。

例外として，食事によりGERが低下すると吸収量が増大する薬物にリボフラビン（ビタミンB_2）や難溶性薬物がある。リボフラビンは十二指腸に局在するリボフラビントランスポーターから吸収される。食事によりGERが低下すると，リボフラビンが胃から徐々に排出されトランスポーターが飽和しにくくなり，結果として吸収量が増大する（図2）。

胃内pH

消化管内のpHは食事や併用薬物により変動する。特に胃内のpH変動は大きく，薬物の溶解度，解離，溶解速度，安定性などに影響を与え，吸収性が変化することがある。食事などにより胃にものが入ると胃内pHは一時的に4〜5程度に上昇するが，ガストリンなどが胃酸分泌を促進し，約1〜2時間後には元のpH 3以下に戻る。胃酸で分解されやすい薬物にはベンジルペニシリンがある。エリスロマイシンはpHの影響を受けや

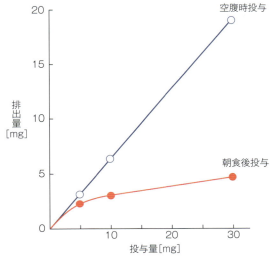

図2　リボフラビン空腹時投与と朝食後投与による吸収量に対する影響

ヒトにおけるリボフラビン投与時の尿中排泄率（4名の被験者の平均値）

（文献1を基に作成）

すい薬物である。

消化管の血流速度

消化管の血流速度は食事後に上昇し，激しい運動などにより低下する。しかし，一般的に血流速度の上昇・低下は一時的なものであり，総吸収量に影響を与えることは少ないとされる。一方で，血流速度が低下すると吸収部位における濃度勾配が小さくなり，単純拡散などで輸送される薬物の吸収速度は低下する。

* GET：gastric emptying time

胆汁酸の分泌

食物中の脂質や食事などで十二指腸に分泌される胆汁の胆汁酸により，難溶性薬物の溶解性が増大(可溶化)し，吸収量が増加する(図3)。

吸収上皮細胞における代謝

消化管内に分泌される消化酵素，一部の腸内細菌の酵素，小腸上皮細胞内の酵素により薬物が分解されると吸収量は低下する。吸収上皮細胞には，種々の代謝酵素が存在していることから，肝とともに薬物の初回通過効果を考えるうえで考慮しなければいけない。小腸吸収上皮細胞に存在する代表的な代謝酵素としてCYP3A，カルボキシルエステラーゼ，UDP-グルクロン酸転移酵素(UGT)などが挙げられる。

CYP3A4は肝臓だけでなく小腸でも多く発現し，ニフェジピン，フェロジピン，ミダゾラム，シクロスポリン，タクロリムスなど非常に多くの薬物の代謝に関与しており，小腸を通過する過程で一部が不活化される。

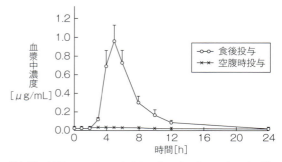

図3 インドメタシンファルネシルの吸収の比較

投与量：150mg，Mean±S.E.M.(n=8，クロスオーバー法)
食後投与：食後30分以内に投与し，投与後5時間飲食物を摂取せず
空腹時投与：投与前12時間および投与後5時間飲食物を摂取せず

(文献2を基に作成)

専門分野へのリンク

カルボキシルエステラーゼ

プラスグレル塩酸塩(抗血小板剤)は，それ自体は活性をほとんどもたないプロドラッグである。経口投与後，ヒトカルボキシルエステラーゼ(主にhCES)2によりR-95913に代謝され，さらに小腸および肝臓のCYP(主にCYP3A4，2B6，2C9，2C19)により代謝され，活性代謝物であるR-138727に変換される。このように生体に豊富に存在するCESは，プロドラッグ活性化のターゲット酵素となることが多い。

3 薬物の物理化学的特性

● 吸収に影響を与える薬物側の要因として，薬物の物理化学的特性や製剤としてみたときの製剤構成要素などが挙げられる。

分子量

一般的には，分子量が大きいほど吸収されにくいとされる。膜透過係数Pは，非イオン形薬物の油水分配係数(K)，非イオン形薬物の全薬物濃度に対する割合(β)，比例定数(α)によって，次の式のように表される。

$$P = \frac{\alpha K \beta}{\sqrt{MW}}$$

この式が示すように，膜透過速度の決定因子の1つである膜透過係数は，分子量MWの影響を受け，分子量の1/2乗に反比例することがわかる。

脂溶性

脂溶性が高いほど生体膜を透過しやすいとされるが，水溶性もある程度必要である。薬物分子の親油性を示す値として，油水分配係数がある。これは水相と油相からなる二相それぞれの薬物分子の分配状態を示したもので，油相中濃度を

水相中濃度で除した値である。これをPとして表示し，一般的にLog Pとして対数表示する場合が多い。また，油相中濃度を水相中のイオン形も含めた薬物濃度（分子形＋イオン形）で除した値はDとして表示され，log Pと同様にlog Dとして用いられている。なお，油相としてn-オクタノールを使用した場合，生体膜との対応性の点で最もよいとされている。

溶解速度

薬物が消化管から吸収されるためには溶解しなければならない。難水溶性の薬物の場合，膜透過性が良好であっても水への溶解過程が律速となり，期待する吸収性が確保できない場合がある。一般的には，pH7の緩衝液中で10μg/mL以上の溶解性（日本薬局方の「やや溶けにくい」以上に相当）をもつ薬物については，溶解性が問題となることは少ないとされている。

薬物の溶解速度はNoyes-Whitney式で表される。

$$\frac{dC}{dt} = \frac{D \cdot S}{h}(C_s - C)$$

Dは物質の拡散係数，hは拡散層の厚さ，Sは溶解する固体の表面積，C_s，Cはそれぞれ固体の溶解度，時間tにおける薬物濃度を指す。

また，溶解速度は同じ物質でも粒子径，結晶形，塩の形成などの違いによって変動する。

解離度

薬物は溶解すると一部が解離しイオン形となり，分子形のみが膜を透過できるようになる。分子形とイオン形の割合は薬物の酸解離定数pKaと周囲のpHによって決まる。これをpH分配仮説という。

水素結合

水素結合の供与基や受容基を複数有する薬物は，脂質膜に分配する際に水溶液中での水素結合を切断するためエネルギーが必要となり，予想よりも吸収性が低下する場合がある。これは官能基を多くもつペプチド系薬物に多くみられる。

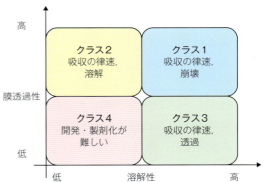

図4 BCS

溶解性がよく，膜透過性もよければ吸収はよいが（クラス1），膜透過性はよくても溶解性が低い場合には，溶解性の改善が必要である（クラス2）。また，膜透過性は低いが溶解性はよい場合には，膜透過性の改善が必要である（クラス3）。さらにクラス4に属する薬物は溶解性や透過性が低く，製剤化が難しいとされている。クラス2～4に属する薬物の医薬品開発・製剤化のためには，吸収機構の解明や何らかの製剤学的工夫が求められる。

専門分野へのリンク

BCS

薬物の消化管吸収を制御する物理的化学的特性として，主に（水への）溶解性と膜透過性が挙げられる。この2つのパラメータにより薬物の消化管吸収を分類するBCSが提唱されている（図4）。BCSでは薬物は4群に分けられる。一般的に，最も吸収が良好であるのはクラス1に属する薬物群（水への溶解性は高く，膜透過性も高い）であり，最も吸収がよくないのはクラス4に属する薬物群（水への透過性は低く，膜透過性も低い）とされる。

専門分野へのリンク

rule of five

製薬会社にて開発研究を行っていたLipinskiが提唱したものである。薬物の消化管吸収についての経験則をthe rule of fiveとし，次の場合に当てはまる化合物は吸収性が低いとした。
① 分子量が500以上である。
② Log P値が5以上である。
③ 水素結合ドナー（供与基）が5箇所以上ある。
④ 水素結合アクセプター（受容器）が10箇所以上ある。

＊BCS：biopharmaceutics classification system

安定性

　経口投与された薬物が吸収部位に届くまでには，胃内pHや消化管の酵素で分解されない安定性も必要である。エステル結合などは加水分解を受けやすい。

4 製剤学的要因（外的要因）

● 吸収に影響を与える薬物側の要因として薬物自体の物理化学的特性や製剤学的特性が挙げられる。

製剤学的要因

　薬物の物理化学的特性として以下のような要因が挙げられる。同一成分であっても下記のような製剤学的要因により吸収が変動することがある。これらの要因や，物理化学的特性を踏まえて製剤化に応用することで，分解されやすいものや吸収されにくいとされる薬物の吸収率を改善することができる。

粒子径

　粒子径が小さいほど**比表面積が大きくなる**ため，粉末状の薬剤をさらに微細化することで薬物は溶解しやすくなり，吸収速度は上昇する。

結晶形

　結晶のなかには，科学的組成が同一であっても結晶形が異なるものがある。これを結晶多形という。製剤学上，この多形が問題となるのは，各結晶形で安定性，融点，融解熱，密度，溶解度および溶解速度などの性質が異なるためであり，バイオアベイラビリティに差が生じることがある。多形のうち，安定形よりも準安定形のほうが溶解度および溶解速度が大きい。そのため，準安定形が製剤学上有用とされており，広く利用されている。例えば，クロラムフェニコールパルミチン酸エステルには少なくとも2つの多形が存在し（安定形の融点：88℃，準安定形の融点：84℃），準安定形のほうが易水溶性である。これらの薬物の懸濁液を投与すると，準安定形投与の場合の血漿中濃度は安定形投与時よりも高くなる。

　また，薬物のなかには無晶形（アモルファス）で存在するものもある。無晶形は溶解の際に結晶エネルギーに打ち勝つ必要がなく，結晶形と比較して溶解度が高い。

> **専門分野へのリンク**
>
> **共結晶化製剤**
>
> 　臨床適応された共結晶化製剤の一例としてエンシトレルビルフマル酸（抗SARS-CoV-2剤）がある。エンシトレルビルはLog Pが1.1と脂溶性が高くないにもかかわらず，溶解度が低いことが課題であった。吸収性の改善のためには，塩や共結晶化などの過飽和製剤が有用であると考えられ，幾多の研究のなかから，溶解度が改善されたフマル酸共結晶化製剤が開発され，現在，経口抗ウイルス薬として汎用されている。

溶媒和物

　薬物を水や有機溶媒を用いて再結晶化すると，薬物と溶媒が会合した形で結晶となることがある。この結晶を溶媒和物といい，溶媒が水の場合は水和物とよぶ。これに対し，水を含まない結晶を無水物（無水和物）という。水溶液中での溶解速度は，**溶媒和物＞無水和物＞水和物**の順で速い。無水和物のほうが水和物よりも溶解速度は速いが，溶解していったん過飽和状態となると水溶液中で安定な水和物の状態に転移するので，時間と

ともに溶解度は徐々に低下する。例えば，アンピシリン，カフェイン，メチルドパ，タクロリムス，乳糖などは水和物として，ドキシサイクリン塩酸塩はエタノールと水を1/2ずつ含んだ溶媒和物である。

塩

難溶性薬物は，速やかな溶解を期待して塩として用いられることがある。例えば，弱酸性薬物は酸性の強い胃の中では解離が起こらず溶解しにくいが，この薬物をナトリウム塩あるいはカリウム塩として投与するといったん固体表面の拡散層中で溶解したイオン形分子が急速に拡散して微細な粒子として析出してくる。しかし，この薬物粒子の総表面積は著しく大きいため急速に再溶解する。すなわち，遊離酸自体を最初から投与するより，塩を形成させたほうがはるかに早く溶解し，高い血中濃度が得られる。

固体分散体

固体分散体は，主に高分子物質中に薬物が固体微粒子あるいは分子状に分散しているものをいう。溶解，溶融，混合粉砕などによって調製され，薬物の溶解性を高め，バイオアベイラビリティを向上させる。

> **専門分野へのリンク**
>
> **固体分散体製剤**
>
> 臨床適応された固体分散体製剤の一例としてフェノフィブラート（フィブラート系高脂血症治療薬）がある。従来は，フェノフィブラートを微粉化されたカプセル剤が使用されていたが，非晶質固体分散体化し，溶出性を向上させ，吸収性を改善した錠剤が開発された。この固体分散体の錠剤（53.3 mg，80 mg）は，従来のカプセル製剤（67 mg，100 mg）と生物学的に同等な製剤であることが証明され，現在，錠剤のほうが汎用されている。

界面活性剤

界面活性剤は，吸収改善のための製剤学的工夫の際に汎用される。固体薬物の場合，固─液表面の界面張力を低下させて表面の濡れを助け，溶解速度を大きくし吸収を向上させる。また，界面活性剤には生体の表面の一部を溶解させる作用があり，界面活性剤は低濃度で膜の配列を乱して薬物の透過性を増大させる。界面活性剤はある一定以上の濃度になるとミセルを形成し，難溶性薬物の溶解度を高める。脂溶性薬物の吸収改善のため，界面活性剤は乳剤，自己乳化型マイクロエマルション（SMEDDS）などの製剤に使用され，乳化あるいは可溶化作用により薬物の吸収を向上させる（図5）。また，生体成分として知られる胆汁には界面活性物質が存在し，経口摂取・投与された脂溶性成分・薬物の溶解

図5 シクロスポリンの自己乳化製剤による吸収改善

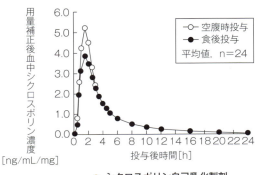

a シクロスポリン自己乳化製剤

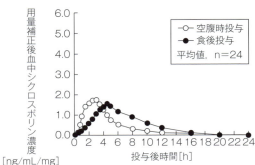

b シクロスポリン可溶化製剤

シクロスポリン可溶化剤は食餌によりAUCが約36％増加，T_{max}は約2倍延長した。その一方，同自己乳化製剤は，AUCは約15％減少したものの，T_{max}はほとんど変化がなく，可溶化製剤と比較して食餌の影響が小さいことが示された。

（文献3を基に作成）

＊SMEDDS：self-microemulsifying drug delivery system

性を向上させ，吸収を促進させる。例えば，難溶性医薬品であるグリセオフルビンを絶食，高タンパク食，高脂肪食下で投与すると，高脂肪の食事摂取の場合に吸収率が増大する。これは高脂肪を摂取すると胆汁酸の分泌が増大し，グリセオフルビンの可溶化が進み，吸収が促進されるものと考えられている（図6）。

包接化合物

包接化合物は，ある主薬となる分子を他の分子が包み込んでできた分子化合物である。包み込む分子となる尿素，チオ尿素，デオキシコール酸はいくつかの分子が集まって空孔を作る。シクロデキストリンは，α-, β-, γ-などその構成グルコースの数がそれぞれ6，7，8個のものをいい，多くの誘導体が合成されている（図7）。包接化合物は，包み込むことで主薬を安定化，ビタミンAなどの油状物質の結晶化，また主薬のにおいや味のマスク，難溶性薬物の可溶化などバイオアベイラビリティの向上に寄与する。

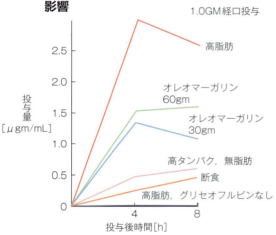

図6　グリセオフルビンの吸収に及ぼす食事の影響

※かつてグリセオフルビンは抗菌薬として使用されていたが，現在は製造販売が中止されている。

（文献4を基に作成）

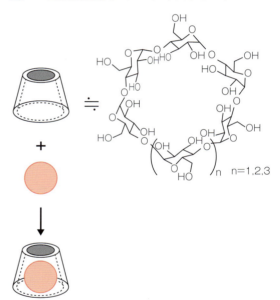

図7　包接化合物（シクロデキストリン）

まとめ

- ●初回通過効果とバイオアベイラビリティについて説明せよ（☞ p.44）。　実習　試験
- ●消化管吸収に影響を与える生体側の要因について説明せよ（☞ p.44）。　実習　試験
- ●消化管吸収に影響を与える薬物側の要因について説明せよ（☞ p.46～50）。　実習　試験

【引用文献】
1) Levy G, et al. : J. Pharm. Sci. 55, 285-289, 1966.
2) インフリー®カプセルインタビューフォーム（2024年10月改訂）．
3) ネオーラル®シクロスポリン製剤インタビューフォーム（2024年6月改訂）．
4) Crounse R.G. : J. Invest. Dermatol. 37, 529-533, 1961.

3章 吸収

4 消化管以外からの吸収

1 経口投与（消化管吸収）の長所と短所

● 経口投与は最も汎用される投与方法であるが，万能ではない。その欠点を補うため，他の経路から投与できるよう，さまざまな剤形が存在する。

経口投与の長所と短所

経口投与（錠剤，カプセル剤，顆粒剤，散剤，経口液剤，シロップ剤，経口ゼリー剤・経口フィルム剤）は，服用の簡便さ・わかりやすさなどから現在最も汎用される投与方法である。しかし，以下のような場合には投与しづらく，成分によっては経口投与が難しい薬物もある。

①嚥下困難な患者（乳幼児，小児，高齢者，意識のない患者）に投与する場合
※乳幼児，小児，高齢者は，錠剤またはカプセル剤のようなある一定の大きさの固形物を飲みこみづらいとされる。乳幼児・小児は，投与量を調節しやすいなどの観点から散剤やシロップ剤が多く投与される。また高齢者は，若年者と比較して口腔内水分量が少ないとされる。そのため，少ない唾液量でも崩壊しやすい口腔内崩壊錠が多用される。

②緊急時に投与・作用発現させなければいけない場合
③消化器系の手術により消化管吸収が難しい患者に投与する場合
④吸収効率が低い薬物（水溶性薬物・高分子薬物など）
⑤味やにおいにより服用しにくい薬物
⑥胃腸障害を引き起こす薬物
⑦消化管内での分解を受けやすい薬物
⑧肝臓での初回通過効果を受けやすい薬物
⑨食事の影響を受けやすく，消化管からの吸収が変動しやすい薬物

このような場合には，経口以外の経路（口腔，鼻腔，肺，皮膚，注射）あるいは直腸を利用し，全身作用を期待した投与が行われる。ただし，一部には眼，耳，腟など局所作用のみを期待した投与を含む。

2　口腔からの吸収

- 舌下は血管が豊富であり，舌下から投与した場合，肝初回通過効果を回避でき，速やかな薬効発現が得られる。

口腔粘膜の構造と特徴

　口腔は消化管の起始部として，摂取したものを咀嚼，唾液と混合するなど，消化の第一段階が行われ，嚥下して咽頭に送り込まれる。口腔内には1日平均1〜1.5L（平均pH6程度）の唾液が分泌されている。唾液には口腔粘膜を潤滑にし，食物の咀嚼や嚥下を助け，口腔内を清潔に保ち，消化酵素のアミラーゼがデンプンを分解するなどの役割がある。口腔粘膜は重層扁平上皮細胞で構成され，口唇の境目や舌の表面の一部には，重層扁平上皮細胞の上部に角質層が存在するなど，厚さが異なる。頰粘膜は厚さ500〜800μm程度であるのに対し，舌下粘膜は100〜200μm程度である。また，口腔内には多数の血管が分泌しており，粘膜下組織に大きな血管網を形成している。

口腔粘膜からの吸収

　口腔粘膜から吸収された薬物は毛細血管から内頸静脈（上大静脈）へ入り，門脈を経由しないことから肝初回通過効果を回避でき，全身循環に移行して速やかな薬効発現が期待できる。そのなかでも最も血流が豊富な**舌下**においては，舌深静脈より吸収され内頸静脈を経由して，**およそ1〜2分程度で効果を発現**する。また，**頰と歯茎の間**も薬物投与経路として利用される（**バッカル投与**，**図1**）。バッカル投与は舌下投与時と比較して吸収は緩慢であり，吸収効率も劣るが，持続的な作用が期待できる。グルコースやアスコルビン酸などの一部の栄養素につい

図1　舌下投与とバッカル投与

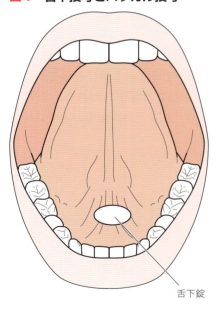
舌下錠

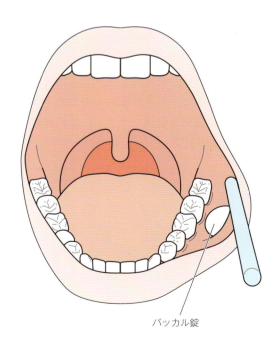
バッカル錠

ては，口腔粘膜に担体輸送系が存在するが，ほぼすべての薬物の吸収は受動拡散により行われ，pH分配仮説に従う。

液剤として含嗽剤，口腔用スプレー剤，口腔用半固形剤（クリーム，軟膏など）がある。舌下投与やバッカル投与は全身作用を期待した投与方法であるが（**表1**），歯科領域で用いる薬物や口内炎治療薬等は局所作用を目的として投与されるものもある（**表2**）。

口腔に適用する製剤

口腔に適用する製剤には，口腔用錠剤としてトローチ剤，舌下錠，付着錠，ガム剤，口腔用

表1　口腔に適用する製剤と主な薬物（全身作用）

主な剤形	主な薬物	特徴
舌下錠 口腔用スプレー剤	ニトログリセリン，硝酸イソソルビド（狭心症発作治療）	古くから使用されている舌下錠は，舌下で溶解させる必要がある。近年は取扱いに優れたスプレー剤も汎用される。
バッカル錠	フェンタニル（鎮痛）	がん突出痛に対して用いられる（近年，がん突出痛に対するレスキューとしては経口や静脈からの投与が主流である）。
ガム剤	ニコチン（禁煙補助）	咀嚼により有効成分を徐々に放出する。

表2　口腔に適用する製剤と主な薬物（局所作用）

主な用途	主な薬物	特徴
含嗽剤	ポビドンヨード（消毒薬） アズレンスルホン酸ナトリウム（消毒薬など）	うがい薬として，原液を希釈あるいは顆粒を水に溶解させて用いるものもある。
トローチ	アズレンスルホン酸ナトリウム	口腔内で徐々に溶解又は崩壊させるため，窒息を防ぐためドーナツ状となっているものもある。
軟膏	リドカイン（表面麻酔薬） ヒドロコルチゾン（口内炎治療）など	皮膚に適用するものと外見は同じである。口腔粘膜に付着しやすいよう工夫されている。
付着錠	トリアムシノロン（口内炎治療）など	口腔粘膜に付着させて用いる。

3　鼻腔からの吸収

- 鼻粘膜は薄くバリア機能が高くないため，透過性が比較的高い。そのため，鼻粘膜から投与された薬物は，肝初回通過効果を避けて全身循環へ到達させることができる。
- 従来，経口投与では吸収されにくいとされていた低分子ペプチドや水溶性薬物，イオン形薬物などの薬物の投与ルートとして注目を集めている。

鼻腔の構造と特徴

鼻腔は嗅覚を司る感覚器で，外鼻，鼻腔，副鼻腔から構成され，構音，呼吸，吸気を加温・加湿し，吸気中の浮遊粒子を除去する役割を担う。鼻腔は約15mLの容積，約150cm²の表面積があり，鼻前庭，呼吸部，嗅部に分けられ，それぞれ異なる機能をもつ（**図2**）。

鼻前庭は鼻腔の入口1〜2cmの部分であり，皮膚（重層扁平上皮）で覆われ，気流を整えて吸気中の大きな異物を捕捉する。呼吸部および嗅部は粘膜で覆われており，呼吸部は鼻腔の大部分を占め，鼻粘膜は多列繊毛上皮からなる。吸

図2　鼻腔の構造と吸収

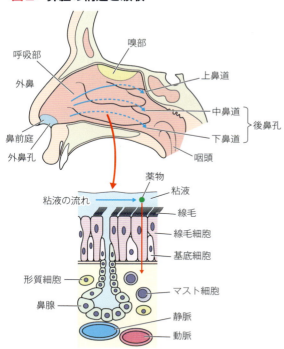

気を加温・加湿するとともに吸気中の小さな粒子を粘膜層に付着させ，線毛運動によって粘液（鼻汁）とともに後鼻腔（咽頭側）へ送り浄化する。粘膜にはリンパ球やマスト細胞などが存在し，鼻咽頭関連リンパ組織などの粘膜関連リンパ組織も認められる。粘液（鼻汁）はリゾチームなど抗菌作用をもつ物質やIgAを多く含むなど，生体防御（免疫）としても重要な役割をもつ。

鼻粘膜の粘膜下には血管系が密に分布（毛細血管がよく発達）しており，鼻粘膜の静脈血は内頸静脈や頸静脈を経て心臓へ還るため，肝臓を経ずに全身循環血に達する。鼻粘膜の嗅部は鼻腔の情報に限局する小さな領域であり，嗅細胞が分布している。においの刺激が嗅神経を伝わり，嗅球を経て脳へ伝達する嗅覚受容器として機能している。

鼻粘膜からの吸収

鼻粘膜吸収は主に呼吸部で起こり，その吸収はpH分配仮説に従う。細胞の層が薄く，バリア機能が低いため**透過性が高く**，イオン形薬物や水溶性薬物，低分子ペプチドといった消化管粘膜からでは吸収できないとされる物質も比較的良好に吸収できる。近年，この特性を生かして，これまで注射でしか投与できなかった薬物を鼻粘膜に適用するため開発された製剤もある。

一方，鼻粘膜表面には粘液層が存在しており，毎分800〜1600回程度の線毛運動が盛んに行われることで粘膜層は生理現象として異物を鼻腔内から除去し，咽頭に向かって送り出している。この粘液線毛運動は，鼻粘膜吸収にとって大きな障壁となり，*in vitro*実験で鼻粘膜上皮細胞の透過性が良好な薬物でも，*in vivo*では容易に有効血中濃度に達しないことがある。そのため粘膜線毛輸送を回避し，鼻腔に薬物を長時間とどめるための製剤開発も検討されている。

鼻腔に適用する製剤

鼻に適用する製剤には点鼻剤がある。詳細を**表3，4**に示す。

表3　鼻に適用する製剤と主な薬物（全身作用）

主な剤形	主な薬物	特徴
点鼻剤	バソプレシン誘導体（デスモプレシン）（中枢性尿崩症），Gn-RH誘導体（ブセレリン，ナファレリン）（子宮内膜症・子宮筋腫），スマトリプタン（偏頭痛）など	肝初回通過効果を受けず，経口投与よりも速やかに血中濃度が上昇する。効きすぎに注意が必要な場合がある。

表4 鼻に適用する製剤と主な薬物（局所作用）

主な用途	主な薬物	特徴
鼻づまり	ナファゾリン	鼻粘膜の血管を収縮させ鼻づまりを改善する。長期や過度に使用すると二次的充血や鼻づまりを起こすことがある。
アレルギー性鼻炎	クロモグリク酸 ベクロメタゾン	血管収縮薬と比較して即効性は劣る。直接噴霧するため内服時よりも全身性副作用は起こりにくい。

4 肺からの吸収

- 気管支および肺に適用する薬剤として吸入剤がある。肺胞や気管支など，到達させたい・効かせたい部分により，薬物の粒子の大きさを制御する。

肺・肺胞の構造および特徴と吸収

呼吸器は，空気の通り道である上気道と下気道とガス交換の場である肺胞で構成されている。呼吸器に属する器官として上気道（鼻腔，咽頭，喉頭），下気道（気管，気管支，細気管支）および肺がある。吸気は，鼻腔または口腔（咽頭）から喉頭を経て，気管，気管支，細気管支を経て肺胞に至る。

気管は分岐ごとに2〜3本に分かれ，内腔が狭まり，肺胞嚢に至るまで23回ほど分岐する。成人では肺胞が総数3〜5億個，有効総表面積は200 m²（テニスコート一面に相当）と常時100〜200 mLの血液との間で効率よくガス交換が行われている。

気道の粘膜は主に線毛細胞と杯細胞からなる多列繊毛上皮に覆われている。線毛細胞は管腔面に多数の線毛を有しており，喉頭側へ向かって粘液層に付着した異物を排出させる役割を担う（**図3**）。

この線毛細胞系によるクリアランス機構は，気道表面に沈着した製剤の滞留性と密接にかかわるため重要である。肺胞の表面は厚さ約0.2 μmの薄膜状のⅠ型肺胞上皮細胞（約95％を占める扁平上皮細胞）でガス交換が行われている。また，Ⅱ型肺胞上皮細胞（約5％）は，**肺サーファクタント**とよばれるリン脂質とタンパク質からなる表面活性物質を分泌している。肺胞はきわめて小さく，そのままでは水の表面張力により破壊されやすい。そのため，この表面活性物質を分泌し，肺胞の安定化・保護に寄与している。

肺へ適用される薬物は一般に単純拡散に基づくpH分配仮説に従って吸収される。気管支や肺の構造上，各部位への製剤の**到達性（粒子サイズ）**と**沈着率**が重要である。

気管支への到達率は，経口か経鼻かでも大きく異なり，一般的には構造上の理由から経口ルートのほうが多く薬物を取り込めるとされている。

粒子の到達性に関して，一般的に10 μm以上の粒子は吸入しても鼻腔や口腔，咽喉粘膜に衝突して沈着するため，気管支に到達できない。8〜10 μm程度の粒子は気管に，6〜8 μm程度の粒子は多くが気管支に到達する。2〜6 μm程度の粒子は細気管支に沈着する。さらに粒子径の小さい1 μm前後の粒子は肺胞まで到達し，主に拡散によって沈着する。また，0.5 μm以下の小さな粒子を吸入した場合，沈着は起こりにくく，呼気中へ排出される。

気管支・肺に適用する製剤

気管支や肺に適用する薬剤には吸入剤があり，

図3 肺の構造と下気道の構造

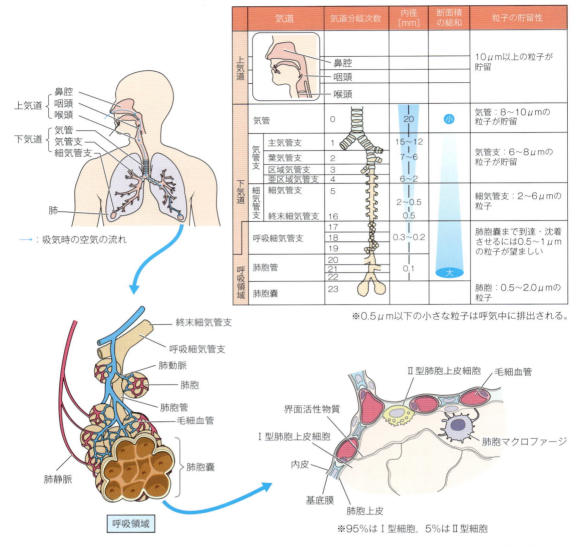

（文献1を基に作成）

有効成分をエアゾールとして投与する。吸入剤には，吸入粉末剤，吸入液剤および吸入エアゾールがある（**表5，6**）。

表5 気管支・肺に適用する製剤と主な薬物（全身作用）

主な剤形	主な薬物	特徴
吸入（液体→気化）	イソフルラン，セボフルラン，デスフルラン	専用の気化器，全身麻酔での手術など，必ず麻酔医の管理下で使用される。

＊COPD：chronic obstructive pulmonary disease

表6　気管支・肺に適用する製剤と主な薬物（局所作用）

主な用途	主な薬物	特徴
気管支喘息吸入	サルブタモール，サルメテロール（気管支拡張）	サルメテロール，フルカチゾンなど近年は合剤もよく使用される。
	ベクロメタゾン，フルカチゾン，ブデソニド（ステロイド）	専用のデバイスを使用して粉末剤を吸入する。局所投与であり，全身作用は経口投与時と比較してきわめて少ない。
COPD（慢性閉塞性肺疾患）	チオトロピウム（抗コリン薬）など	吸入用器具（ハンディヘラー）が必要である。粒子の細かいミストをゆっくり噴出するタイプのものもある。
インフルエンザ	ザナミビル，ラニナミビル（抗ウイルス）など	専用の吸入器が必要である（あらかじめ1回分の粉末が充填または1回分をセットして使用する）。
去痰	ブロムヘキシン，アセチルシステイン	ネブライザが必要である。痰の粘性を低くして痰を出しやすくする。

5 皮膚からの吸収

- 皮膚は表皮，真皮，皮下組織の三層からなるが，吸収・透過の律速段階は表皮（角質）の通過である。
- 薬物の吸収は緩徐であるが，肝初回通過効果を回避できることなどから，作用を長時間持続させたい場合など全身作用を期待した製剤も多く開発されている。
- 皮膚は，簡便さなどからよく用いられる投与経路であり，さまざまな剤形が存在する。

皮膚の構造と特徴

皮膚は体表面を覆って体内と体外を分けており，成人における表面積は1.6〜1.8m²である。皮膚は体内の保護，体温調節，感覚（触覚・温痛覚），体液保持，呼吸作用など，生体の恒常性を維持するためにきわめて重要な役割を果たしている。

皮膚は**表皮**，**真皮**，**皮下組織**の3層で構成される（図4）。表皮は皮膚の最外層で，真皮に近い側から基底層，有棘層，顆粒層，角質層となっている。この角質層の角質細胞は基底細胞から分化し上層に移行してきたもので，死細胞として蓄積，最終的には垢として脱落する。この過程をターンオーバーとよび，成人では2〜4週間ほど，高齢者は4〜6週間であり，乳児は成人よりも短い。角質層は物質の透過性がきわめて低く，**角質透過**が皮膚における薬物吸収の律速段階ともいえるが，体内の水分の蒸発や外部からの異物の侵入を防ぐという意味で利点がある。

真皮は表皮を裏打ちする結合組織で，機械的外力から体内を保護しているほか，免疫や表皮への栄養，感覚の需要，体温調節などの役割を果たす。真皮には神経，血管，リンパ管などが存在し，表皮を透過した薬物はここで脈管系に移行する。**皮下組織**は，真皮の下方にある層で，皮膚と筋，骨などの隣接臓器を結合している。脂肪細胞が大部分を占め，外力の緩衝やエネルギーの貯蔵などの役割を担っている。付属器として汗腺（エクリン汗腺，アポクリン汗腺），毛包なども皮下組織に到達している。皮下組織の厚さは部位，年齢，性別，栄養状態によって大きく異なる（図5）。一般的に皮下組織は頬部，殿部，大腿，手掌，足底で厚い。

図4 皮膚の構造

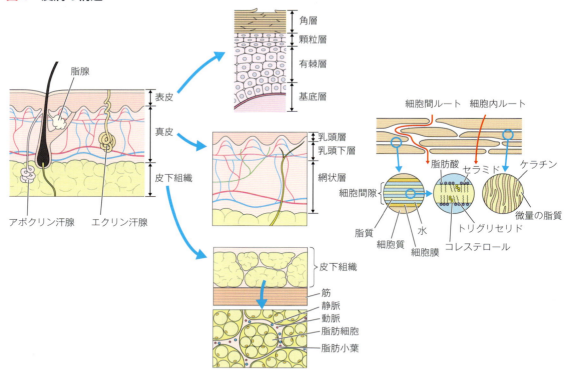

図5 皮膚の透過しやすさ

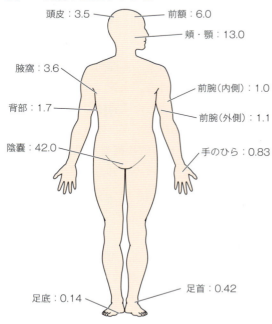

※ヒトにおけるヒドロコルチゾンの部位別経皮吸収比率〔前腕(内側)を1.0としたときの比〕

経皮吸収の特徴

　経皮吸収とは，皮膚に適用された製剤の薬物が皮膚に浸潤，拡散し，真皮内で脈管系（多くが血液系）に移行することを指す．従来，皮膚からの吸収は吸収効率が悪く全身作用を目的とした投与は向かないとされており，局所投与を目的とすることが多かった．しかし近年は，吸収は穏やかであるが作用が長時間持続するというメリットを生かし，全身作用を目的とした**経皮治療システム（TTS）**が開発されている（図6）．吸収は単純拡散により行われ，pH分配仮説に従う．また，吸収された薬物は直接血液循環系に入り，肝臓の初回通過効果を回避できる（図6）．
　皮膚の特性として角質層の細胞間隙は表皮の細胞間隙よりも広く，疎水性成分（スフィンゴ脂質，中性脂肪，コレステロールなど）を多く含む．一方，細胞実質部分は，ケラチンやタンパク質

* TTS：transdermal therapeutic system

図6　TTS

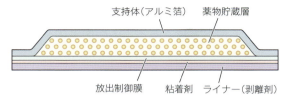

支持体（アルミ箔）：薬物貯蔵層からの薬物揮散を防ぐとともに，光・空気・水分からシステムを保護する。
薬物貯蔵層：薬物を染み込ませた乳糖を油に懸濁させた泥状物質。油に薬物の一部が溶解・飽和しているため，放出により溶解していた薬物量が減少しても，乳糖に吸着されていた薬物が直ちに油中に移行・飽和し，放出速度に影響がないよう工夫されている。
放出制御膜：薬物貯蔵層からの薬物の放出を制御する高分子フィルム。
粘着剤：皮膚に粘着する部分であり，アレルギーや刺激性の少ない材質からなる。
ライナー：システムを使用するまで密閉状態に保ち，使用時に剥離する。

（文献2を基に作成）

などの親水性成分が豊富である。角質層における透過が薬物の経皮吸収の律速段階といえるが，相対的に脂溶性薬物は角質層の細胞間隙を透過しやすく，水溶性薬物は細胞実質部分を透過しやすいと考えられている。これらの部分を透過した薬物は，真皮にある血管あるいはリンパ管から吸収される。また，他の経皮吸収経路として，角質層を経ずに毛囊，皮脂腺，汗腺などの付属器官から直接表皮や真皮に達する経路がある。これらの吸収は速やかであるが，皮膚の全表面積に占める付属器官の有効表面積は0.1～1.0％程度であり，吸収における寄与は小さい。また，皮膚中にはエステラーゼなどの代謝酵素が存在し，一部の薬物は皮膚透過の際に代謝されるものもある。それをうまく利用した例として，外用ステロイド剤が挙げられる。このステロイドを外用剤として用いた場合，局所で作用後，代謝を受けて不活化され吸収されるものもあり，全身性の副作用が回避される（アンテドラッグ）。

皮膚などに適用する製剤

皮膚に適用する製剤には，外用固形剤，外用液剤，スプレー剤，軟膏剤，クリーム剤，ゲル剤，貼付剤（テープ，パップ）など，さまざまな剤形がある（表7，8）。

表7　皮膚に適用する製剤と主な薬物（全身作用）

主な剤形	主な薬物	特徴
テープ剤（貼付）	ニトログリセリン（狭心症発作予防），ツロブテロール（気管支拡張），フェンタニル（鎮痛），リバスチグミン（アルツハイマー型認知症），ニコチン（禁煙補助）	長時間薬効を持続させることができる。除去（はがす）することで投与の中断ができ，簡便である。皮膚に直接貼り付けるため，刺激性があり，貼付場所を毎回変える必要がある。

表8　皮膚に適用する製剤と主な薬物（局所作用）

主な用途	主な薬物	剤形
消炎・鎮痛	ジクロフェナク，ロキソニン　などのNSAIDs	テープ，パップ，ゲル，ローションなど
抗炎症	チオトロピウム（抗コリン薬）など	軟膏・クリーム
皮膚感染症	ザナミビル，ラニナミビル（抗ウイルス）など	軟膏・クリーム

＊NSAIDs：nonsteroidal anti-inflammatory drugs

6 注射部位からの吸収

- 注射剤での投与は，経口投与に次いで汎用される投与方法である。入院患者の薬物治療の中心は注射剤である。
- 注射剤の投与部位により，投与できる量や溶液の状態などに制限がある。

注射剤の長所と短所

　注射剤は経口剤に次いで用いられている投与方法である。投与時やその薬物の物性等を加味して製剤化する際には，以下のような長所と短所があることを考慮する。

【長所】
① 血液循環系あるいはそれに近い部位に薬物を直接注入するため，効果の発現が速い。
② 消化管を経由することなく薬物を血液中に送達できるので，初回通過効果を回避できる。
③ 経口摂取できない患者，意識がない患者，絶食中の患者などにも投与できる。
④ 高分子やペプチド製剤など，他の投与経路では比較的吸収率が低い薬物を投与できる。
⑤ 輸液剤などに混合することで，一度に多種類の薬物を投与することができる。

【短所】
① 投与時に痛みや恐怖感が生じる。
② インスリン等の自己注射などを除き，医師または看護師しか投与できないため，投与が必要な場合は通院・入院する必要がある。
③ 輸液をカテーテル留置している場合などは，感染の可能性が高くなる。
④ 薬物の効果発現が速い分，アナフィラキシーショックなど副作用の可能性が高くなる。
⑤ 二種類以上の薬物（注射剤）を混合した際，配合変化に注意しなければならない。

⑥ 投与したものを取り除くことが難しい。

　注射剤は主に**皮内，皮下，筋肉内，静脈内**に投与される（**表9**）。一部の薬物では動脈内，関節腔内，脊髄腔内，腹腔内などの投与経路もある。静脈内投与および動脈内投与は，**薬物が直接すべて血管内へ入るため，吸収の過程はない**。

　皮内へはアレルギー検査など局所反応をみる目的で投与され，注射できる量も約0.1 mLとごくわずかであることから，生体内循環系への移行は考慮しない。これに対し，皮下投与，筋肉内投与，腹腔内投与の場合は，投与部位から血管内への移行や吸収過程が存在する。腹腔内投与は腹部の空洞（腹膜腔）に注射する方法で，動物実験などではよく用いられているが，臨床では一般的な投与方法とはいえない。腹腔内注射された薬物は上腸間膜静脈などを通り門脈を経由するため，肝初回通過効果を受ける。本項目では，注射剤の投与経路として汎用される皮下投与，筋肉内投与について解説する。

注射部位の構造と特徴

　筋肉内に投与された薬物は一時的に投与部位で滞留し，そこから結合組織内を拡散して脈管系へと移行する。筋肉内には毛細血管やリンパ管が密に分布している。このように投与された薬物は速やかにほぼすべて血液中へ移行し，肝初回通過効果を受けない。筋肉内投与は，皮下投与時よりも早く薬効を発現する（**図7**）。また，筋肉内の毛細血管壁は多孔性であり，比較的大きな分子でも通過できるが，分子量5000を超え

表9　注射剤の一般的な投与経路とその特徴

	皮内	皮下	筋肉内	血液内
投与部位	表皮と真皮の間に投与	皮膚と筋層の間の皮下組織に投与	筋肉，筋層に投与	血管内（主には静脈内，一部動脈内）に投与
投与できる量	0.1 mL 以下	0.1～2.0 mL	5.0 mL 以下	急速投与と持続的投与がある。急速投与でも1～10 mL（最大でも20 mL），点滴などの持続投与時は100 mL以上である。
特性	アレルギー疾患の診断などの目的の場合が多い。	筋肉内注射より吸収速度は遅いが，作用は持続する。	毛細血管が豊富で速やかに吸収，作用発現。水性，非水性，懸濁性注射剤（最大粒子径150μm以下）が投与可能である。	投与したものがすべて血管内へ入るため，投与直後が最大血中濃度となる。懸濁性注射剤は投与できない。
主な例	ツベルクリン	インスリン，主なワクチン	ステロイド，抗けいれん薬，mRNAワクチン	多くの注射剤

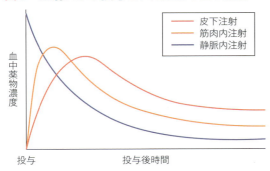

図7　注射により投与された薬物の血中濃度

ると毛細血管壁を通過することはできない。そのため，より大きな孔を有するリンパ管へ移行し，リンパ液を介して最終的に血液中に移行する。この場合，リンパ液の流速は血流と比較して1/100程度であり，投与部位からの吸収は緩慢かつ持続的に進行する。皮下組織は筋肉内と同様に毛細血管やリンパ管に富んでいるが，細胞間隙が大きいため，筋肉内注射より多量の薬液を投与することができる。

注射により投与する製剤

注射により投与する製剤には，先述した投与経路により1回急速投与するもの（**ワンショット**）のほか，**輸液，埋め込み注射剤，持続性注射剤，リポソーム注射剤**がある。注射剤は体内組織，器官に直接的に投与されるため，すべて**無菌製剤**でなければならない。

投与部位により，投与できる量や水性，懸濁性など溶液の物理化学的特性に制限がある（表10）。液体中で不安定な薬物は固形の状態で保存され，用時溶解・懸濁して用いる。

表10　注射剤の溶液による分類

溶液性注射剤	懸濁性注射剤	乳濁性注射剤
薬物を水性の溶剤に溶解させた水性のものと，水に溶けにくいものを非水性溶媒に溶解させた非水性のものがある。	150μm以下の固体粒子を溶液中に分散させたもの。血管内や脊髄腔内には投与できない。	7μm以下の液体の粒子を分散させたもの。脊髄腔内には投与できない。

7　眼からの吸収

- 点眼剤は1～2滴で効果が出るよう濃度設計する。
- 基本的には眼での局所作用を期待して投与されるが，鼻涙管を通ると意図せず全身循環に達することもある。

眼粘膜の構造と特徴と吸収

眼は視覚を司る感覚器で，眼球は水を主な成分とし，眼球壁の最内部から網膜，脈絡膜を含むぶどう膜，強角膜として強膜（白色不透明）・角膜（無色透明，前方の最表層）に覆われている。

角膜は光を透過，屈折させる作用をもつとともに痛覚を有し，再生能を有するなど外部刺激から眼球内部を保護する役割を担う。角膜は中心部0.5mm程度，周辺部1.0mm程度の厚さであり，上皮，実質，内皮からなる（図8）。眼球は眼瞼

図8　眼の構造と特徴

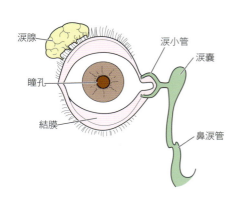

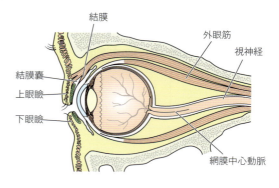

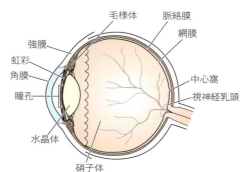

で保護されており，その内側面から角膜に至るまでの粘膜面が結膜であり，ここに生じる内腔を結膜嚢という。

眼からの吸収として，水溶性薬物はpH分配仮説に従い角膜上皮を透過するが，脂溶性薬物の場合は，コラーゲン繊維と水で構成される実質部分が透過の障害となる。いずれの場合も，眼に投与された薬物の大部分は常に涙腺から分泌されている涙液により1～2分ほどで洗い流されることから，眼の粘膜透過性は低い。

結膜から吸収された薬物や点眼された薬物は涙液とともに鼻涙管を流れ落ち，鼻腔から鼻粘膜より吸収されて全身循環に達することがある。

眼に適用する製剤

眼に適用する製剤には点眼剤，眼軟膏剤があり，製剤として無菌的に調製されなければいけない（表11）。結膜嚢に保持できるのは20～30μL程度であり，1～2滴ほどで効果が出るように設計する必要がある。また，近年は抗血管内皮増殖因子（抗VEGF薬）の硝子体内注射剤なども挙げられる。いずれも局所投与を目的としたものである。

表11　眼に適用する製剤と主な薬物（局所作用）

主な用途	主な薬物
散瞳（検査）	アトロピン，トロピカミド（点眼）
緑内障	ラタノプロスト，イソプロピルウノプロストン（点眼）
白内障	ピレノキシン，グルタチオン（点眼）
アレルギー性疾患	ケトチフェン，エピナスチン，クロモグリク酸ナトリウム（点眼）
結膜炎	デキサメタゾン，オフロキサシン，アシクロビル（眼軟膏）
加齢黄斑変性症，糖尿病黄斑浮腫など	ラニビズマブ，アフリベルセプト（硝子体内注射）

8　耳からの吸収

● 耳へ適用する薬剤は，皮膚で覆われた外耳または粘膜で覆われた内耳部分に局所作用を期待して投与される。

耳の構造と特徴

耳は聴覚と平衡感覚を司る器官であり，外耳，中耳，内耳の3つの部分からなる。耳介と外耳道からなる外耳は外界と通じ，音波（空気の振動）を捕捉し，音波を中耳に伝達する役割をもつ。鼓膜や耳小骨などを含む中耳では，音波を受け，振動を増幅させて内耳へ伝達する。中耳腔は粘膜で覆われており，鼓膜には外界からの感染防御などの役割もある。内耳は，蝸牛や前庭，半規管を含み，中耳から伝わった音の振動について，リンパ液を介して音を感知させる。さらに内耳は体の傾きや回転を感知する機能もある（図9）。

外耳は皮膚で，中耳は鼓室粘膜で覆われており，中耳は外耳道より薬物の吸収が高いことが推察される。吸収は単純拡散によって行われ，pH分配仮説に従う。

耳に適用する製剤

耳に適用する製剤として点耳剤がある（表12，図10）。Ménière病の治療など一部の場合を除き，外耳，中耳に投与する。局所作用を期待したものがほとんどであり，全身作用を期待して耳に投与することはない。

3章　吸収

63

図9　耳の構造と特徴

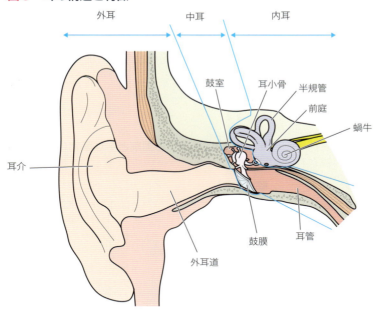

表12	耳に適用する製剤と主な薬物		
主な用途	主な薬物	特徴	
耳垢除去	グリセリン	点耳：耳浴	
外耳炎・中耳炎	ステロイド，抗菌薬	点耳：耳浴	

図10　耳浴

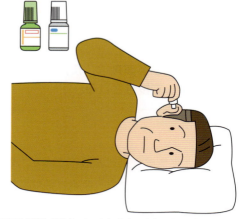

点耳剤は薬液が冷えているとめまいを起こしやすいため，体温程度に温めるとよい。

9 腟からの吸収

- 腟は女性器の一部であり，腟粘膜の状態（厚み・粘液量）は性周期や年齢等で異なる。
- 腟は肝初回通過効果を回避できるルートであるが，局所作用のみを期待して投与される。

腟の構造と特徴

腟は女性の外陰部と子宮頸部をつなぐ約10 cmの管である。重層扁平上皮細胞からなり，表面は粘液に覆われている（図11）。腟粘膜の状態（上皮の厚さや粘液量など）は年齢や性周期によって大きく異なり，薬物吸収に影響を与えることがある。吸収は単純拡散によって行われ，pH分配仮説に従う。本項目 p.58 で記載したように，皮膚からの吸収を1としたとき腟を含む陰部の吸収は42倍であり，吸収率は非常に高い。子宮から腟部分は内腸骨動脈支配であり，子宮動脈から子宮，腟，内腸骨静脈を経て下大静脈へ入ることから，門脈を経由せず肝初回通過効果を回避できる。

腟に適用する製剤

腟に適用する製剤には腟用錠剤や腟用坐剤が

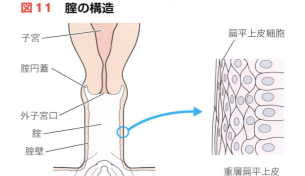

図11 腟の構造

ある（表13）。いずれも局所作用を期待したもののみであり，全身作用を期待して腟に投与することはない。

表13 腟に適用する製剤と主な薬物（局所）

主な用途	主な薬物	特徴
黄体補充	プロゲステロン（腟用坐剤）	生殖補助の目的で黄体を補充。
治療的流産	ゲメプロスト（腟用坐剤）	妊娠中期に入院のうえ，母体保護法指定医のみ投与可能。
腟殺菌	クロラムフェニコール（腟用錠剤）	抗菌薬として使用。
腟カンジダ症	ミコナゾール（腟用坐剤），クロトリマゾール（腟用錠剤）	抗真菌薬として使用。
腟トリコモナス症	メトロニダゾール（腟用錠剤）	原虫治療薬として使用。

まとめ

- ●全身作用を期待して，非経口的に投与される場合の経路とその特徴を説明せよ（☞p.52〜65）。
  実習 試験
- ●口腔粘膜からの吸収について，その特性を活かした医薬品の例を挙げて説明せよ（☞p.53）。実習
  試験
- ●経皮吸収について，皮膚の構造および部位ごとの皮膚からの吸収性の違いを説明せよ（☞p.58）。
  実習 試験
- ●注射剤の一般的な投与経路とそれぞれの特徴を説明せよ（☞p.61）。実習 試験

【引用文献】
1) 安藤雄一 ほか監：からだがみえる，メディックメディア，2023.
2) ニトロダーム®インタビューフォーム（2015年9月改訂）.

第4章

分布

4章 分布

1 組織分布と影響因子

1 薬物の分布

- 薬物の循環血から組織への可逆的な移行過程を分布という。
- 薬物の組織分布の決定因子として，組織血流量，毛細血管壁の透過性，血漿ならびに組織成分との結合性が挙げられる。

分布と薬効・副作用

　投与された薬物は，吸収過程を経て循環血中に移行し，血流によって体内の組織に運搬される。薬物はその後，毛細血管壁を透過し，組織間隙を経て組織内に移行する（図1）。このような薬物の循環血から組織への可逆的な移行過程を**分布**という。薬物は治療標的となる組織に到達することで薬効を発現するが，同時に，それ以外の組織にも分布し副作用が発現することもある。このように，薬物の組織分布は薬効や副作用の発現と密接に関係している。従って，有効かつ安全な医薬品を開発するうえで，また，薬物治療における薬効や副作用を評価するうえで，薬物の組織分布の理解は重要である。

分布の決定因子

■ **組織血流量**

　薬物は血流によって組織に運搬される。従って，**組織血流量**は薬物の組織への分布速度や分布量を決定する要因となる。表1に示す単位組織重

表1　各組織における血流量
※70kg健常成人

組織（臓器）	組織重量 [％対体重]	単位組織重量当たりの 血流量 [mL/min/g組織]
副腎	0.03	1.2
血液	7	—
骨	16	0.02
脳	2	0.5
脂肪	20	0.025
心臓	0.4	0.6
腎臓	0.5	4.0
肝臓	2.3	0.8
肺	1.6	10.0
筋肉（非活動期）	43	0.025
皮膚（冷時）	11	0.04
脾臓	0.3	0.4
甲状腺	0.03	2.4

（文献1を基に作成）

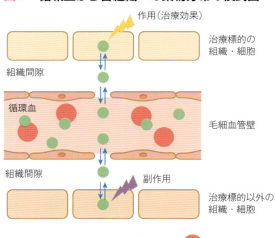

図1　循環血から各組織への薬物分布の模式図

量当たりの血流量が多い腎臓，肝臓，肺や脳などでは薬物の組織への分布が速く，血流量が少ない筋肉，皮膚や脂肪などはでは分布が遅くなる。

図2はチオペンタールをイヌに静脈内投与後の組織中薬物濃度の時間推移を示したものである。チオペンタールは血流量の多い肝臓に速やかに分布し，短時間で組織中濃度が最大値に到達した後に消失している。一方，血流量の少ない筋肉や脂肪組織への分布は遅く，脂肪組織においては3時間以降も組織中濃度は上昇を続けていることがわかる。

■ 毛細血管壁の透過性

循環血中の薬物が組織へと分布する最初の過程は毛細血管壁の透過である。この毛細血管壁の構造は組織により異なり，血管壁を構成する血管内皮細胞接合部の形態によって**連続内皮**，**有窓内皮**，**不連続内皮**の3種類に分類される（**図3**）。

最も一般的な構造である連続内皮は，内皮細胞が比較的密に接合した構造を示す。筋肉，肺，皮膚や皮下組織における血管壁の構造がこれに相当する。一定の脂溶性を示す低分子化合物は，この内皮細胞膜を経細胞輸送経路で透過し，水溶性の低分子化合物は血管壁に存在する細胞間隙や細孔を透過できる。一方，分子サイズの大きいタンパク質などの高分子化合物は毛細血管壁を透過できない。そのため，血中のタンパク質や血球に結合した低分子化合物も同様に毛細血管を透過できない。脳の毛細血管壁も連続内皮構造を示すが，他の組織よりも内皮細胞の接合が密であり，物質の透過がより厳密に制限されている。

有窓内皮は腎臓や小腸の毛細血管壁に見られる構造である。有窓内皮には，細胞間隙や細孔に加え，低分子化合物が透過できる有窓部（フェネストラ）が存在する。

不連続内皮は，肝臓や脾臓など細網内皮系を形成する毛細血管壁に見られる構造である。この内皮細胞間にはタンパク質も透過できるほどの大きな隙間（シヌソイド）が見られ，血漿タンパク質に結合した薬物もここを透過できる。

■ 血漿タンパク結合性

多くの薬物は，循環血中で血漿タンパク質と可逆的に結合した状態で存在する。一般に，毛細血管壁を透過し，組織に到達できるのは血漿タンパク質に結合していない薬物（非結合形薬物）

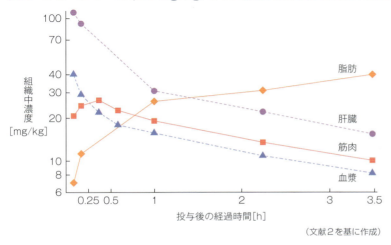

図2 チオペンタール（25 mg/kg）をイヌ静脈内投与後の組織中濃度推移

（文献2を基に作成）

図3　毛細血管の構造と物質の透過性（組織への分布）

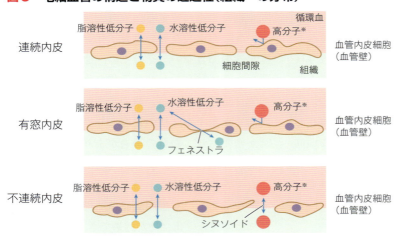

※血漿タンパク質や血球に結合した薬物も含む

である．組織に到達した薬物が薬効や副作用発現に関与することを考えると，薬物と血漿タンパク質との結合（**血漿タンパク結合**）は，薬物の分布や薬効・副作用の発現の決定要因となることが理解できる．

　血漿タンパク質のうち，多くの薬物の血漿タンパク結合に関与するのは**アルブミン**（分子量：66500）および **α_1-酸性糖タンパク質**（分子量：44100）である（**表2**）．アルブミンは血漿中のタンパク質の約55％（血漿中濃度：3.5～4.5 g/dL）を占め，ワルファリン，フェニトイン，インドメタシンやイブプロフェンのような酸性薬物をはじめとした非常に多くの薬物を結合する．一方，α_1-酸性糖タンパク質は血漿タンパク質の0.2％程度（血漿中濃度：50～100 mg/dL）とアルブミンと比較して少ないが，リドカイン，プロプラノロール，ジソピラミドやイミプラミンのような塩基性薬物を強く結合する．

　アルブミンとα_1-酸性糖タンパク質には特異的な薬物結合部位が存在することが知られている．特に，アルブミン上のサイトⅠ（ワルファリンサイト）とサイトⅡ（ジアゼパムサイト）はその特性

が最も明らかにされている結合部位である．従来，同じ結合部位に結合する薬物の併用は，血漿タンパク結合の置換現象を引き起こし，薬理作用を発揮する非結合形薬物濃度の上昇により，薬効変化・副作用発現につながるとされてきた．しかし一般的には，増大した非結合形薬物は代謝・排泄臓器を含む組織に速やかに移行し処理されるため，この濃度上昇は一過性であり，薬効変化や副作用発現にはつながらない．

臨床に役立つアドバイス

タンパク結合の置換と薬効・副作用
　薬物の血漿タンパク質への結合の低下が薬効の変化や副作用発現につながることは少ない．事実，ワルファリンにフェニルブタゾンやブコロームが併用された際の出血傾向は，以前はサイトⅠでの置換が原因とされていたが，現在はワルファリンを代謝する酵素（CYP2C9）の阻害が原因であることが明らかになっている．

表2　アルブミンおよびα_1-酸性糖タンパク質に結合する薬物と結合サイト

血漿タンパク質	血漿中濃度 （健常成人）	結合薬物	結合サイト
アルブミン （分子量：66500）	3.5〜4.5 g/dL	• ワルファリン • インドメタシン • フェニトイン • ブコローム	サイトⅠ （ワルファリンサイト）
		• ジアゼパム • イブプロフェン • ジクロフェナク • クロフィブラート	サイトⅡ （ジアゼパムサイト）
α_1-酸性糖タンパク質 （分子量：44100）	50〜100 mg/dL	• リドカイン • プロプラノロール • ジソピラミド • イミプラミン • イマチニブ	

■ **組織成分との結合性**

　循環血から組織に輸送された薬物は，その後，組織間隙や細胞内に存在するタンパク質，DNA，チューブリン，リン脂質などに結合する。例えば，ジゴキシンは心筋や骨格筋に，アミオダロンは脂肪組織に分布する。これらの薬物の組織成分への結合は，循環血中での血漿タンパク結合に比べ強く，薬物は組織に蓄積的に分布し血中濃度は低くなる。逆に，ワルファリンは血漿タンパク質への結合が組織成分への結合に比べ高いため，組織に移行しにくく，薬物は血漿を含む細胞外液にとどまる。このように，血漿タンパク結合性と組織成分との結合性の大小関係も，薬物の組織分布を決定づける要因となる。

まとめ

- 薬物の組織分布の決定因子を挙げよ（☞ p.68）。 試験
- 高分子化合物の毛細血管透過性が制限されている理由を説明せよ（☞ p.69）。 試験
- アルブミンおよびα_1-酸性糖タンパク質に結合する薬物の特徴を述べよ（☞ p.70）。 試験

【引用文献】
1) M. Rowland, et al. : Clinical Pharmacokinetics and Pharmacodynamics, p.88, Lippincott Williams and Wilkins, 2010.
2) Brodie B. B., et al. : J Pharmacol Exp Ther, 126 : 264-269, 1952.

＊DNA : deoxyribonucleic acid

4章 分布

2 組織移行を表す指標

1 分布容積

- 分布容積は，薬物の組織への移行の程度を表す指標であり，体内の薬物量を血漿中濃度で除して表される。
- 薬物のなかには，全体液量より大きい分布容積を示すものも存在する。

分布容積と薬物の体内分布

薬物は，組織に分布した時点では血液，組織間隙，組織細胞内液に存在する。薬物が組織にどの程度移行しているのかは，**分布容積**という指標を用いて推察することができる。分布容積は，体内のすべての薬物が血漿中濃度と同じ濃度で存在していると仮定して算出したときの薬物が分布する容積であり，血漿中の薬物濃度（C_p）と体内に存在する薬物量（X）を用いて式1により算出される。

$$V_d = \frac{X}{C_p} \quad \text{（式1）}$$

また，血漿の容積をV_p，組織中の薬物濃度をC_t，組織の容積をV_tとすると，体内の薬物量（X）は式2で表現される。

$$X = C_p \cdot V_p + C_t \cdot V_t \quad \text{（式2）}$$

さらに，式2を式1に代入することにより，式3が導かれる。

$$V_d = V_p + \frac{C_t}{C_p} \cdot V_t \quad \text{（式3）}$$

循環血中の薬物のうち，非結合形の薬物のみが毛細血管を透過し組織に移行することができるため，一定時間経過した定常状態では，血漿中と組織中の非結合形薬物濃度は等しくなる。従って，定常状態における血漿中および組織中での薬物の非結合率をf_pおよびf_tとすると，式4が成り立つ。

$$C_p \cdot f_p = C_t \cdot f_t \quad \text{（式4）}$$

また，式4は以下のように整理される。

$$\frac{C_t}{C_p} = \frac{f_p}{f_t} \quad \text{（式5）}$$

さらに，式5を式3に代入し，式6が導かれる。

$$V_d = V_p + \frac{f_p}{f_t} \cdot V_t \quad \text{（式6）}$$

このように分布容積は，血漿容積と組織容積の単純な和ではなく，薬物の血漿タンパク結合や組織成分との結合の大小で決まる値であることがわかる。

また，薬物の分布容積と実際の体液量との比較によって，薬物の体内における分布の状態を推定できる。体重60 kgの成人の全体液量は約36 L（全体重の約60％）とされ，これは，細胞の内外に存在する細胞内液（24 L，40％）と細胞外液（12 L，20％）に分類される（**表1**）。細胞外液は，さらに血漿やリンパ液などの脈管内液（3 L，5％）と組織間隙に存在する組織間液（9 L，15％）に分

表1　一般成人（体重60kg）の体液構成と体液量

体液の分類		体重に対する割合	体液量
細胞内液		40%	24L
細胞外液	脈管内液（血漿，リンパ液）	5%	3L
	組織間液	15%	9L
総計		60%	36L

表2　薬物の分布容積，体内の分布状態のイメージと代表的な薬物

分布容積	$V_d ≒ 3L$ $[V_d ≒ V_p]$	$V_d ≒ 36L$ $[V_d ≒ V_p + V_t]$	$V_d > 36L$ $[V_d ≒ V_t]$
薬物の体内分布（イメージ）	血漿中のみに存在（組織中の薬物が少ない）	体内に均一に分布	組織に蓄積するように分布（血漿中の薬物が少ない）
代表的な薬物	・エバンスブルー ・インドシアニングリーン	・アンピシリン ・レボフロキサシン	・ジゴキシン（360〜480L） ・チオペンタール（120L） ・アミオダロン（6000〜36000L）

けられる。これらの実際の体液量といくつかの薬物の分布容積（V_d）を比較してみよう。

例えば，エバンスブルーやインドシアニングリーンなどの分布容積は血漿容積に近い値（$V_d ≒ 3L$）を示す。これらの薬物の血漿タンパク質との結合性は高いため（$f_p << f_t$），薬物のほとんどが血漿に存在していると考えられる（式6は$V_d = V_p$に近似される）（表2）。アンピシリンやレボフロキサシンのような薬物の分布容積は全体液（$V_d ≒ 36L$）に近い値を示す。これらの薬物は細胞膜を自由に透過でき，さらに，血漿タンパク質と組織への結合に差がないため（$f_p ≒ f_t$），全体液中に均一に分布していると考えられる（式6は$V_d = V_p + V_p$に近似される）。一方，ジゴキシン，チオペンタールやアミオダロンの分布容積は全体液より大きい値（$V_d > 36L$）を示す。これらの薬物は，特定の組織にきわめて強く結合するため（$f_p >> f_t$），組織に蓄積的に分布していると考え

られる（式6は$V_d = \infty$に近似される）。

分布容積は生理機能の影響を受ける。例えば，高齢者では体内水分量の減少と体脂肪率の増大に伴い，細胞外液に分布する水溶性薬物の分布容積は減少し，逆に脂溶性薬物の分布容積は増大する。一方，新生児，乳児や小児では，体内水分量は高齢者や成人に比べて多いため水溶性薬物の分布容積は増大し，脂溶性薬物の分布容積は減少する。

臨床に役立つアドバイス

分布容積が大きい薬物の臨床上の注意点

分布容積が大きい薬物は，血中に存在する薬物の割合が組織に存在する割合より少なく，薬物の消失が遅延する。このような薬物でいったん副作用が生じてしまうと，副作用の消失にも時間を要する。また，薬物を体内から除去するために血液透析を試みても，体内薬物量のうちのわずかしか血中に存在しないため，除去効果は得られない。このように，分布容積の大きい薬物は慎重な薬物投与と副作用の初期症状のモニタリングが重要である。

まとめ

● 分布容積が体液量を超える薬物の特徴を述べよ（☞p.73）。試験

4章 分布

3 血漿タンパク結合の評価

1 血漿タンパク結合の定量的評価法

POINT

● 薬物の血漿タンパク結合を表す式にはLangmuir式（ラングミュア），Scatchard式（スキャッチャード），両逆数式がある。
● スキャッチャードプロットと両逆数プロットの変化から，共存薬物による血漿タンパク結合の置換様式を推定できる。
● 薬物の血漿タンパク質の実験的評価には，主に平衡透析法または限外濾過法が用いられている。

血漿タンパク結合の解析法

薬物の血漿タンパク質との結合は薬物の組織分布の決定因子であることから，血漿タンパク結合の程度を定量的に評価することは，薬物の組織分布を理解するうえで重要である。

薬物と血漿タンパク質との結合は，一般的に質量作用の法則に従う可逆反応である。従って，血漿タンパク質1分子に薬物1分子が結合すると仮定した場合，結合は式7のように表すことができる。

$$P_f + D_f \rightleftarrows PD \qquad (式7)$$

PD：結合形薬物濃度，D_f：非結合形薬物濃度
P_f：薬物が結合していない血漿タンパク質濃度，
K：結合定数

この反応では，結合定数（K）は式8で表される。

$$K = \frac{PD}{P_f \cdot D_f} \qquad (式8)$$

ここで，タンパク質の総濃度P_tとPDおよびP_fの関係式は式9で表される。

$$P_f = P_t - PD \qquad (式9)$$

式9を式8に代入し整理すると，タンパク質の総濃度に対する結合薬物濃度の比（r）は式10となる。

$$r = \frac{PD}{P_t} = \frac{K \cdot D_f}{1 + K \cdot D_f} \qquad (式10)$$

式10はタンパク質1分子に薬物1分子が結合すると仮定した式であるが，タンパク質1分子に，薬物に対し同じ親和性を有するn個の結合部位が存在する場合，rは以下の**ラングミュア式**（式11）で表される。

$$r = \frac{n \cdot PD}{P_t} = \frac{n \cdot K \cdot D_f}{1 + K \cdot D_f} \qquad (式11)$$

式11をさらに変形することにより直線回帰解析からnおよびKを求めることができ，**スキャッチャード式**（式12）または**両逆数式**（式13）が導かれる。

$$\frac{r}{D_f} = -K \cdot r + n \cdot K \qquad (式12)$$

$$\frac{1}{r} = \frac{1}{n \cdot K \cdot D_f} + \frac{1}{n} \qquad (式13)$$

式12をもとに横軸をr，縦軸をr/D_fとしたス

キャッチャードプロットを作成すると直線関係が得られるため，この傾きと縦軸の切片からKとnを求めることができる（図1）。また，式13をもとに，横軸を$1/D_f$，縦軸をr/D_fとした両逆数プロットを作成すると，得られた直線の縦軸，横軸の切片からnとKを求めることができる（図1）。

血漿タンパク質に結合した薬物は，共存する薬物により結合部位から置換されることがある。この置換様式をスキャッチャードプロットと両逆数プロットの変化から推定することができる。例えば，結合部位を同一とする他薬が共存する場合（図2の共存薬B），血漿タンパク結合の**競合置換**が起き，単独のときと比較してnは変化せず，Kが低下するようにプロットは変化する。

一方，共存する薬物の結合が血漿タンパク質に構造変化を引き起こすことで**非競合置換**が起きた場合（図2の共存薬C），Kは変化せず，nが

図1　血漿タンパク結合の解析に用いられる各種プロット

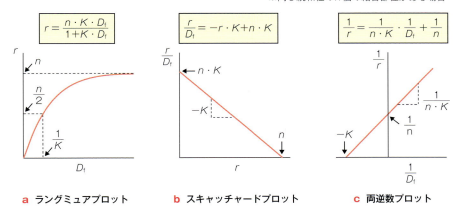

a　ラングミュアプロット　　b　スキャッチャードプロット　　c　両逆数プロット

図2　競合，非競合置換の模式図とスキャッチャードプロット，両逆数プロットの変化

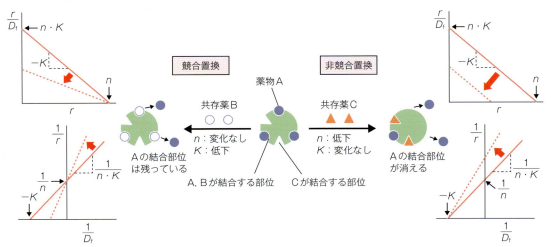

グラフは左右上図がスキャッチャードプロット，左右下図が両逆数プロットである。また，実線は置換前，破線は置換後を示す。

低下するように（結合部位が消えたように）プロットは変化する。

血漿タンパク結合の測定法

血漿タンパク質への薬物結合の評価は，非結合形薬物濃度の測定から始まる．そのため，薬物と血漿タンパク質が共存する実験条件下で，まず，結合形と非結合形薬物の分離が行われる．分離法としては，一般的に**平衡透析法**または**限外濾過法**が用いられている（**図3**）．これらの方法では，低分子の薬物は透過するが，血漿タンパク質やこれに結合した薬物は透過できない透析膜（半透膜）または限外濾過膜を装着した器具を用いる．

平衡透析法では，2つのコンパートメントが半透膜で隔てられた器具を用いる（**図3a**）．一方のコンパートメントに血漿または血漿タンパク質を含む溶液，他方に緩衝液を入れ，いずれかのコンパートメントに規定濃度の薬物を添加した後，両コンパートメント内の非結合形薬物濃度が等しくなる，すなわち平衡に達するまで振盪する．平衡に達した後には，緩衝液側の薬物濃度が非結合形薬物濃度D_f，血漿タンパク質側の薬物濃度が結合形と非結合形薬物濃度の合計（$PD+D_f$）となる．これにより両コンパートメント内の薬物濃度がわかるため，非結合形薬物濃度D_fと結合形薬物濃度PDを見積もることができる．限外濾過法では，限外濾過膜上に薬物を含む血漿あるいは血漿タンパク質溶液を添加し遠心する（**図3b**）．濾液中の薬物濃度が非結合形薬物濃度D_fに相当し，これを添加した薬物総濃度D_tから差し引くことで結合形薬物濃度PDを算出できる．

複数の薬物濃度を設定した条件で平衡透析法または限外濾過法を実施し，得られた結合形および非結合形薬物濃度をもとにスキャッチャードあるいは両逆数プロットを作成し解析することで，結合部位数nや結合定数Kを求めることができる．また，薬物の非結合率f_uや結合率f_bについても式14や式15を用いて算出できる．

$$f_u = \frac{D_f}{PD+D_f} \quad \text{または} \quad \frac{D_f}{D_t} \tag{式14}$$

$$f_b = \frac{PD}{PD+D_f} \quad \text{または} \quad \frac{PD}{D_t} \tag{式15}$$

図3 血漿タンパク結合の測定方法

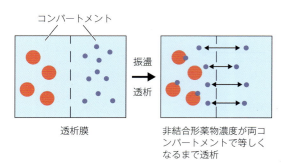

a 平衡透析法

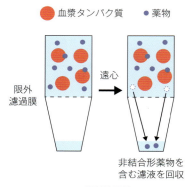

b 限外濾過法

臨床に役立つアドバイス

臨床でのタンパク結合の測定
　臨床では，薬物の血中濃度を指標にした，薬効・副作用のモニタリングと投与設計〔TDM（治療薬物モニタリング）〕が行われている。TDMでは，結合形と非結合形薬物の濃度の総和である総薬物濃度が指標として用いられる。臨床効果の判定には，薬効・副作用にかかわる非結合形薬物の濃度をタンパク結合測定で求めたいところであるが，測定時間や手間，コストがかかることから，臨床でタンパク結合測定が行われることはまれである。

まとめ

● 血漿タンパク結合で非競合置換が起きた際に結合定数と結合部位数はどのように変化するか説明せよ（☞ p.75）。 試験

＊TDM：therapeutic drug monitoring

4章 分布

4 リンパ管系移行性

1 リンパ管系への薬物移行機構

- 組織でリンパ管系に移行した薬物は最終的には静脈に流入し，血管系を介して全身を循環する。
- 薬物を筋肉内や皮下に注射すると，分子量5000以上の高分子薬物は選択的に毛細リンパ管系に移行する。

薬物の体内循環におけるリンパ管系の役割と機能

　薬物の多くは循環血を介して組織に分布するが，薬物の一部にはリンパ管系に移行して組織に分布するものもある。末梢組織の血管および**リンパ管**は，それぞれ毛細血管および毛細リンパ管として，組織間液を回収する役割を担っている（**図1**）。毛細リンパ管に回収された組織間液はリンパ液とよばれ，その後，リンパ節でリンパ管に集合し，リンパ本幹そして静脈系に流入する。このように，組織間液に存在する薬物がリンパ管系に移行する場合，最終的には静脈に合流し血管系を介して全身を循環することになる。

　毛細リンパ管は，単層の扁平な内皮細胞と基底膜で構成されている。内皮細胞間は密に接着しておらず，基底膜は不連続な部分が存在するため，この開口部を通して大きな分子も透過できる（**図2**）。そのため，薬物を筋肉内や皮下に注射すると分子量5000以上の高分子薬物は毛細血管を透過できず，選択的に毛細リンパ管系に移行する。一方，分子量が5000以下の低分子薬物はリンパ液の数百倍の流速の血流に回収され，

図1 リンパ管系と血管系の関係

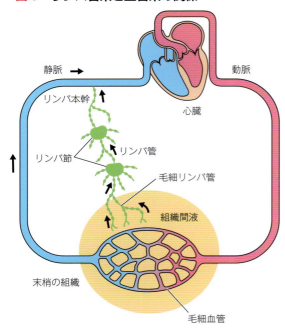

図2 組織における毛細血管および毛細リンパ管への物質の移行特性

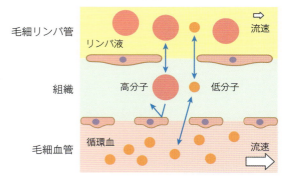

循環血に選択的に移行する。この選択性は，高分子化や微粒子化によるリンパ指向性医薬品の開発に応用されている。また，リンパ管系は薬物の消化管吸収にも関与している。経口投与された薬物は上皮細胞を透過した後，血管系またはリンパ管系のいずれかに移行する。特に，脂溶性の薬物にはインドメタシンファルネシルやビタミンAのように，上皮細胞内で生成されるキロミクロンに取り込まれリンパ管系に移行するものもあり，肝初回通過代謝が回避される。

臨床に役立つアドバイス

デュラグルチドが持続的な効果を示す理由

デュラグルチドはGLP-1受容体作動薬として糖尿病治療に用いられている。約63000という大きな分子量を有するデュラグルチドは，皮下投与後にリンパ管系を経由して徐々に血流に移行する。また，デュラグルチドは酵素分解を受けにくいため，血中に長時間滞留する。このように，リンパ管系を介した緩徐な血流への移行と血中での滞留のため，デュラグルチドは持続的な効果を示し，週1回の投与で安定した血糖コントロールが可能になっている。

まとめ

- 皮下投与された高分子薬物がリンパ管系に移行しやすい理由を述べよ（☞p.78）。 試験

4章 分布

5 脳への移行性

1 脳への薬物移行機構

- 血中の薬物が中枢に移行する経路には，血液脳関門または血液脳脊髄液関門が存在する。
- 血液脳関門の実体は脳毛細血管内皮細胞であり，血液脳脊髄液関門の実体は脈絡叢上皮細胞である。
- 血液脳関門，血液脳脊髄液関門に発現する輸送担体は，薬物の脳内への取り込みと排泄に関与している。

血液脳関門と血液脳脊髄液関門の役割と機能

血液中の薬物や栄養素が中枢に移行するには，血液と脳実質の間に存在する**血液脳関門**（BBB）または血液と脳脊髄液の間に存在する**血液脳脊髄液関門**（BCSFB）を経由する必要がある。これらの関門は，生命活動に必須の栄養素を効率的に取り込むことに加え，不要になった物質を老廃物として排出する役割も担っている。

血液脳関門における薬物の輸送

血液脳関門の解剖学的な実体は，**脳毛細血管内皮細胞**である（**図1**）。脳毛細血管内皮細胞の接合部の構造は連続内皮に分類されるが，他の組織の毛細血管と異なり細胞どうしが密着結合で連結している。そのため，細胞間隙を通した物質透過は制限され，物質は経細胞経路により血液脳関門を透過する。この際，物質透過は単純拡散，担体介在輸送またはトランスサイトーシスのいずれかの機構により行われる。

図1 血液脳関門と血液脳脊髄液関門

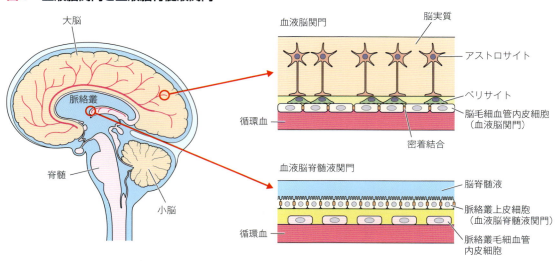

* BBB：blood brain barrier　* BCSFB：blood cerebrospinal fluid barrier

薬物が単純拡散で血液脳関門を透過する場合，その透過速度は薬物の脂溶性と分子量に依存する。すなわち，脂溶性が高く，また分子量が小さい薬物ほど透過速度が速くなり，図2のような直線関係が描かれる。一方，図2において直線から外れる薬物では，単純拡散以外の機構が透過に関係していることになる。例えば，D-グルコースやアミノ酸などは図2bの直線の上部に外れており，脂溶性は低いが血液脳関門の透過性は高い薬物となる。D-グルコースやアミノ酸は，脳内でエネルギー源や神経伝達物質の前駆体として用いられており，血液脳関門に発現する輸送担体により効率的に脳内に取り込まれている。D-グルコースはヘキソース輸送系のGLUT1（SLC2A1）によって血液脳関門を透過し脳内に移行する。ロイシン，イソロイシン，バリンやフェニルアラニンなどの比較的分子量の大きい中性アミノ酸やレボドパ，バクロフェンやメルファランなどの薬物は中性アミノ酸輸送系のLAT1を介して脳内に移行する。乳酸，酢酸やケトン体はモノカルボン酸輸送系のMCT1により脳内に移行するが，MCT1は他にもHMG-CoA還元酵素阻害薬，サリチル酸やバルプロ酸などの薬物も輸送する。

図2bの直線の下部に外れている薬物は，脂溶性は高いが血液脳関門の透過性は低い薬物となる。このような特性を示す薬物には，排出系の輸送担体のP-糖タンパク質の基質であるシクロスポリン，ドキソルビシン，ビンクリスチンが含まれる。P-糖タンパク質は脳毛細血管内皮細胞の細胞膜に発現し，脳から血液側にこれらの薬物を排出することで脳内への移行を制限している。その他，血液脳関門に発現するMRP4やBCRPも排出系の輸送担体として異物の脳内移行を制限していると考えられている。

インスリンやトランスフェリンなどのようなペプチドやタンパク質は，分子量が大きいにもかかわらず脳内に輸送される。これは，脳毛細血管内皮細胞の細胞膜に発現するレセプターを介したトランスサイトーシスによって効率的に血液脳関門を透過し，脳内に取り込まれているためである。

図2 血液脳関門透過速度（PS）とn-オクタノール／水分配係数（PC）／分子量（MW）の平方根の関係

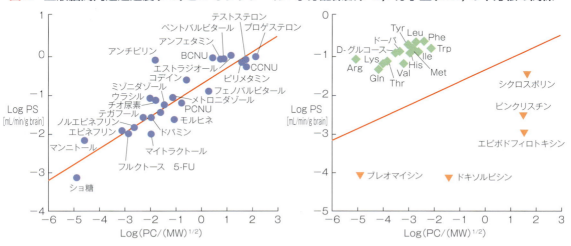

a 受動拡散に従う基質（直線上に位置する基質）　　b 受動拡散に従わない基質（直線から外れる基質）

（文献1を基に作成）

---

* GLUT1：glucose transporter type 1　　* SLC2A1：solute carrier family 2 member 1
* LAT1：L-type amino acid transporter 1　　* MCT1：monocarboxylate transporter 1
* HMG-CoA：hydroxymethylglutaryl-coenzyme A　　* MRP4：multidrug resistance protein 4
* BCRP：breast cancer resistance protein　　* PS：performance status　　* PC：partition coefficient
* MW：molecular weight

血液脳脊髄液関門における薬物の輸送

　血液脳脊髄液関門の解剖学的な実体は，**脈絡叢上皮細胞**である（）。脈絡叢自体は毛細血管と上皮細胞で構成されている。毛細血管は有窓内皮構造であるため物質は透過しやすいが，脈絡叢上皮細胞は細胞どうしが密着結合で連結しており，これにより血液側から血液脳脊髄液への物質の透過が制限されている。一方，血液脳関門同様，血液脳脊髄液関門にも各種輸送担体が発現し，薬物，栄養素や老廃物などの脳脊髄液への取り込みならびに血液への排泄を担っている。例えば，血液脳脊髄液関門にはビタミンC，葉酸，デオキシリボヌクレオチドなどを血管側から脳脊髄液側に取り込む輸送担体が発現している。また，脳脊髄液側から血液側に薬物を排出する輸送担体としては，セロトニン，ノルアドレナリン，シメチジンを排出する有機カチオン輸送系やベンジルペニシリンなどのβ-ラクタム抗生物質を排出する有機アニオントランスポータなどが発現している。

　なお，血液脳脊髄液関門における脈絡叢上皮細胞の表面積は，血液脳関門における血管内皮細胞の表面積の約5000分の1と小さいため，多くの場合，薬物の脳内濃度は血液脳関門の透過性が制御していると考えることができる。

臨床に役立つアドバイス

レボドパとカルビドパ併用の有用性

　パーキンソン病の治療には，ドパミンより脳への移行性が高いレボドパが使用される。レボドパは末梢と脳のドパ脱炭酸酵素によりドパミンに代謝されるが，脳への移行性の低いカルビドパの併用は，末梢の酵素を特異的に阻害する（脳内の酵素は阻害しない）ため，効率的に脳内に移行したレボドパがドパミンに変換され，薬効が高まる。このため，カルビドパを配合したレボドパ製剤が治療に用いられている。

まとめ

- レボドパがその脂溶性から想定される以上に脳に移行しやすい理由を述べよ（☞p.81）。 実習 試験
- シクロスポリンの脳内への移行が制限されている理由を述べよ（☞p.81）。 試験

【引用文献】
1）寺崎哲也 ほか：血液脳関門研究における最近の進歩, 薬事新報, 2050：331-337, 1999.

4章 分布

6 胎児への移行性

1 胎児への薬物移行機構

- 母体から胎児への薬物の移行は，胎盤を経由して行われる。
- 多くの薬物が単純拡散で胎盤を透過するため，低分子で脂溶性の薬物の胎盤透過性は高いとされている。

胎盤を介した胎児への薬物移行

母体から胎児への薬物の移行は，**胎盤**を経由して行われる。胎盤は本来，栄養素や酸素を胎児に供給し，逆に不要になった老廃物や二酸化炭素を母体に排泄する役割を担う。また，妊娠の維持に必要なエストロゲンやプロゲステロンなどのホルモンの分泌にも関与している。胎盤にはシトクロムP450などの薬物代謝酵素が発現しており，胎児の未発達な代謝能力を補っている。このように，胎盤は胎児の成長と発達を促し，母体の妊娠を維持するうえで重要な役割を果たしている。薬物のなかには，妊婦が服用後，胎盤を経由して胎児にも移行し催奇形性や胎児毒性を示すものがある。従って，妊婦に対する薬物治療では，胎児の安全確保の観点から胎盤を介した胎児への薬物の移行について理解しておかなければならない。

胎盤は，母体の組織に由来する基底脱落膜と胎児組織である絨毛により構成され，妊娠14週ごろまでに完成する（**図1**）。基底脱落膜と絨毛の間には，母体血に満たされた空間である絨毛間腔が存在する。また，絨毛はサイトトロホブラスト細胞（細胞性栄養膜細胞）が分化・融合した**シンシチオトロホブラスト細胞（合胞体栄養膜細胞層）**からなり，絨毛内部（間質）には胎児血が循環する毛細血管が分布している。このように，絨毛は絨毛間腔で母体血と接するが，胎児血は母体血とは隔離されており，シンシチオトロホ

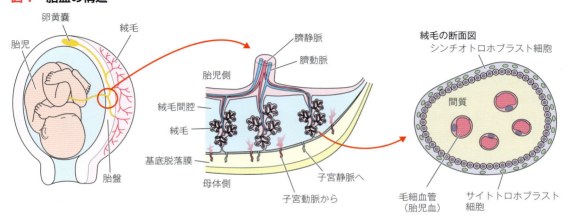

図1 胎盤の構造

83

ブラスト細胞が物質移行を制御する血液胎盤関門の主要な機能的実体としての役割を果たしている。

血液胎盤関門を薬物が透過するには，シンシチオトロホブラスト細胞の細胞膜を透過する必要がある。多くの薬物はこの細胞膜を単純拡散によって透過するため，分子量600程度の脂溶性の薬物は透過性が高いとされている。例えば，ステロイド類，チオペンタール，リドカインやプロカインなどは速やかにこの細胞膜を透過する。一方，分子量1000を超える分子の透過性は低いとされており，ヘパリンやインスリンなどの高分子薬物や血漿タンパク質に結合した薬物は胎児に移行しにくい。ワルファリンは血液凝固のコントロールに用いられる低分子薬物であるが，胎児移行性，催奇形性があることから，妊婦に対しては胎児移行性のないヘパリン類を用いる。同様に，糖尿病治療の際には安全のためにインスリン療法が用いられている。なお，免疫グロブリンのうちIgGは高分子ではあるが，胎盤に発現するFc受容体を介したトランスサイトーシスにより胎児に移行し，胎児の獲得免疫に関与する。近年，IgG抗体医薬品が開発されているが，高分子であっても例外的に胎児に移行するため注意しなければならない。

胎盤のシンシチオトロホブラスト細胞の細胞膜には，栄養素を効率的に胎児側に取り込むためグルコース，アミノ酸，ビタミンや乳酸等に対する輸送担体が発現しており，これらに似た構造をもつ薬物の胎盤透過性は高い。一方で，この細胞膜にはP-糖タンパク質，MRPやBCRPのような排出系の輸送担体が発現し，ジゴキシン，ビンクリスチンやタキソールなどの薬物を排出し，母体から胎児への薬物の侵入を防ぐ役割を果たしている。

妊婦に対する薬物療法では，胎児への薬物移行と胎児へのリスクを考慮する必要があるが，ときには母体の健康や妊娠の維持のために薬物治療が行われることがある。例えば，妊娠中の高血圧，高血糖，甲状腺機能異常やてんかん発作などは，そのコントロール不良が胎児の発育上のリスク（危険性）につながる可能性がある。このように，妊婦に対する薬物療法では，母体治療による胎児成育という有益性と薬物移行による胎児への有害反応という危険性の比較評価が必要となる。

専門分野へのリンク

サリドマイド薬害と毒性試験・制度

サリドマイドは1957年にドイツで販売され，日本では妊婦の不眠症やつわりに用いられた。しかし，血液胎盤関門を透過し胎児に移行し，胎児毒性（四肢奇形や胎児の死亡など）を引き起こすことが判明し，1962年に販売が中止された。この事件を機に，新薬申請時の生殖発生毒性試験の実施が義務化され，副作用報告制度も整備された。サリドマイドは2008年に多発性骨髄腫治療薬として承認されたが，厳しい規制と安全管理が課せられている。

まとめ

- 妊娠時の糖尿病治療にインスリンが使用される理由を述べよ（☞p.84）。 実習 試験

* IgG：immunoglobulin G　* MRP：multidrug resistance protein　* BCRP：breast cancer resistance protein

4章 分布

7 乳汁中移行性

1 乳汁中への薬物移行機構

- 母親が服用した薬物を授乳により乳児が経口摂取する場合がある。
- 脂溶性で弱塩基性の低分子の乳汁中移行性は高いとされている。
- 乳汁中の移行性の指標として，M/P比や乳児相対摂取量（RID）が用いられている。

乳汁中への薬物移行と指標

母乳（乳汁）は乳児の健やかな成長を促す重要な栄養源である。通常，1～6カ月齢の乳児は，1日当たり約750 mLの乳汁を摂取する。母親が服用した薬物が乳汁中に移行した場合，乳児はこの薬物を間接的に経口摂取することになる。この場合，代謝および排泄機能が未発達な乳児の体内で薬物が蓄積する可能性があることから，授乳婦に対する薬物治療の際には，乳児の安全確保のためにも薬物の乳汁中移行を考慮する。

乳汁は乳腺で生成し，乳管を経由して乳頭に分泌される（図1）。乳腺は15～20個の乳腺葉で構成され，これらは乳腺小葉と腺房に分岐しており，乳汁は実質的には腺房で生成される。腺房は**乳腺上皮細胞**と筋上皮細胞で構成され，母体の毛細血管で取り囲まれている。このように，母体循環血中の薬物は，毛細血管壁を透過した後，乳腺上皮細胞を経て乳汁中に移行する。

乳腺上皮細胞の薬物透過は主として単純拡散により行われる。そのため，ヘパリンやインス

図1 乳房と腺房の構造ならびに薬物の乳汁中移行

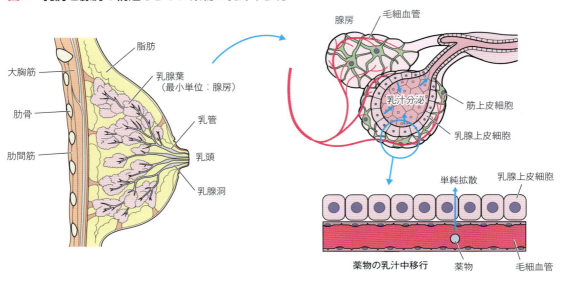

リンなどの高分子薬物や血漿タンパク質に結合した薬物の透過は制限されている。一方で、低分子で脂溶性の薬物は乳汁中に移行しやすいと考えられる。また、乳汁のpHは約6.3〜7.3であり、母体血のpHである7.4に比べわずかに酸性であるため、塩基性の薬物の乳汁中移行性が高くなる（図2）。つまり、弱塩基性薬物の場合、血漿中において非イオン形で存在する薬物は細胞膜を透過した後、その多くが乳汁中でイオン形に変換される（図2a, b）。イオン形薬物は膜透過できないため、乳汁中にとどまる効果（**イオントラッピング効果**）が働く（図2c）。この状態では、乳汁中の非イオン形薬物濃度は低下しているため、母体血と濃度平衡を保つために母体血から非イオン形薬物が補給される効果がさらに働き、結果的に弱塩基性薬物の乳汁中移行が促進される（図2d）。このように、イオントラッピング効果が働く弱塩基性薬物は、弱酸性薬物よりも乳汁中移行性が高い。

薬物の乳汁中への移行には担体介在性の輸送も関与している。乳腺上皮細胞にはBCRPやP-糖タンパク質が発現しており、シメチジンはBCRPにより乳汁中に高率で移行する。

従来、乳汁中への移行性の指標としては、母体血漿中の薬物濃度に対する母乳中の薬物濃度の比である**M/P比**が用いられてきた。一般的に、M/P比が1未満の場合は母乳への移行量が少なく、M/P比が1〜5の場合は母乳移行量が比較的多く、授乳に注意が必要とされる。しかし、母乳中薬物濃度が高く乳児への影響が懸念される場合でも、母体血漿中薬物濃度が高ければM/P比は低値となる（移行量が少ないと評価される）という問題があった。そこで、臨床では乳児の哺乳量を考慮した**乳児相対摂取量（RID）**が乳児への薬物の影響を評価する際に用いられるようになってきている。RIDは式1で表され、母体への薬物投与量（式1の分母）に対する乳児の薬物摂取量（式1の分子）の比である。

$$RID[\%] = \frac{母体における血漿中平均薬物血中濃度[mg/mL] \times M/P比 \times 哺乳量[mL/kg/day]}{母体への薬物投与量[mg/kg/day]} \quad (式1)$$

一般的にRIDが10％未満であれば安全とされており、多くの薬物のRIDは1％未満である。RIDを指標とすれば、M/P比により授乳を回避

図2　弱塩基性薬物の乳汁中移行の概念図

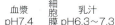

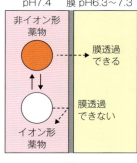

a
pKaが7.4の弱塩基性薬物の場合、血漿中では膜透過できるイオン形と膜透過できない非イオン形が1：1で存在する。

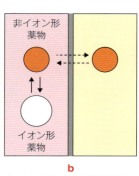

b
非イオン形のみが膜透過し、乳汁中に移行する。

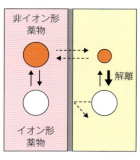

c
血漿より酸性の乳汁に移行した薬物は、イオン形に解離する。イオン形は膜透過できず、乳汁中にとどまる（イオントラッピング効果）。

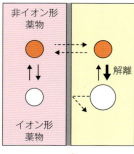

d
乳汁中で非イオン形が減少するため、濃度平衡に達するまで血漿中から非イオン形が補われる。結果として、乳汁中への薬物の移行が促進される。

---

*BCRP：breast cancer resistance protein　　*M/P：milk/plasma　　*RID：relative infant dose

すべきとされた多くの薬物の授乳が可能となっている。一方，RIDが10％を超える薬物にはアミオダロン，リチウム，フェノバルビタール，ラモトリギン，メトロニダゾール，モルヒネなどがあり，これらの薬物の授乳婦への投与には注意が必要である。

臨床に役立つアドバイス

コデイン含有医薬品の授乳婦における使用上の注意
　現在，咳止めを含むコデイン含有医薬品の「使用上の注意」には，授乳に際して授乳中の服薬を中止するか，服薬中の授乳を避けるよう記載されている。これは，遺伝的にCYP2D6の代謝活性が非常に高いUMの母親の体内でコデインが効率的にモルヒネに変換され，この母親からの授乳により乳児でモルヒネ中毒（傾眠，哺乳困難，呼吸困難等）が生じたとの欧米での報告を受けたものである。

まとめ

- 弱塩基性薬物が乳汁中に移行しやすい理由を述べよ（☞p.86）。 試験
- 乳児への薬物の影響を評価するの指標としてM/P比に代わり，乳児相対摂取量（RID）が用いられるようになった理由を述べよ（☞86）。 実習 試験

＊UM：ultrarapid metabolizer

第5章

代謝

5章 代謝

1 薬物の代謝反応

1 薬物代謝とは

- 薬物代謝には薬物の不活性化（解毒）と活性化（代謝的活性化）の2つの役割がある。
- 薬物の代謝反応は酸化，還元，加水分解，抱合である。

薬物代謝の役割と反応様式

　一般的に，経口投与される薬物は消化管粘膜を通過（受動拡散）しやすくするため，脂溶性が高い性質をもつものが多い。体内に吸収された薬物は血流に乗ってさまざまな臓器へと運ばれ，このうち標的臓器に到達した薬物が効果を発揮する。薬物はその役目を終えると体外に排泄される必要があるが，脂溶性が高いままの薬物は腎臓の尿細管で再吸収されるため，体外へ排泄されにくい。このような薬物が体外へ排泄されるためには，肝臓や小腸などの臓器に存在する酵素によって水溶性の高い化合物に変換されなければならない。このように，生体内で酵素が関与して起こる薬物の化学構造の変化を**薬物代謝**といい，その生体内変換にかかわる酵素を**薬物代謝酵素**という。なお，もともと水溶性の高い薬物は未変化体として腎臓から容易に排泄されるため，代謝を受けることはほとんどない。

　薬理活性（副作用や毒性を含む）をもつ薬物が代謝を受けると，水溶性化合物に変換されるとともに，薬理活性が減弱したり消失したりする。つまり，薬物代謝には**解毒**（代謝的不活性化）という役割がある。一方，プロドラッグのように代謝を受けて生成した代謝物が薬理活性を発現する薬物もある。さらに，代謝を受けて反応性に富む代謝中間体を生成し副作用や毒性を発現する薬物もある。後者の2つは**代謝的活性化**という。このように，薬物代謝には薬物の不活性化と活性化という2つの側面がある。

　薬物の代謝反応は**第Ⅰ相反応**と**第Ⅱ相反応**に分けられる。第Ⅰ相反応は**酸化，還元，加水分解**によってヒドロキシ基（水酸基），カルボキシ基，アミノ基，チオール基およびエポキシドなどの官能基が構造中に形成される反応である。第Ⅱ相反応は第Ⅰ相反応によって形成された官能基に対して，生体成分を結合させる反応（**抱合**）である。このような官能基をもつ親薬物（未変化体）も第Ⅱ相反応を受ける。代表的な生体成分として，グルクロン酸，硫酸，グルタチオン，いくつかのアミノ酸などがある。これらの生体成分が薬物に結合すると分子量が増大するため，排泄経路が腎排泄から胆汁排泄に移行する薬物もある。多くの抱合体は元の化合物よりも水溶性が上がるが，例外的にアセチル抱合体およびメチル抱合体は脂溶性が上がる。

> **基礎へのフィードバック**
> **薬物に含まれる官能基の特性**
> 　薬物に含まれる官能基の電子的効果や立体的効果は薬物代謝酵素による代謝反応の受けやすさに影響を与える。例えば，シトクロムP450による酸化は薬物の電子供与性基（電子密度が高い部分）に起こるが，グルタチオン抱合は薬物の電子求引性基（電子密度が低い部分）に起こる。薬物の代謝を考える際は，このような有機化学的な視点が役に立つ。

2 酸化反応

- 薬物の酸化には，アルキル基・芳香環の酸化，エポキシ化，ヘテロ原子に結合したα位炭素の酸化，ヘテロ原子の酸化，エタノールの酸化など，さまざまな反応様式がある。

酸化反応の様式

薬物の酸化にはさまざまな反応様式がある（図1）。長鎖のアルキル基は末端メチル基に対する酸化（**ω酸化**）とその隣のメチレン基炭素の酸化（**ω-1酸化**）を受けやすく，対応する第1級アルコールと第2級アルコールが生成する（図1①）。生成したアルコールはさらにアルデヒドやカルボン酸，あるいはケトンへと酸化される。また，二重結合や芳香環に結合した短鎖のアルキル基では，二重結合に隣接するアリル位や芳香環に隣接したベンジル位の炭素が酸化を受けやすい（図1②）。

オレフィンおよび芳香環の炭素−炭素二重結合は酸化されると，反応性に富むエポキシドを生成する（図1③）。芳香環のエポキシド（アレーンオキシド）は特に不安定で，一部は非酵素的に転位してフェノールに変換される。一方，安定なアレーンオキシドはエポキシドヒドロラーゼによってトランス-1,2-ジヒドロジオールへと代謝される。

窒素，酸素などのヘテロ原子に結合したアルキル基はそのα位炭素が酸化されやすく，不安定な水酸化中間体を経て非酵素的に転位開裂し，**脱アルキル化**される（図1④）。薬物にはN-メチル基やN,N-ジメチル基をもつものが多く，N-脱アルキル化は優位に起こる生体内反応である。アミンの脱アルキル化反応はまずα位炭素の酸化によって不安定なカルビノールアミンが生成し，次にこれが分解してN-脱アルキル化体と，アルキル基と同じ炭素数のアルデヒドを生成する。

また，アルキルアリールエーテルもこの開裂反応を受け，フェノールとアルデヒドを生じる（図1④）。薬物には芳香環にメトキシ基またはエトキシ基をもつものが多く，エーテルの酸化的開裂はN-脱アルキル化と同様に薬物の主代謝反応の1つとなっている。

第1級アミンおよび第2級アミンは，N-脱アルキル化反応と同様に窒素原子に隣接するアルキル基の炭素−水素結合の反応性が高いため酸化を受けやすく，生成した不安定なカルビノールアミンからアミンが遊離し，**脱アミノ化**される（図1⑤）。この他，アミン類は窒素原子自体にも酸素が導入され，第1級アミンおよび第2級アミンはヒドロキシルアミンに変換され，第3級アミンは安定なN-オキシドに変換される（図1⑥）。このようなヘテロ原子の酸化は硫黄原子でも起こる。ジアルキルスルフィドは対応するスルホキシドを経て，さらにスルホンへと代謝される（図1⑦）。

以上の酸化反応は主に**シトクロムP450**によって触媒されるが，窒素原子や硫黄原子の酸化にはフラビン含有モノオキシゲナーゼも関与する。

エタノールは主に**アルコール脱水素酵素**によって酸化され，アセトアルデヒドになる（図1⑧）。エタノールの一部（20％程度）はシトクロムP450の一分子種である**CYP2E1**によっても酸化される。生成したアセトアルデヒドは**アルデヒド脱水素酵素**によって酸化され，酢酸に変換される。

図1　薬物の酸化反応

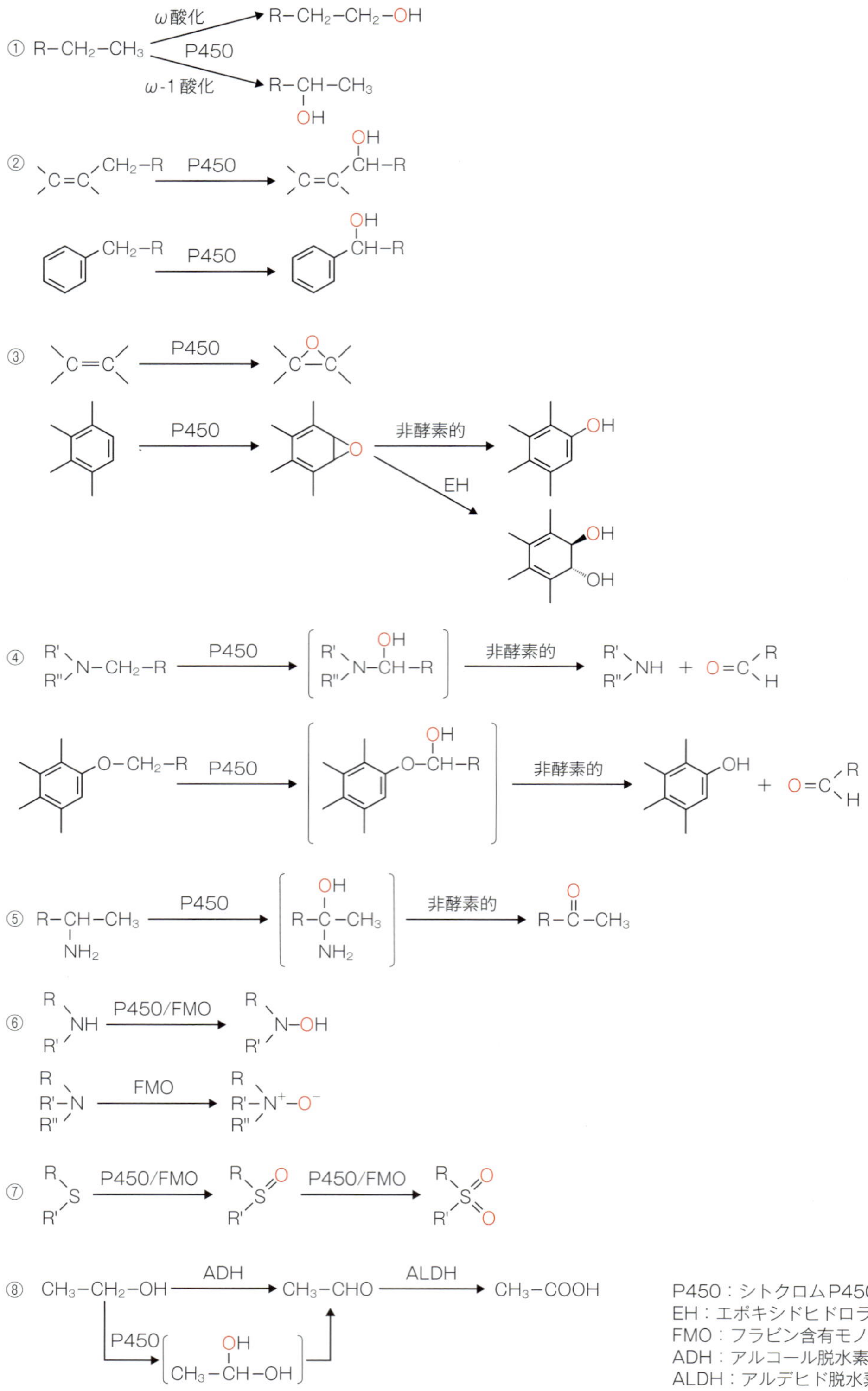

① $R-CH_2-CH_3$ 　ω酸化 / P450 / ω-1酸化　→ $R-CH_2-CH_2-OH$ 　→ $R-CH-CH_3$ （OH）

② $\,>\!C=C\!<\!CH_2-R$ 　P450　→ $\,>\!C=C\!<\!CH-R$（OH）

（ベンジル位）$C_6H_5-CH_2-R$ 　P450　→ C_6H_5-CH-R（OH）

③ $\,>\!C=C\!<$ 　P450　→ エポキシド

（芳香環）　P450　→ アレーンオキシド　非酵素的 → フェノール / EH → ジオール

④ $\,^{R'}_{R''}\!N-CH_2-R$ 　P450　→ $[\,^{R'}_{R''}\!N-CH-R$（OH）$]$ 　非酵素的 → $\,^{R'}_{R''}\!NH + O=C\!<\!^R_H$

（アリールエーテル）$Ar-O-CH_2-R$ 　P450　→ $[Ar-O-CH-R$（OH）$]$ 　非酵素的 → $Ar-OH + O=C\!<\!^R_H$

⑤ $R-CH-CH_3$（NH_2）　P450　→ $[R-C-CH_3$（OH）（NH_2）$]$ 　非酵素的 → $R-C-CH_3$（O）

⑥ $\,^{R}_{R'}\!NH$ 　P450/FMO　→ $\,^{R}_{R'}\!N-OH$

$\,^{R}_{R'}\!{}_{R''}\!N$ 　FMO　→ $\,^{R}_{R'}\!{}_{R''}\!N^+-O^-$

⑦ $\,^{R}_{R'}\!S$ 　P450/FMO　→ $\,^{R}_{R'}\!S=O$ 　P450/FMO　→ $\,^{R}_{R'}\!S(=O)_2$

⑧ CH_3-CH_2-OH 　ADH　→ CH_3-CHO 　ALDH　→ CH_3-COOH

　CH_3-CH_2-OH —P450→ $[CH_3-CH-OH$（OH）$]$ →

P450：シトクロムP450
EH：エポキシドヒドロラーゼ
FMO：フラビン含有モノオキシゲナーゼ
ADH：アルコール脱水素酵素
ALDH：アルデヒド脱水素酵素

3 還元反応

● 薬物の還元はニトロ基，アゾ基，カルボニル基など特定の官能基に起こる。

還元反応の様式

薬物の還元はニトロ基，アゾ基，カルボニル基など特定の官能基に起こる（図2）。嫌気的条件下で，ニトロ基およびアゾ基はいずれもアミノ基（図2①）に，カルボニル基はアルコール（図2②）に還元される。非ステロイド性抗炎症薬のロキソプロフェンは5員環のカルボニル基が還元され，活性代謝物であるアルコール体となる。

ニトロ基およびアゾ基の還元反応は**シトクロムP450**，NADPH－シトクロムP450還元酵素，キサンチンオキシダーゼなどによって，またカルボニル基の還元は主にカルボニル還元酵素やアルデヒド還元酵素によって触媒される。

図2 薬物の還元反応

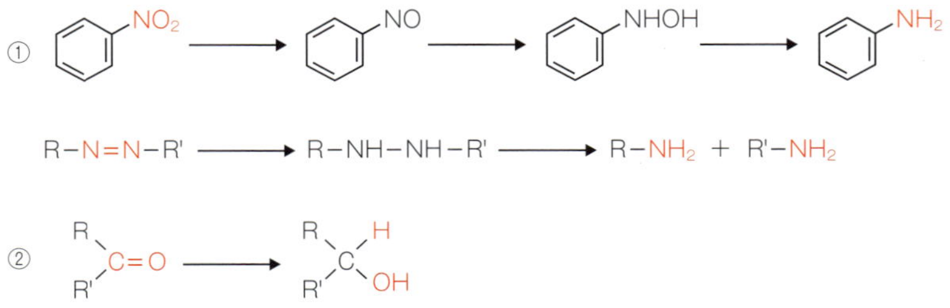

① C₆H₅-NO₂ → C₆H₅-NO → C₆H₅-NHOH → C₆H₅-NH₂

R-N=N-R' → R-NH-NH-R' → R-NH₂ + R'-NH₂

② R,R'C=O → R,R'CH(OH)

4 加水分解反応

● 薬物の加水分解はカルボン酸エステル，酸アミド，エポキシドなどに起こる。

加水分解反応の様式

薬物の加水分解はカルボン酸エステル，酸アミド，エポキシドなどに起こる（図3）。**カルボン酸エステル**および**酸アミド**は**カルボキシルエステラーゼ**によってカルボン酸とアルコールまたはアミンへ加水分解される（図3①）。一般的に，薬物は加水分解されると薬効が失われる。一方，薬物の吸収性や薬効の持続性などの改善を目的として開発されたプロドラッグのなかにはエス

図3 薬物の加水分解反応

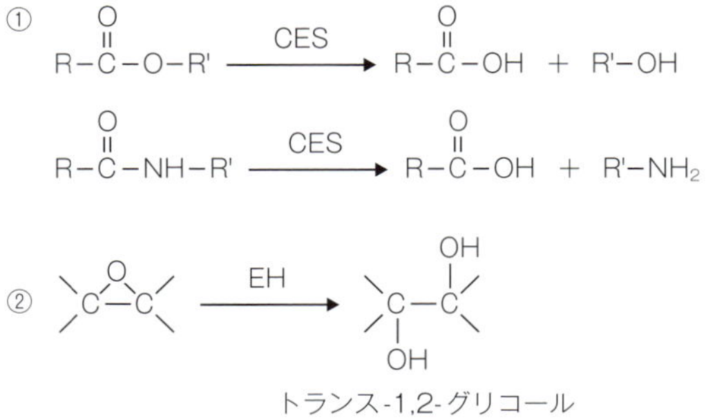

① R-C(=O)-O-R' →(CES) R-C(=O)-OH + R'-OH

R-C(=O)-NH-R' →(CES) R-C(=O)-OH + R'-NH₂

② エポキシド →(EH) トランス-1,2-グリコール

CES：カルボキシルエステラーゼ
EH：エポキシドヒドロラーゼ

テル結合やアミド結合をもつものも多く，このような薬物は生体内で加水分解されて薬効を発現する。また，酸化によって生成した**エポキシド**は**エポキシドヒドロラーゼ**によってトランス-1,2-グリコールへ加水分解される（**図3②**）。特に代謝中間体として生成するエポキシドは一般に反応性が高く強い毒性を有するものが多いため，エポキシドの加水分解は解毒経路として重要である。

5　抱合反応：グルクロン酸抱合

- 薬物のグルクロン酸抱合はヒドロキシ基，カルボキシ基，アミノ基など解離性水素をもつ官能基に起こる。
- グルクロン酸抱合は解毒代謝だけでなく，代謝的活性化にも関与する。

グルクロン酸抱合反応の様式

　薬物のグルクロン酸抱合は**UDP-グルクロン酸転移酵素**によって触媒され，薬物のヒドロキシ基（水酸基），カルボキシ基，アミノ基など解離性水素をもつ官能基に起こる（**図4**）。これら官能基のグルクロン酸抱合体（**グルクロニド**）をそれぞれエーテル型O-グルクロニド，エステル型O-グルクロニド，N-グルクロニドという。第3級アミンのN-グルクロニドは極性の高い第4級アンモニウム塩で，特にヒトで多く生成される。

　グルクロン酸抱合体は一般に薬理活性を示さないことから，この抱合反応は解毒代謝と考えられている。しかし，グルクロン酸抱合体のなかには強い薬理活性を示したり，タンパク質などと結合するものもある。例えば，モルヒネの6-ヒドロキシ基のグルクロン酸抱合体（モルヒネ6-グルクロニド）はモルヒネよりも強い鎮痛作用を示す。また，カルボキシ基との抱合反応で生成するエステル型O-グルクロニドの**アシルグルクロニド**は比較的反応性が高く，血漿タンパク質であるアルブミンなどのアミノ基やチオール基などと共有結合を形成するものもある。

図4　薬物のグルクロン酸抱合反応

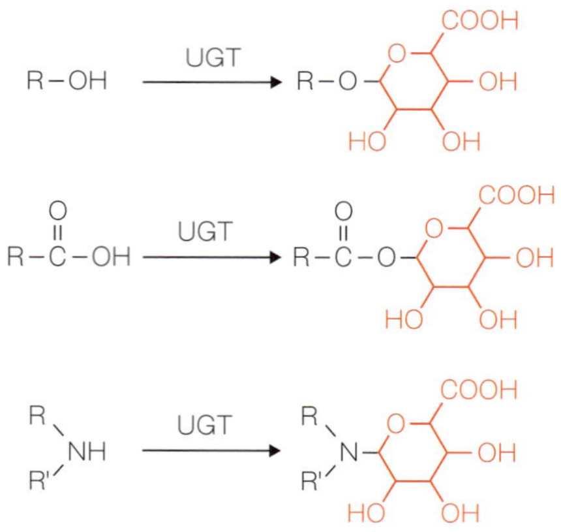

UGT：UDP-グルクロン酸転移酵素

6 抱合反応：硫酸抱合

- 薬物の硫酸抱合はヒドロキシ基やアミノ基などの官能基に起こる。
- 硫酸抱合は解毒代謝だけでなく，代謝的活性化にも関与する。

硫酸抱合反応の様式

薬物の硫酸抱合は**硫酸転移酵素**によって触媒され，薬物のヒドロキシ基（水酸基）やアミノ基などに起こる（図5）。ただし，グルクロン酸抱合とは異なり，カルボキシ基には反応しない。一般的に，薬物の硫酸抱合もグルクロン酸抱合と同様，解毒代謝と考えられている。しかし，アリールメタノールやアリール N-ヒドロキシルアミンの硫酸抱合体は硫酸基が脱離しやすく，それぞれベンジルカルボニウムイオンやニトレニウムイオンなどとなり，DNA などの生体高分子と共有結合を形成するものもある。

図5　薬物の硫酸抱合反応

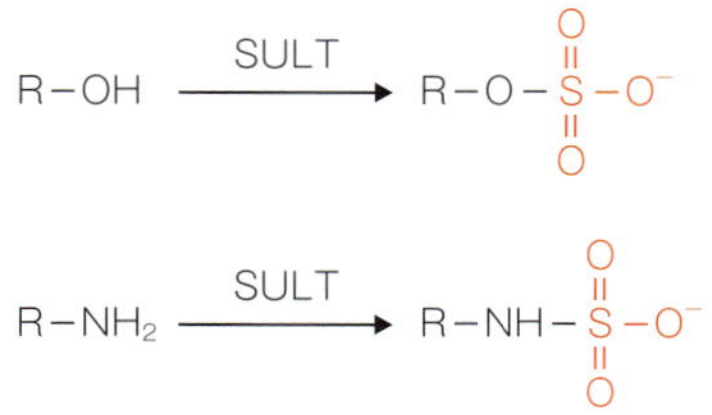

$$R-OH \xrightarrow{SULT} R-O-\overset{\overset{O}{\|}}{\underset{\underset{O}{\|}}{S}}-O^-$$

$$R-NH_2 \xrightarrow{SULT} R-NH-\overset{\overset{O}{\|}}{\underset{\underset{O}{\|}}{S}}-O^-$$

SULT：硫酸転移酵素

7 抱合反応：グルタチオン抱合

- 薬物のグルタチオン抱合は薬物の電子求引性基（電子密度が低い部分）に起こる。
- グルタチオン抱合体は，一部はそのままの形で胆汁中に排泄されるが，その他は段階的な代謝を受け，N-アセチルシステイン抱合体（メルカプツール酸）として尿中に排泄される。

グルタチオン抱合反応の様式

薬物のグルタチオン抱合は主に**グルタチオン S-転移酵素**によって触媒され，代謝されて生成する親電子性の反応性中間体や，構造中にハロゲン，エポキシド，α, β-不飽和アルデヒドなどをもつ薬物の電子求引性基（電子密度が低い部分）に起こる（図6）。グルタチオン抱合体は段階的な代謝を受け，**N-アセチルシステイン抱合体（メルカプツール酸）**として尿中に排泄される。また，グルタチオン抱合体の一部はそのままの形で胆汁中にも排泄される（図6）。一般的に，薬物のグルタチオン抱合は解毒代謝とされている。例外的ではあるが，グルタチオン抱合を介して薬理活性が上昇したり，DNA などと結合したりするものもある。例えば，免疫抑制薬であるアザチオプリンはグルタチオンとグルタチオン S-転移酵素によって活性代謝物である 6-メルカプトプリンに代謝される。また，ハロゲン化アルキルのグルタチオン抱合体では，エピスルホニウムイオンが生成し，DNA などの生体高分子と共有結合を形成するものもある。

＊DNA：deoxyribonucleic acid

図6 薬物のグルタチオン抱合反応

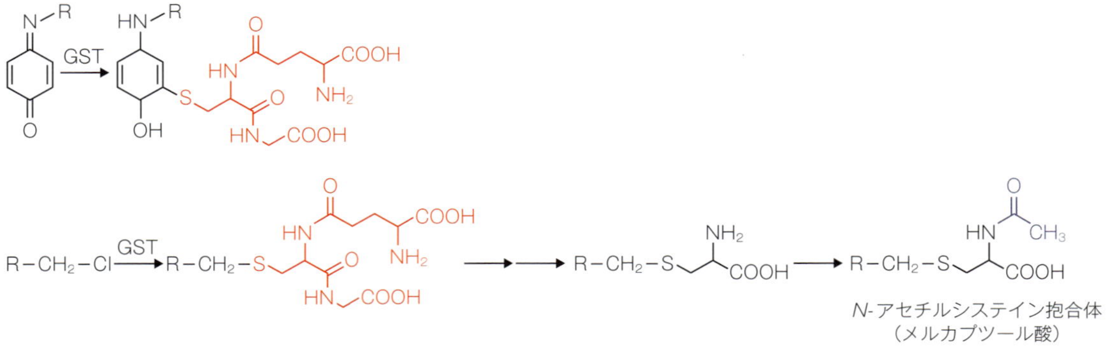

GST：グルタチオン S-転移酵素

N-アセチルシステイン抱合体（メルカプツール酸）

8 抱合反応：アセチル抱合

● 薬物のアセチル抱合は主に芳香族アミン，ヒドラジン，スルホンアミドなどのアミノ基に起こる。

アセチル抱合反応の様式

薬物のアセチル抱合は **N-アセチル転移酵素** によって触媒され，主に芳香族アミン，ヒドラジン，スルホンアミドなどのアミノ基に起こる（**図7**）。なお，グルクロン酸抱合体や硫酸抱合体，グルタチオン抱合体が元の化合物よりも水溶性が上がるのとは対照的に，アセチル抱合体は脂溶性が上がる。

図7 薬物のアセチル抱合反応

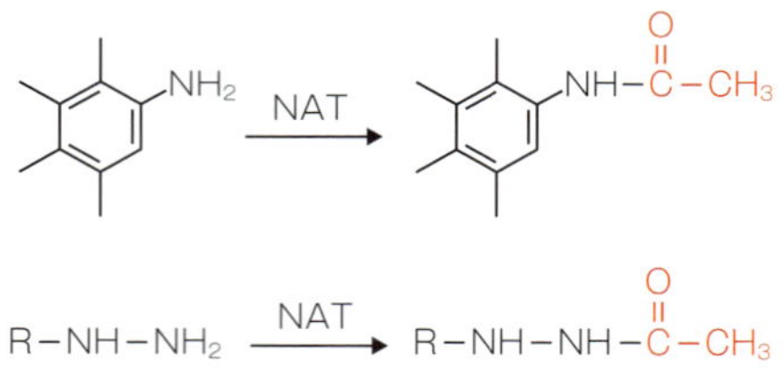

NAT：N-アセチル転移酵素

9 抱合反応：アシル抱合（アミノ酸抱合）

● 薬物のアミノ酸抱合はカルボキシ基をもつ薬物が CoA 誘導体に変換された後，アミノ酸と反応して起こる。

アシル抱合（アミノ酸抱合）反応の様式

薬物のアミノ酸抱合はカルボキシ基をもつ薬物が CoA 誘導体に変換された後，アミノ酸と反応して起こる（**図8**）。この抱合反応に利用されるアミノ酸およびその類似化合物は動物種により異なり，ヒトでは主に**グリシン**，**グルタミン**，**タウリン**などである。特に，グリシンは最もよく利用されるアミノ酸である。例えば，トルエンの酸化的代謝物である安息香酸はグリシン抱合を受け，**馬尿酸**（グリシン抱合体）として尿中

に排泄される。抗血小板薬アスピリンの加水分解代謝物であるサリチル酸もまた，グリシン抱合を受けサリチル尿酸（グリシン抱合体）として尿中に排泄される。

図8　薬物のアミノ酸抱合反応

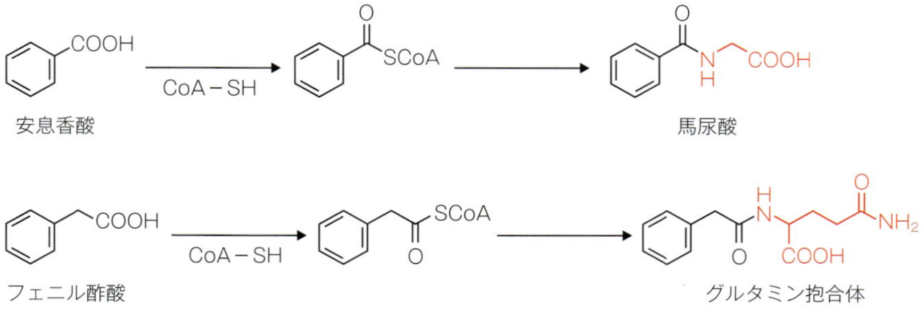

安息香酸 → 馬尿酸

フェニル酢酸 → グルタミン抱合体

10 抱合反応：メチル抱合

● 薬物のメチル抱合はカテコール体のフェノール性水酸基，アミノ基，チオール基に起こる。

メチル抱合反応の様式

薬物のメチル抱合はカテコール体のフェノール性水酸基，アミノ基，チオール基に起こり，それぞれ対応する O-メチル化体，N-メチル化体，S-メチル化体を形成する。例えば，アザチオプリンの活性代謝物であり，また白血病治療薬としても用いられている6-メルカプトプリンはチオプリン S-メチル転移酵素（チオプリン S-メチルトランスフェラーゼ）によってメチル化され，6-メチルメルカプトプリンになる。メチル抱合体はアセチル抱合体と同様，元の化合物よりも脂溶性が上がる。

11 腸内細菌による代謝反応

● 腸内細菌による代表的な薬物の代謝反応は，主に加水分解（脱抱合）と還元である。

腸内細菌による代謝反応の様式

腸管内には非常に多くの嫌気性細菌が存在するが，これら細菌も肝臓や小腸などと同様，薬物の代謝を行う。ただし，腸管内は高度に嫌気的な環境であり酸素は存在しないことから，酸化反応はほとんど起こらない。腸内細菌による代表的な薬物の代謝反応は，主に**加水分解**（脱抱合）と**還元**である。

緩下薬ピコスルファートナトリウムは大腸の細菌がもつ**スルファターゼ**によって加水分解され，活性代謝物であるジフェノール体を生成する。腸内細菌による薬物の加水分解はまた，肝臓な

97

どで代謝されて生成するグルクロン酸抱合体（β-グルクロニド）や硫酸抱合体などにも起こり，それぞれの細菌がもつ酵素によって触媒される。特に，**β-グルクロニダーゼ**および**スルファターゼ**は胆汁とともに腸管内に排泄される薬物のグルクロン酸抱合体および硫酸抱合体をそれぞれ加水分解（脱抱合）し，これら脱抱合体が腸管から再吸収され**腸肝循環**を引き起こすのに重要な役割を果たしている。

腸内細菌による薬物の還元はニトロ基，アゾ基，スルホキシドに起こる。ニトロ基およびアゾ基の還元は生体内の薬物代謝酵素によっても行われるが，その寄与は相対的に小さく，腸内細菌の寄与が大きいとされている。例えば，潰瘍性大腸炎治療薬であるサラゾスルファピリジンは腸内細菌によってアゾ基が還元され，スルファピリジンと活性代謝物である5-アミノサリチル酸になる。

臨床に役立つアドバイス

腸内細菌による薬物代謝に影響を及ぼす経口抗菌薬

腸内細菌によって代謝される薬物の薬効は，腸内細菌を死滅させる抗菌薬の経口投与により大きな影響を受ける。例えば，硫酸ネオマイシンを5日間経口投与したラットにピコスルファートナトリウムを経口投与すると，糞便中に活性代謝物であるジフェノール体は検出されず，緩下作用も認められない。腸内細菌によって代謝される薬物で治療を行う際は，経口抗菌薬の直近での使用歴や併用投与に注意を払う必要がある。

まとめ

- 酸化反応を分類し，それぞれの特徴を説明せよ（☞p.91〜92）。試験
- 還元反応の特徴を説明せよ（☞p.93）。試験
- 加水分解反応の特徴を説明せよ（☞p.93〜94）。試験
- グルクロン酸抱合反応の特徴を説明せよ（☞p.94）。試験
- 硫酸抱合反応の特徴を説明せよ（☞p.95）。試験
- グルタチオン抱合反応の特徴および抱合体の体内動態について説明せよ（☞p.95〜96）。試験
- アセチル抱合反応の特徴を説明せよ（☞p.96）。試験
- アミノ酸抱合反応の特徴を説明せよ（☞p.96〜97）。試験
- 薬物の代謝における腸内細菌の役割について説明せよ（☞p.97〜98）。試験

5章 代謝

2 薬物代謝酵素の種類と特徴

1 代表的な薬物代謝酵素

- 薬物の代謝にかかわる酵素には，酸化酵素，還元酵素，加水分解酵素，抱合酵素がある。
- 薬物の代謝にかかわる酵素は，小胞体，細胞質，ミトコンドリアなどの細胞内小器官に局在する。

代表的な薬物代謝酵素の種類と特徴

薬物の代謝には多くの酵素群がかかわっており，代表的なものとしてシトクロムP450，カルボキシルエステラーゼ，UDP-グルクロン酸転移酵素，硫酸転移酵素，グルタチオン S-転移酵素，N-アセチル転移酵素などがある。これら薬物代謝酵素が主に局在する細胞内小器官とかかわる代謝様式を**表1**に示す。

表1 薬物代謝酵素の細胞内局在部位および関与する代謝様式

酵素名	主に局在する細胞内小器官（細胞画分）	代謝反応	補酵素
シトクロムP450	小胞体（滑面＞粗面）（ミクロソーム画分）	酸化反応（好気的条件下）還元反応（嫌気的条件下）	NADPH NADPH
フラビン含有モノオキシゲナーゼ	小胞体（ミクロソーム画分）	酸化反応	NADPH
アルコール脱水素酵素	細胞質（可溶性画分）	酸化反応	NAD+
アルデヒド脱水素酵素（ALDH2）	ミトコンドリア（ミトコンドリア画分）	酸化反応	NAD+
カルボキシルエステラーゼ	小胞体（ミクロソーム画分）	加水分解反応	
エポキシドヒドロラーゼ	小胞体（ミクロソーム画分）	加水分解反応	
UDP-グルクロン酸転移酵素	小胞体（ミクロソーム画分）	抱合反応	UDPGA
硫酸転移酵素	細胞質（可溶性画分）	抱合反応	PAPS
グルタチオン S-転移酵素	細胞質（可溶性画分）	抱合反応	GSH
N-アセチル転移酵素	細胞質（可溶性画分）	抱合反応	アセチルCoA

* ALDH2：aldehyde dehydrogenase 2　　* UDP：uridine diphosphate
* NADPH：nicotinamide adenine dinucleotide phosphate　　* NAD：nicotinamide adenine dinucleotide
* UDPGA：uridine diphosphate-α-D-glucuronic acid　　* PAPS：3'-phosphoadenosine-5'-phosphosulfate
* GSH：glutathione

図1　遠心分離法による細胞分画

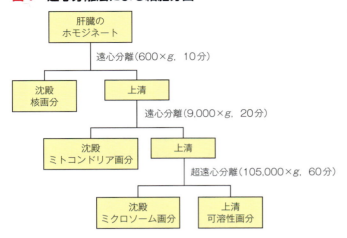

> **基礎へのフィードバック**
> **遠心分離法による細胞分画**
> 　肝臓などの組織を細切しホモジナイザーで破砕したホモジネートを図1のように繰り返し遠心分離していくと，細胞内小器官を大まかに分けることができる。薬物代謝にかかわるほとんどすべての酵素は9,000×gで遠心分離した後の上清画分に含まれている。この画分はS9ともよばれ，薬物の代謝や化学物質の変異原性を試験する際に用いられる。

2　シトクロムP450

POINT
- シトクロムP450は薬物の酸化反応および還元反応を触媒する。
- 薬物の代謝にかかわる主要な分子種はCYP1A2，CYP2C9，CYP2C19，CYP2D6，CYP3A4である。

シトクロムP450の特徴

　シトクロムP450（P450，分子種を指すときはCYP）は第Ⅰ相反応を触媒する酵素のなかで最も重要な酵素である。P450は主に**酸化反応**に関与するが，嫌気的条件下では**還元反応**を触媒する。P450は活性中心に補欠分子族として1分子のプロトヘムⅨをもつヘムタンパク質である。P450は肝臓に最も多く存在しているが，小腸，腎臓，副腎，肺，脳，胎盤などさまざまな臓器に発現している。肝臓の細胞内では小胞体のほか，ミトコンドリア，核膜，ゴルジ体，リボソームなどの細胞内小器官に局在している。特に薬物

図2　シトクロムP450の触媒活性部位

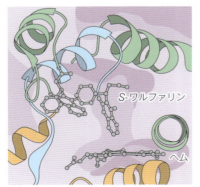

（文献1を基に作成）

図3　薬物の代謝に関わるCYP分子種の割合

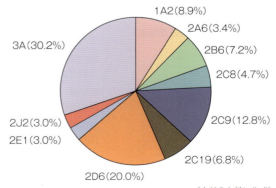

（文献2を基に作成）

表2　シトクロムP450の代表的な基質薬

分子種	基質薬	分子種	基質薬
CYP1A2	カフェイン	CYP2D6	アトモキセチン
	テオフィリン		イミプラミン
	チザニジン		ノルトリプチリン
	デュロキセチン		抗精神病薬（ペルフェナジン，リスペリドンなど）
	プロプラノロール		抗ヒスタミン薬（プロメタジン，メキタジンなど）
	ラメルテオン		コデイン
	リドカイン		デキストロメトルファン
CYP2A6	テガフール		タモキシフェン
	ニコチン		プロプラノロール
	ピロカルピン		メトプロロール
	メトロニダゾール	CYP2E1	アセトアミノフェン
	レトロゾール		エタノール
CYP2B6	エファビレンツ	CYP3A4 CYP3A5	アトルバスタチン
	ケタミン		シンバスタチン
	シクロホスファミド		エベロリムス
	プロポフォール		シロリムス
	メサドン		シクロスポリン
CYP2C8	パクリタキセル		タクロリムス
	ピオグリタゾン		カルバマゼピン
	モンテルカスト		トリアゾラム
	レパグリニド		ブロチゾラム
CYP2C9	ジクロフェナク		ミダゾラム
	セレコキシブ		スボレキサント
	フルルビプロフェン		ブロナンセリン
	グリメピリド		エリスロマイシン
	フルバスタチン		デキストロメトルファン
	フェニトイン		ニフェジピン
	ロサルタン		ニソルジピン
	S-ワルファリン		フェロジピン
CYP2C19	エスシタロプラム		ランソプラゾール
	エチゾラム		リドカイン
	ジアゼパム		
	オメプラゾール，エソメプラゾール		
	ランソプラゾール		
	クロピドグレル		
	プロプラノロール		
	ボリコナゾール		

5章

代謝

などの外来性物質の代謝に関与するP450は**小胞体膜**(**ミクロソーム画分**)に，ステロイドなどの内因性物質の代謝に関与するP450はミトコンドリアに存在する(**表1**)。

P450が行う薬物の酸化反応はP450を末端酵素として含む小胞体の**電子伝達系**による代謝反応である。つまり，P450は主に補酵素である**NADPH**によって供給される**2個の電子**(還元力)を利用して，**酸素分子**(O_2)のうち一方の酸素原子を薬物XHに導入する一酸素原子添加反応を触媒する。

$$XH + O_2 + NADPH + H^+ \rightarrow XOH + H_2O + NADP^+$$

薬物への酸素原子の導入は，ヘム鉄上で活性化された酸素反応種の親電子性が高いため，薬物の構造中で電子密度が高く，かつ酸素反応種の直近に位置する部位に起こる(**図2**)。

P450には一次構造が異なる多数の分子種が存在する。現在，ヒトにおいて57種類のCYP分子種が知られているが，薬物の代謝にかかわる分子種はおよそCYP1〜4の4つのファミリーに属している。なかでも，**CYP1A2**，**CYP2C9**，**CYP2C19**，**CYP2D6**，CYP3A(**CYP3A4**，CYP3A5)は臨床的に重要な多くの薬物の代謝に関与しており，P450によって代謝される薬物の約80％をカバーしている(**図3**)。この他に，CYP2A6，CYP2B6，CYP2C8，CYP2E1も少なからず薬物の代謝に寄与している。これらCYP分子種の基質となる代表的な薬物を**表2**に示す。近年では，アラキドン酸などの脂肪酸の代謝に重要な役割を果たしているCYP2J2やCYP4A11，CYP4F2によって代謝される薬物も登場している。肝臓には非常に多くの分子種が発現しているが，小腸に発現する分子種の数は限られている(**図4**)。

■ CYP1A2

CYP1A2はテオフィリン，チザニジン，プロプラノロール，リドカインなどを代謝する。

■ CYP2A6

CYP2A6は抗がん薬テガフールの活性代謝物である5-フルオロウラシルへの代謝やニコチンのコチニンへの代謝に関与する。

■ CYP2C9

CYP2C9はワルファリンやフェニトイン，ジクロフェナクなどの酸性非ステロイド性抗炎症薬の代謝酵素である。

■ CYP2C19

CYP2C19はプロトンポンプ阻害薬のオメプラゾール，エソメプラゾールおよびランソプラゾー

図4 ヒト肝臓および小腸に発現するCYP分子種の含量比

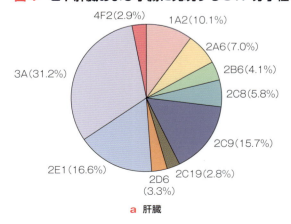
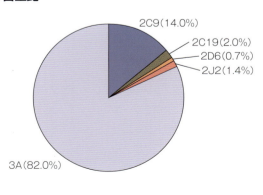

a 肝臓　　b 小腸

(文献3，4を基に作成)

ル，抗血小板薬クロピドグレルなどの代謝に関与する。

■ CYP2D6

CYP2D6は鎮咳薬コデインおよびデキストロメトルファン，抗うつ薬イミプラミン，抗精神病薬リスペリドンなどを代謝する。

■ CYP2E1

CYP2E1はエタノールの酸化，解熱鎮痛薬アセトアミノフェンの代謝的活性化に関与する。

■ CYP3A4，CYP3A5

CYP3Aは成人の肝臓と小腸に発現する主要な酵素群であり，その中心的役割を担っているのはCYP3A4およびCYP3A5である。CYP3A4は薬物代謝にかかわるP450のなかで最も基質特異性が低く，ミダゾラムのような低分子のものからシクロスポリンのような高分子のものまで多様な構造を認識して代謝することができる。例えば，鎮静薬トリアゾラム，降圧薬ニフェジピン，抗てんかん薬カルバマゼピン，免疫抑制薬シクロスポリンおよびタクロリムス，抗菌薬エリスロマイシンなどを代謝する。CYP3A5もCYP3A4と類似した基質特異性を示すが，その代謝能力は全般的にCYP3A4に比べて同じか低い。しかし，シクロスポリンやタクロリムス，ミダゾラムなど一部の薬物では，CYP3A4よりも高い活性を示す。

3 アルコール脱水素酵素（アルコールデヒドロゲナーゼ），アルデヒド脱水素酵素（アルデヒドデヒドロゲナーゼ）

- アルコール脱水素酵素は肝臓におけるエタノール代謝の律速酵素である。
- アルデヒド脱水素酵素であるALDH2はアセトアルデヒドに対して高い酸化活性を示す。

アルコール脱水素酵素およびアルデヒド脱水素酵素の特徴

アルコール脱水素酵素（ADH）は肝臓におけるエタノール代謝の律速酵素である。ADHは細胞質（可溶性画分）に存在する亜鉛含有酵素である（表1）。ADHはその一次構造の違いに基づき5つのクラス（Ⅰ～Ⅴ）に分類され，肝臓，腎臓，肺などさまざまな臓器に発現している。なかでも，クラスⅠに分類されるADHは成人肝臓中のADHの85～90％を占める。ADHは補酵素であるNAD^+存在下，第1級アルコールを酸化して対応するアルデヒドに変換する。ADHは第1級アルコール以外にも，脂肪族第2級アルコールやジオールなどを酸化する。

アルデヒド脱水素酵素（ALDH）は活性中心にチオール基をもつ。ALDHは肝臓に最も多く存在するが，腎臓や肺など他の臓器にも発現している。肝臓の細胞内では，ミトコンドリア，小胞体（ミクロソーム画分），細胞質（可溶性画分）に局在している（表1）。ALDHは補酵素であるNAD^+または$NADP^+$（$NAD^+ > NADP^+$）存在下，脂肪族アルデヒドや芳香族アルデヒドを酸化してカルボン酸に変換する。現在，ヒトにおいて19種類の*ALDH*遺伝子が知られている。これらのうち，肝臓のミトコンドリアに局在するALDH2は以前よりアルコール中毒症との関係で注目されていた分子種である。ALDH2はアセトアルデヒドに親和性が高く（$K_m < 5\mu M$），高い活性を示す。

＊ADH：alcohol dehydrogenase　＊ALDH：aldehyde dehydrogenase

4 カルボキシルエステラーゼ

- カルボキシルエステラーゼはカルボン酸エステルやアミド結合を有する薬物の加水分解反応を触媒する。
- 薬物の加水分解に関与するファミリーは主にCES1とCES2である。

カルボキシルエステラーゼの特徴

カルボキシルエステラーゼ(CES)はカルボン酸エステルやアミド結合を有する薬物の加水分解反応に関与する。CESは活性中心にセリン残基をもつセリンエステラーゼである。CESには複数のファミリーが存在するが，薬物の加水分解に関与するファミリーは主にCES1とCES2である。これらのCESは肝臓や小腸などに多く存在しているが，特にCES1は肝臓に，CES2は小腸に発現する主要な酵素である。肝細胞内では，小胞体膜(ミクロソーム画分)の内腔側に多く局在するが，細胞質(可溶性画分)にも存在している(表1)。

CESによる加水分解は，まずCESのセリン残基と薬物のアシル基がアシル－酵素中間体を形成し，アルコールまたはアミンが遊離した後に，第二の基質である水分子(H_2O)にアシル基を転移することによってカルボン酸が生成する。

CES1とCES2の基質特異性は大きく異なる。CES1は嵩高いアシル基をもつ薬物を認識するが，CES2は嵩高いアルコールおよび比較的小さなアシル基をもつ薬物を認識する。例えば，エナラプリルは主にCES1によって加水分解され，薬理活性をもつエナラプリラトになる。一方，アスピリンは主にCES2によって加水分解され，サリチル酸が生成する。CESの基質となる代表的な薬物を表3に示す。

表3　カルボキシルエステラーゼの代表的な基質薬

分子種	基質薬	主な代謝物	
CES	イリノテカン(CPT-11)	SN-38	活性代謝物
	アセメタシン	インドメタシン	活性代謝物
	インドメタシンファルネシル	インドメタシン	活性代謝物
	ガバペンチンエナカルビル	ガバペンチン	活性代謝物
	バラシクロビル	アシクロビル	活性代謝物
CES1	エナラプリル	エナラプリラト	活性代謝物
	テモカプリル	テモカプリラト	活性代謝物
	オセルタミビル	Ro64-0802	活性代謝物
	カペシタビン	5'-デオキシ-5-フルオロシチジン	
	クロピドグレル	クロピドグレルカルボン酸体	不活性代謝物
	メチルフェニデート	リタリン酸	不活性代謝物
CES2	アスピリン	サリチル酸	
	カンデサルタンシレキセチル	カンデサルタン	活性代謝物

*CES：carboxylesterase

5 UDP-グルクロン酸転移酵素（UDP-グルクロノシルトランスフェラーゼ）

POINT
- UDP-グルクロン酸転移酵素は薬物の解離性水素をもつ官能基に対して補酵素ウリジン二リン酸-α-D-グルクロン酸からグルクロン酸を転移する反応を触媒する。
- 薬物のグルクロン酸抱合に関与するサブファミリーはUGT1AおよびUGT2Bである。
- UDP-グルクロン酸転移酵素は薬物の代謝だけでなく，内因性物質の代謝にも関与する。

UDP-グルクロン酸転移酵素の特徴

UDP-グルクロン酸転移酵素（UGT）は第Ⅱ相反応を触媒する酵素のなかで重要な酵素の1つである。UGTは主に肝臓に発現しているが，一部は小腸や腎臓，肺などにも存在する。細胞内においてUGTは**小胞体（ミクロソーム画分）**の膜上に局在し，その基質結合部位は小胞体内腔側を向いている（**表1**）。

UGTは**ウリジン二リン酸-α-D-グルクロン酸（UDPGA）**を補酵素とし，薬物の解離性水素をもつ官能基に水溶性原子団であるグルクロン酸を転移する反応を触媒する（**図5**）。UDPGAのグルクロン酸とUDP結合は$C_1\alpha$結合であるため，薬物XHの解離残基X^-はC_1炭素原子をβ-側から背面攻撃してこのグルクロン酸の転移反応が完結する。従って，この反応で生成する抱合体は**β-グルクロニド**である。

UGTには複数のファミリーが存在するが，主にグルクロン酸抱合に関与するのはUGT1およびUGT2である。UGT1は1つの遺伝子から選択的スプライシングによって基質特異性を決定するエクソン1のみが異なるUGT1Aサブファミリーから構成されている。一方，UGT2はUGT2A

表4　UDP-グルクロン酸転移酵素の代表的な基質薬

分子種	基質薬
UGT1A1	エゼチミブ
	エチニルエストラジオール
	エトポシド
	SN-38（イリノテカンの加水分解物かつ活性代謝物）
	ビリルビン
UGT1A4	オランザピン
	タモキシフェン
	ラモトリギン
UGT1A6	アセトアミノフェン
UGT1A9	プロポフォール
	ミコフェノール酸
	ラロキシフェン
UGT2B7	クロピドグレルカルボン酸体
	クロラムフェニコール
	コデイン
	ジドブジン
	NSAIDs（ジクロフェナク，イブプロフェンなど）
	バルプロ酸
	モルヒネ
	ラモトリギン
UGT2B10	アミトリプチリン
	ニコチン
UGT2B15	4-ヒドロキシタモキシフェン
	ロラゼパム

図5　UDP-グルクロン酸転移酵素による抱合反応機構

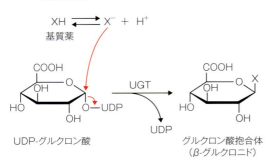

* UGT：UDP-glucuronosyltransferase

およびUGT2Bサブファミリーから構成されている。これらのうち、UGT1AとUGT2Bは薬物などの外来性物質の代謝に関与するが、それだけでなくビリルビンやステロイド、甲状腺ホルモン、胆汁酸などの内因性物質の代謝にも重要な役割を果たしている。これらUGTの基質となる代表的な薬物を表4に示す。

6 硫酸転移酵素（スルホトランスフェラーゼ）

- 硫酸転移酵素は薬物のヒドロキシ基やアミノ基に対して補酵素3′-ホスホアデノシン-5′-ホスホ硫酸から硫酸基を転移する反応を触媒する。
- 薬物の硫酸抱合に関与するファミリーはSULT1およびSULT2である。
- 硫酸転移酵素は薬物の代謝だけでなく、内因性物質の代謝にも関与する。

硫酸転移酵素の特徴

硫酸転移酵素（SULT）はUGTと同様、第Ⅱ相反応を触媒する代表的な酵素の1つである。SULTは肝臓をはじめ小腸や脳などさまざまな臓器に発現し、細胞内では細胞質（可溶性画分）に分布している（表1）。

SULTは活性硫酸である3′-ホスホアデノシン-5′-ホスホ硫酸（PAPS）を補酵素とし、薬物のヒドロキシ基（水酸基）やアミノ基などに水溶性原子団である硫酸基を転移する反応を触媒する（図6）。硫酸抱合反応は、薬物XHより生じるX$^-$が活性硫酸PAPSのSO$_3^-$残基の硫黄原子を求核的に攻撃することによって進行する。この活性硫酸はPAPS合成酵素によってATPと無機硫酸塩（SO$_4^{2-}$）から生合成される。

SULTはアミノ酸配列の相同性から、SULT1とSULT2の2つのファミリーに大別される。SULT1は主にフェノール性化合物（アセトアミノフェン、4ヒドロキシタモキシフェンなど）の代謝に、SULT2は主にアルコール性化合物（α-ヒドロキシタモキシフェンなど）の代謝に関与するが、その対象は薬物だけでなくステロイドや甲状腺ホルモン、カテコールアミンなどの内因性物質にまで及ぶ。つまり、SULTは薬物の体外排泄に寄与するだけなく、内因性物質の生理活性制御にも重要な役割を果たしている。

図6 硫酸転移酵素による抱合反応機構

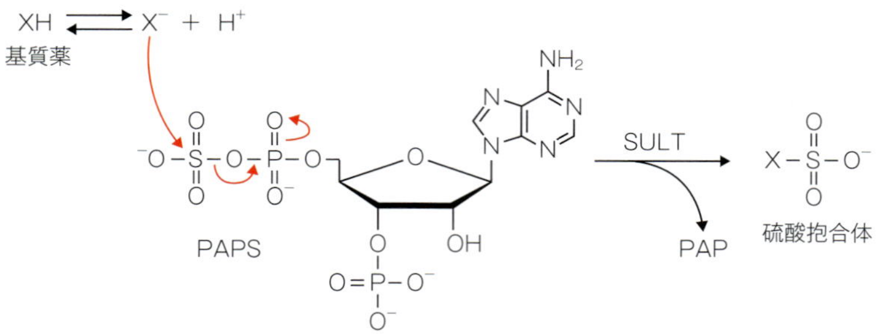

7 グルタチオンS-転移酵素（グルタチオンS-トランスフェラーゼ）

POINT

● グルタチオンS-転移酵素は親電子性薬物に対して補酵素グルタチオンのチオール基を転移する反応を触媒する。

● グルタチオンS-転移酵素は8つのGSTクラスから構成されている。

グルタチオンS-転移酵素の特徴

グルタチオンS-転移酵素（GST）は酸化的ストレスの制御にかかわる重要な薬物代謝酵素の1つである。GSTは肝臓をはじめ小腸や腎臓などさまざまな臓器に発現し，細胞内では主として**細胞質（可溶性画分）**に分布している（**表1**）。

GSTは細胞内の主要な還元物質であり，酸化的ストレスから細胞を防御するトリペプチドの**グルタチオン**（γ-グルタミル-システイニルグリシン：GSH）を補酵素とし，親電子性薬物に対して高い求核性をもつGSHのチオール基を転移する反応を触媒する（**図7**）。この反応は非酵素的にもわずかに進行するが，GSTによって著しく促進される。

GSTはアミノ酸配列の相同性からalpha（A），kappa（K），mu（M），omega（O），pi（P），sigma（S），theta（T），zeta（Z）の8つのGSTクラスに分類されている。GSTの基質特異性は一部の分子種を除いて同一クラス内で類似している。しかし，臓器によって発現している分子種は異なることから，同じ薬物の代謝でも臓器によって関与する分子種が異なる。GSTはブスルファンやアザチオプリンなどの薬物の代謝に関与する。また，GSTはアセトアミノフェンの反応性中間体NAPQIを不活性化（無毒化）する反応にも関与している。

図7　グルタチオンS-転移酵素による抱合反応機構

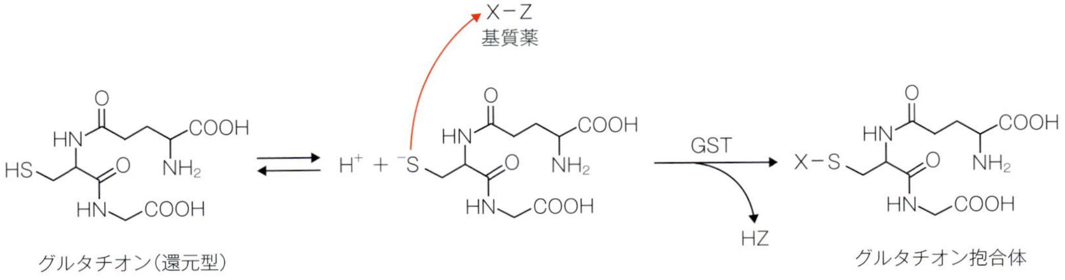

グルタチオン（還元型）　　グルタチオン抱合体

8 N-アセチル転移酵素（N-アセチルトランスフェラーゼ）

POINT

● N-アセチル転移酵素は主に薬物に含まれるアミノ基に対して補酵素アセチルCoAのアセチル基を転移する反応を触媒する。

● 薬物のアセチル抱合に関与する分子種はNAT1およびNAT2である。

N-アセチル転移酵素の特徴

N-アセチル転移酵素（NAT）は主に薬物に含まれるアミノ基のアセチル化に関与する。NATは肝臓をはじめ小腸や腎臓などさまざまな臓器の細胞質（可溶性画分）に分布している（**表1**）。

NATは**アセチルCoA**を補酵素とし、芳香族アミンやヒドラジン、スルホンアミドなどのアミノ基に対して、アセチルCoAのアセチル基を転移する反応を触媒する。この反応は、①アセチルCoAと酵素の結合が起こり、②CoAの遊離を伴って酵素のシステインのチオール基がアセチル化され、③薬物がアセチル化された酵素と結合し、④酵素から薬物へアセチル基が転移され、アセチル化体に変換される（**図8**）。NATはまた、アセチルCoAだけでなくN-ヒドロキシアセトアミド（アリールヒドロキサム酸）をアセチル供与体とし、N-ヒドロキシルアミンのO-アセチル化反応（N,O-アセチル化）も触媒する。

NATには**NAT1**，**NAT2**とよばれるアミノ酸配列の類似した2種類の分子種が存在する。NAT1は肝臓や腎臓などさまざまな臓器に広く存在しているが、NAT2は主に肝臓と小腸に発現する。NAT1とNAT2の基質特異性は異なっている。NAT1は芳香族アミン（p-アミノ安息香酸、スルファメトキサゾール）の代謝に、NAT2は芳香族アミン（プロカインアミド、スルファメトキサゾールなど）やヒドラジン（イソニアジド、ヒドララジンなど）などの代謝に関与する。

図8　N-アセチル転移酵素による抱合反応機構

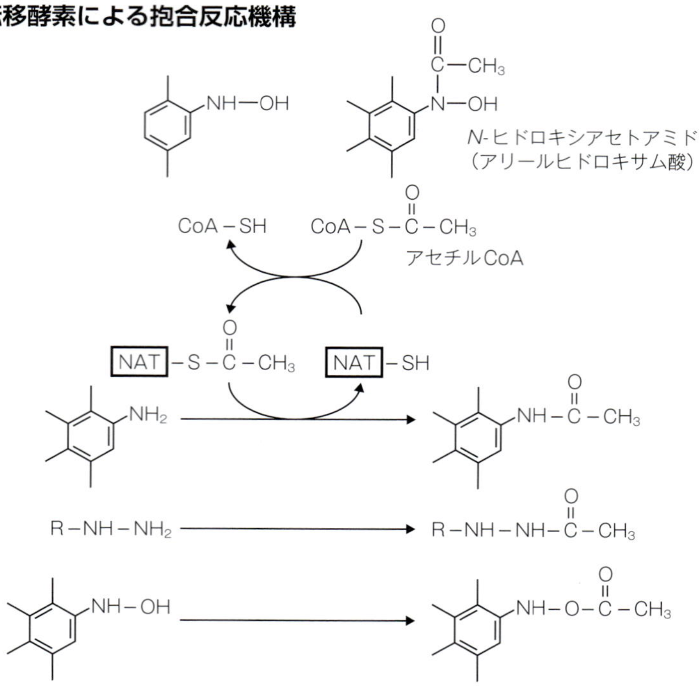

NAT：N-アセチル転移酵素

まとめ

- シトクロム P450 の特徴を説明せよ（☞ p.100〜103）。 試験
- カルボキシルエステラーゼの特徴を説明せよ（☞ p.104）。 試験
- UDP-グルクロン酸転移酵素の特徴を説明せよ（☞ p.105〜106）。 試験
- 硫酸転移酵素の特徴を説明せよ（☞ p.106）。 試験
- グルタチオン S-転移酵素の特徴を説明せよ（☞ p.107）。 試験
- N-アセチル転移酵素の特徴を説明せよ（☞ p.108）。 試験

【引用文献】
1) Williams PA, et al. : Nature, 424, p.467, 2003.
2) Zanger UM, et al. : Pharmacol. Ther.,138, p.104, 2013.
3) Achour B, et al. : Drug Metab. Dispos., 42, p.1351, 2014.
4) Paine ET, et al. : Drug Metab. Dispos., 34, p.884, 2006.

5章 代謝

3 薬物代謝の包括的な把握

1 アセトアミノフェン代謝の包括的な把握

- アセトアミノフェンは，常用量では主にUGTを介したグルクロン酸抱合とSULTを介した硫酸抱合によって解毒代謝される。
- アセトアミノフェンを過量に摂取した場合，解毒代謝能が低下し，最終的に肝細胞壊死（肝障害）を誘発することがある。

アセトアミノフェンの代謝

解熱鎮痛作用を示すアセトアミノフェンは，常用量では主に**UGT**を介した**グルクロン酸抱合**と**SULT**を介した**硫酸抱合**によって解毒代謝される（**図1**）。このとき，投与量の約60％がグルクロン酸抱合体，約35％が硫酸抱合体として排泄される。また，アセトアミノフェンの一部はP450（主に**CYP2E1**）によって***N*-水酸化**された後，非酵素的に***N*-アセチル-*p*-ベンゾキノンイミン（NAPQI）**へと変換される。NAPQIは反応性が高いため，通常は**GST**を介した**グルタチオン抱合**によって解毒代謝される。生成したグルタ

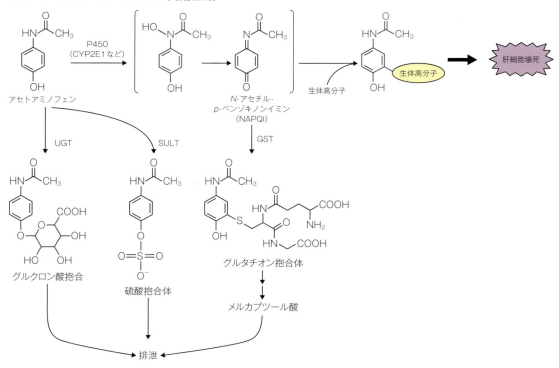

図1 アセトアミノフェンの代謝経路

* UGT：uridine diphosphate glucuronosyltransferase　　* SULT：sulfotransferase
* NAPQI：*N*-acetyl-*p*-benzoquinone imine　　* GST：glutathione *S*-transferase

チオン抱合体はさらに段階的な代謝を受け，N-アセチルシステイン抱合体（**メルカプツール酸**）として尿中に排泄される。しかし，アセトアミノフェンを過量に摂取した場合や常用量を超える量を繰り返し投与された場合には，UGTおよびSULTによる抱合反応が飽和する。その結果，代償的な代謝経路としてP450による酸化反応が進行するため，NAPQIが増加する。その後，解毒代謝に用いられていたグルタチオンが減少するにつれ，タンパク質などの生体高分子と共有結合して，最終的に肝細胞壊死（**肝障害**）を誘発する。

> **専門分野へのリンク**
>
> **アセトアミノフェン中毒の治療**
>
> アセトアミノフェンを過量に摂取した場合の中毒による致死率は2〜4％で，救命できる確率は摂取量と摂取後の経過時間に依存する。解毒薬としてN-アセチルシステインが用いられ，アセトアミノフェン摂取後なるべく早期に投与を開始することが望ましい。N-アセチルシステインはグルタチオンの前駆物質として働き，枯渇したグルタチオンを補うことで解毒代謝を促している。

2 イリノテカン代謝の包括的な把握

- イリノテカンはCESによって加水分解され，抗腫瘍作用をもつSN-38となる。
- SN-38は肝臓でのグルクロン酸抱合と腸内細菌のβ-グルクロニダーゼによる加水分解を介して腸肝循環を引き起こす。

イリノテカンの代謝

　イリノテカンは抗腫瘍作用をもつ**SN-38**のプロドラッグである。イリノテカンは生体内で**CES**によって**加水分解**され，SN-38へと変換される（**図2**）。SN-38は肝臓で主に**UGT1A1**を介した**グルクロン酸抱合**を受け，胆汁中に排泄される。SN-38のグルクロン酸抱合体は腸内細菌の**β-グルクロニダーゼ**によって**加水分解（脱抱合）**され，SN-38が消化管内で生成する。脱抱合されたSN-38は消化管から吸収され，肝臓へと移行し，再びUGT1A1によって代謝される。このように，薬物が肝臓と消化管を往来することを**腸肝循環**という。なお，SN-38は強力な細胞毒性を有するため，消化管内で脱抱合されたSN-38が消化管粘膜を傷害し，**遅発性下痢**を誘発する。

＊CES : carboxylesterase

図2 イリノテカンの代謝経路

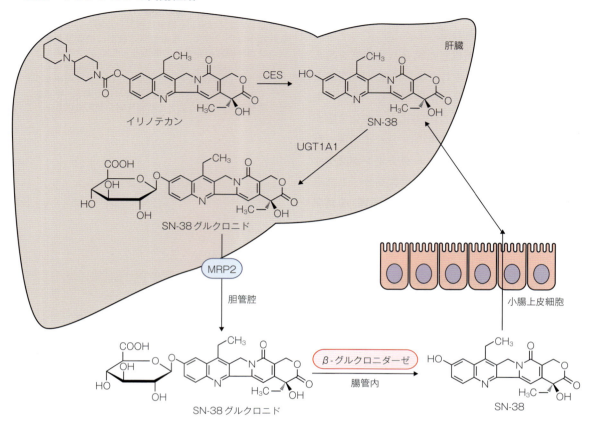

3 アザチオプリン代謝の包括的な把握

- アザチオプリンはGSTによって代謝され、免疫抑制作用を示す6-メルカプトプリンになる。
- 6-メルカプトプリンはさらにキサンチンオキシダーゼやチオプリンS-メチルトランスフェラーゼによって代謝される。

アザチオプリンの代謝

アザチオプリンは免疫抑制作用を示す**6-メルカプトプリン**のプロドラッグである。アザチオプリンは生体内で**GST**によって速やかに代謝され、6-メルカプトプリンになる（**図3**）。6-メルカプトプリンはさらに**キサンチンオキシダーゼ**による酸化的代謝を受け、大部分が**6-チオ尿酸**として尿中に排泄される。6-メルカプトプリンはまた、チオプリンS-メチル転移酵素（**チオプリンS-メチルトランスフェラーゼ**）によってメチル化され、**6-メチルメルカプトプリン**に変換される。

図3 アザチオプリンの代謝経路

アザチオプリン GST → 6-メルカプトプリン チオプリンS-メチルトランスフェラーゼ → 6-メチルメルカプトプリン

キサンチンオキシダーゼ ↓

6-チオ尿酸

↓

排泄

5章 代謝

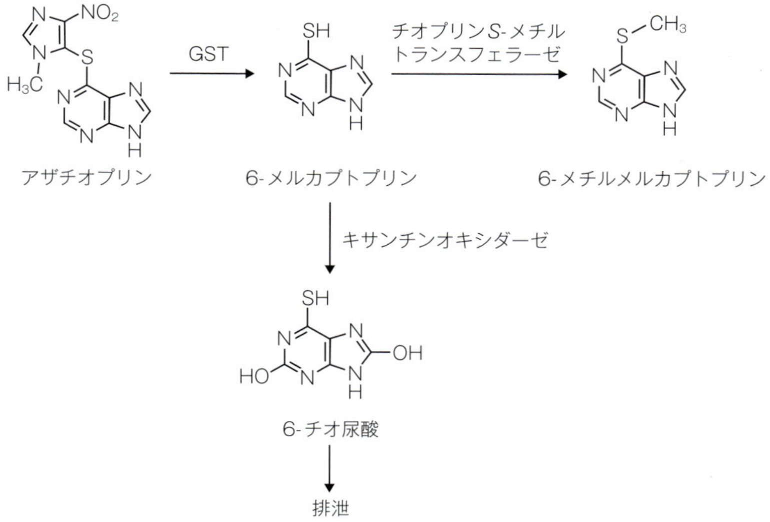

まとめ

● アセトアミノフェンの代謝経路について説明せよ（☞ p.110〜111）。 試験
● イリノテカンの代謝経路について説明せよ（☞ p.111〜112）。 試験
● アザチオプリンの代謝経路について説明せよ（☞ p.112〜113）。 試験

5章 代謝

4 薬物代謝酵素の阻害と誘導

1 薬物による薬物代謝酵素の機能変動

- 薬物が薬物代謝酵素の機能を変化させる主なメカニズムとして，代謝阻害と酵素誘導がある。
- 薬物代謝酵素の機能変動は薬物だけでなく飲食物や環境中の化学物質によっても引き起こされる。

薬物による薬物代謝酵素の阻害と誘導

　薬物のなかには，薬物代謝酵素によって代謝される薬物（基質）だけでなく，酵素活性を阻害したり，酵素発現を誘導したりするものもある。このような薬物代謝酵素の機能を変化させるものは薬物に限られるものではなく，飲食物や環境中の化学物質のなかにも存在する。本項目では，薬物代謝酵素の阻害または誘導を引き起こす薬物，飲食物，環境化学物質とそれらが起こるメカニズムについて解説する。

2 薬物代謝酵素の阻害

- 薬物代謝酵素の阻害は主に可逆的な阻害（競合阻害，非特異的阻害）と不可逆的な阻害によって引き起こされる。
- 薬物代謝酵素の阻害は薬物だけでなく飲食物や環境中の化学物質によっても引き起こされる。

薬物代謝酵素の阻害のメカニズム

　薬物代謝酵素の阻害は基質となる薬物の代謝や排泄が遅延したり，血中濃度が異常に上昇して副作用が発現したりする。一方，基質となる薬物がプロドラッグの場合には薬効が減弱する。薬物代謝酵素の阻害のメカニズムは可逆的な阻害と不可逆的な阻害に大別される。一般的に，可逆的な阻害は併用薬を変更したり投与を中止したりすることによって解消されるが，不可逆的な阻害の影響は新しい酵素タンパク質が合成されるまで持続する。P450およびUGTの阻害薬をそれぞれ**表1**，**表2**に示す。

■ 競合阻害（可逆的阻害）

　一般的に薬物代謝酵素は基質特異性が低く，1つの酵素が多くの薬物を代謝する。そのため，同じ酵素によって代謝される薬物が複数共存すると，それらの薬物が酵素の基質結合部位に結合しようと競り合ってお互いの代謝反応を阻害する。この場合，結合親和性の高い薬物の方が親和性の低い薬物の代謝を阻害しやすいため，結合親和性の低い薬物の血中濃度が上昇するこ

---

*UGT：uridine diphosphate glucuronosyltransferase

表1　シトクロムP450の代表的な阻害薬

分子種	阻害薬	阻害様式
CYP1A2	シプロフロキサシン	可逆的阻害
	フルボキサミン	可逆的阻害
CYP2A6	メトキサレン	不可逆的阻害
CYP2B6	クロピドグレル	不可逆的阻害
	チクロピジン	不可逆的阻害
	ボリコナゾール	可逆的阻害
CYP2C8	クロピドグレルアシルグルクロニド	不可逆的阻害
	トリメトプリム	可逆的阻害
	モンテルカスト	可逆的阻害
	ラパチニブ	可逆的阻害
CYP2C9	アミオダロン	可逆的阻害
	シメチジン	可逆的阻害
	スルファメトキサゾール	可逆的阻害
	フルコナゾール	可逆的阻害
	ミコナゾール	可逆的阻害
CYP2C19	チクロピジン	不可逆的阻害
	フルコナゾール	可逆的阻害
	フルボキサミン	可逆的阻害
CYP2D6	キニジン	可逆的阻害
	テルビナフィン	可逆的阻害
	シナカルセト	
	デュロキセチン	
	パロキセチン	不可逆的阻害
	ミラベグロン	不可逆的阻害
CYP2E1	ジスルフィラム	不可逆的阻害
CYP3A4	シメチジン	可逆的阻害
	イトラコナゾール	可逆的阻害
	フルコナゾール	可逆的阻害
	ボリコナゾール	可逆的阻害
	エリスロマイシン	不可逆的阻害
	クラリスロマイシン	不可逆的阻害
	リトナビル	不可逆的阻害
	グレープフルーツジュース由来フラノクマリン誘導体	不可逆的阻害

表2　UDP-グルクロン酸転移酵素の代表的な阻害薬

分子種	阻害薬	阻害様式
UGT1A1	アタザナビル	可逆的阻害
	エルロチニブ	可逆的阻害
	ジクロフェナク	可逆的阻害
UGT1A6	ジクロフェナク	可逆的阻害
UGT1A9	ジクロフェナク	可逆的阻害
	バルプロ酸	可逆的阻害
UGT2B7	バルプロ酸	可逆的阻害

とが多い。

■ 非特異的阻害（可逆的阻害）

　P450の活性中心にあるヘム鉄（Fe^{2+}）の第6配位子は，薬物の酸化反応の過程で酸素分子が結合する重要な部位である。薬物のなかには分子内に**イミダゾール環**（シメチジン，ケトコナゾール，ミコナゾールなど）や**トリアゾール環**（イトラコナゾール，フルコナゾール，ボリコナゾールなど）を含むものがあり（**図1**），これら複素環の窒素原子が**ヘム鉄の第6配位座**に**配位結合**するため，P450の酵素活性を阻害する（**図2**）。阻害様式から分子種非特異的な阻害が起こると予想されるが，実際にはアゾール系抗真菌薬のケトコナゾールやイトラコナゾールがCYP3A4に対して強力な阻害作用を示すなど，分子種選択性があることが知られている。

Ⓢ 専門分野へのリンク

シメチジンの欠点を克服したH₂受容体拮抗薬の開発

　H₂受容体拮抗薬であるシメチジンは，イミダゾール環の窒素原子がP450のヘム鉄に配位することによって酵素活性を阻害するため，併用するCYP2C9やCYP3A4などの基質薬物の作用を増強し，薬物相互作用が問題となった。シメチジンのこのような欠点を克服するため，ファモチジンなどのイミダゾール環をもたないH₂受容体拮抗薬が順次開発され，少なくともP450阻害を介した薬物相互作用の問題は解消された。

図1 イミダゾール環およびトリアゾール環をもつ薬物

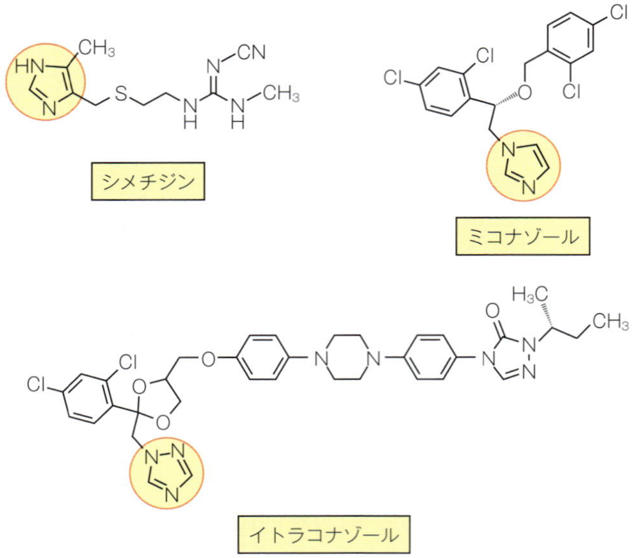

シメチジン

ミコナゾール

イトラコナゾール

図2 イトラコナゾールによるシトクロムP450の阻害機構

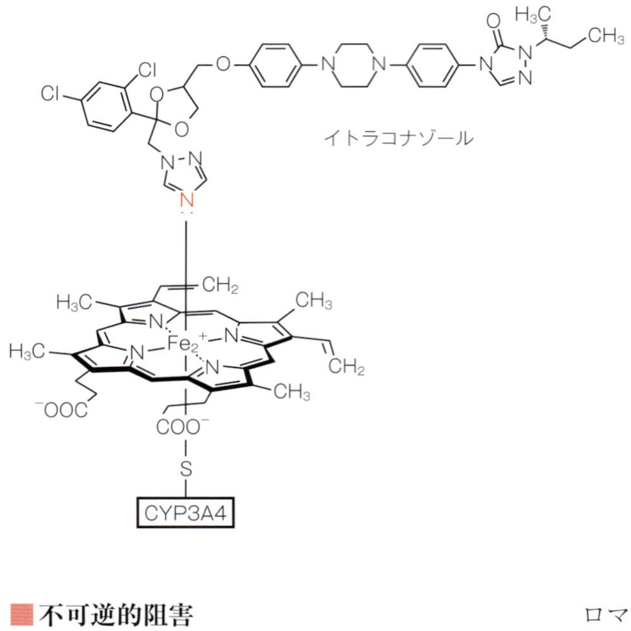

イトラコナゾール

CYP3A4

■不可逆的阻害

薬物代謝酵素による代謝によって生成した化学的に不安定な代謝物（反応性中間体）が触媒部位に共有結合すると，酵素活性は不可逆的に阻害（不活性化）される。このような阻害はMBIとよばれる。14員環マクロライド系抗菌薬エリス

ロマイシンはCYP3A4によって代謝されN-脱メチル化を受けるが，中間体として反応性の高いニトロソアルカン体が生成し，CYP3A4のヘム鉄（Fe^{2+}）に共有結合（強く配位結合）して（見かけ上）不可逆的に阻害するとされている（図3）。また，グレープフルーツジュースの飲用は，

116 ＊MBI：mechanism-based inhibition

CYP3A4で代謝されるさまざまな薬物の経口投与後の血中濃度を増加させるが，それはグレープフルーツジュースに含まれるフラノクマリン誘導体が肝臓ではなく小腸のCYP3A4の活性を不可逆的に阻害することによる。

図3　エリスロマイシンによるシトクロムP450の阻害機構

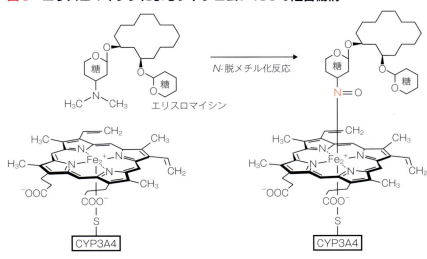

エリスロマイシンの構造は模式化したものである。

3　薬物代謝酵素の誘導

- 薬物代謝酵素の誘導は主に遺伝子発現レベルで調節されており，結果的に酵素タンパク質の発現量が増える。
- 薬物代謝酵素の誘導は薬物だけでなく飲食物や環境中の化学物質によっても引き起こされる。

薬物代謝酵素の誘導のメカニズム

　薬物代謝酵素の誘導は阻害とは対照的に，基質となる薬物の代謝や排泄が促進したり，血中濃度が減少して薬効が減弱したりする。一方，基質となる薬物がプロドラッグの場合には薬効が増強することがある。薬物による酵素誘導のメカニズムは主に遺伝子発現レベルで調節されており，**異物応答性の転写因子**を介して薬物代謝酵素の遺伝子からmRNAへの転写が促進されることにより起こり，結果的に酵素タンパク質の発現量が増える（**図4**）。一般に，薬物による酵素誘導が薬物代謝能に影響を及ぼすまでには，一定の時間が必要である。例えば，抗結核薬リファンピシンによるCYP3A4の誘導では，投与を開始してから誘導効果が最大に達するまでに約1週間かかり，投与を中止してから誘導効果が消失するまでに1〜2週間を要する[1]。P450およびUGTの誘導剤をそれぞれ**表3**，**表4**に示す。

図4　薬物による薬物代謝酵素の誘導機構

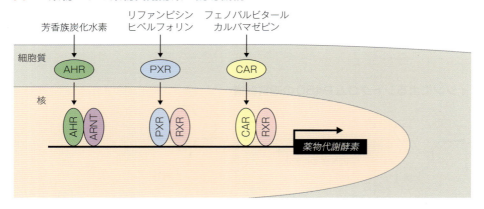

表3　シトクロムP450の代表的な誘導剤

分子種	誘導剤	調節因子
CYP1A2	タバコ煙成分（多環芳香族炭化水素）	AHR
	ヘテロサイクリックアミン	AHR
CYP2B6	エファビレンツ	CAR
	カルバマゼピン	CAR
	リファンピシン	PXR
CYP2C8	リファンピシン	PXR
CYP2C9	フェノバルビタール	CAR/PXR
	リファンピシン	PXR
CYP2C19	フェニトイン	CAR/PXR
	リファンピシン	PXR
CYP2E1	エタノール	
CYP3A4	リファンピシン	PXR
	リファブチン	PXR
	エファビレンツ	CAR
	カルバマゼピン	CAR
	フェノバルビタール	CAR/PXR
	フェニトイン	CAR/PXR
	セントジョーンズワート成分（ヒペルフォリン／ハイパーフォリン）	PXR

表4　UDP-グルクロン酸転移酵素の代表的な誘導剤

分子種	誘導剤	調節因子
UGT1A1	タバコ煙成分（多環芳香族炭化水素）	AHR
	フェノバルビタール	CAR/PXR
	リファンピシン	PXR
UGT1A4	タバコ煙成分（多環芳香族炭化水素）	AHR
	カルバマゼピン	CAR
	フェノバルビタール	CAR/PXR
	フェニトイン	CAR/PXR
	リファンピシン	PXR

なお，肝臓のCYP2D6を誘導する化合物は今のところ見出されていない．

■ 芳香族炭化水素受容体を介した誘導

芳香族炭化水素受容体（AHR）は多環芳香族炭化水素やダイオキシン類の受容体として知られている．細胞質に存在するAHRはこれらの化学物質が結合すると，核内に移行し，AHR核内輸送体（ARNT）とヘテロ二量体を形成し，標的遺伝子のプロモーター配列に結合して転写を活性化する（図4）．CYP1A2やUGT1A1，UGT1A4などの薬物代謝酵素はAHRを介した誘導を受ける（表3，4）．タバコ煙に含まれる多環芳香族

---

* AHR：aryl hydrocarbon receptor　　* ARNT：AHR nuclear translocator
* PXR：pregnane X receptor　　* CAR：constitutive androstane receptor　　* RXR：retinoid X receptor

炭化水素はAHRを活性化し，CYP1A2を誘導することによりテオフィリンの代謝を亢進して薬効を減弱させる。また，CYP1A2は炭火焼肉に含まれるヘテロサイクリックアミンによっても誘導される。

■ **プレグナンX受容体および恒常的アンドロスタン受容体を介した誘導**

プレグナンX受容体（**PXR**）と**恒常的アンドロスタン受容体**（**CAR**）は異物応答性の転写因子として知られている。細胞質に局在するPXRやCARはリガンドとなる薬物によって活性化されると，核内に移行して，レチノイドX受容体（RXR）とヘテロ二量体を形成し，標的遺伝子のプロモーター配列に結合して転写を活性化する（**図4**）。CYP3A4 や CYP2C9，CYP2C19，UGT1A1，UGT1A4などの薬物代謝酵素はPXRやCARを介した誘導を受ける（**表3，4**）。抗結核薬であるリファンピシンはPXRを活性化し，CYP3A4やCYP2C9など複数の薬物代謝酵素を誘導する。ハーブであるセントジョーンズワート（西洋オトギリソウ）の摂取は，CYP3A4で代謝される多くの薬物の血中濃度を低下させるが，それはセントジョーンズワートの成分であるヒペルフォリン（あるいはハイパーフォリン）がPXRを活性化し，CYP3A4を誘導することによる。抗てんかん薬であるフェノバルビタールやカルバマゼピンはCARを活性化し，CYP3A4やUGT1A4など複数の薬物代謝酵素を誘導する。

まとめ

●薬物代謝酵素の阻害のメカニズムについて説明せよ（☞p.114〜117）。試験
●薬物代謝酵素の誘導のメカニズムについて説明せよ（☞p.117〜119）。試験

【引用文献】
1）Tran JQ, et al.：J. Clin. Pharmacol., 39, p.484-494, 1999.

第6章

排泄

6章 排泄

1 腎排泄

1 腎臓の構造と機能

POINT
- 腎臓の最小機能単位はネフロンである。
- 臨床で腎機能を評価するのに用いられるクレアチニンクリアランスは，Cockcroft-Gault（コッククロフト-ゴールト）の式を用いて算出される。
- 近位尿細管は薬物を含む物質輸送に重要な役割を果たす。

腎臓の構造

　腎臓は後腹膜腔に位置している一対の臓器で，そら豆状の形をしている。両方合わせた腎臓の重量は250～300g程度であり，体重の1％にも満たないものであるが，流入する血液量が心拍出量の20～25％（1～1.3L/min）に相当し，単位重量当たりの血流量が最も高い臓器の1つとして位置付けられる。腎臓は外層部の皮質と内側の髄質とよばれる部位に区分されており（図1），血流の大部分は皮質部を流れている。腎臓の最小機能単位は**ネフロン**とよばれ，ネフロンは腎小体（**糸球体**と**ボウマン嚢**から形成される）とそれに続く尿細管，集合管に至る連続した管腔からなる。尿細管は腎小体に近い部位から順に近位尿細管，ヘンレループ，遠位尿細管と続き，遠位尿細管が合流して集合管を形成する（図2）。1つの腎臓には100万～120万ものネフロンが存在し，さまざまな内因性および外因性の不要物質や老廃物を体外に排泄するとともに，栄養物質などを再吸収して保持する役割を果たしている。また，糸球体での血漿の濾過と尿細管における水の再吸収によって体液量の調節が行われ，通常成人では1分間に約100～140mLの血漿が糸球体濾過されて原尿となる。これを1日当たりに換算すると約140～200Lとなるものの，水分の99％以上が尿細管で再吸収されるため，1日当たりの尿量は約1.5Lとなる。

糸球体

　尿の生成において，糸球体による血漿の濾過が最初の段階となる。糸球体へは，腎動脈から分岐した動脈を経て最終的に輸入細動脈から血液が流入する。輸入細動脈から糸球体に入った血液は一部が濾過され，残りは輸出細動脈から出ていく。糸球体は毛細血管内皮細胞，上皮細胞（足細胞），メサンギウム細胞の3種の細胞と

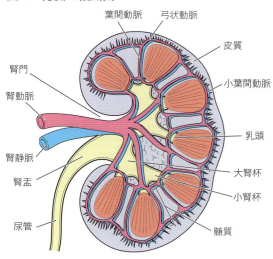

図1 腎臓の縦断図

図2　ネフロンと集合管の模式図

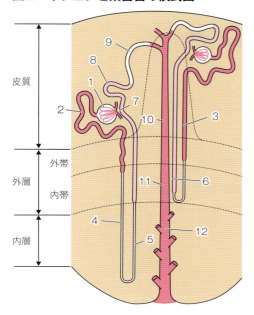

1：腎小体（糸球体，ボウマン嚢含む）
2：近位曲尿細管
3：近位直尿細管
4：細い下行脚
5：細い上行脚
6：遠位直尿細管（太い上行脚）
7：緻密斑
8：遠位曲尿細管
9：結合尿細管
10：皮質集合管
11：髄質外層集合管
12：髄質内層集合管

（文献1を基に作成）

細胞外基質から構成されている。また，糸球体毛細血管壁は毛細血管内皮細胞層，基底膜，上皮細胞層から構成されている（図3）。血漿成分が糸球体で濾過されるためには，毛細血管内皮細胞を透過しなければならない。糸球体の毛細血管内皮細胞は有窓内皮であり，50～100 nmの小孔が多数存在し，血球は通過することができない。糸球体基底膜は毛細血管内皮細胞と足細胞の間に存在し，Ⅳ型コラーゲンやラミニン，ヘパラン硫酸プロテオグリカンを主成分とする網状の膜である。基底膜は3～4 nmの小孔からなる網目構造をとることによってサイズバリアーを形成し，分子半径4 nm以上の物質はほとんど濾過されない。分子量5,000程度のイヌリンは糸球体濾過されるが，分子量約67,000のアルブミンはほとんど濾過されないことになる。また，ヘパラン硫酸を含む糖タンパク質は陰性に荷電しており，さらに基底膜を覆う足細胞（足突起）の表面にはシアル酸に富む糖タンパク質が発現

していることから，陰性荷電物質が濾過されにくくなるチャージバリアーの機能も有している。すなわち，同じ大きさの分子であっても，陰性荷電物質は陽性荷電物質よりも濾過されにくい。

> **補足**
> 基底膜（basement membrane）は，上皮細胞や内皮細胞などの基底部に形成される細胞外マトリックスであり，脂質は含まれていない。上皮細胞の側底膜（basolateral membrane）とは本質的に異なるものである。

糸球体濾過は限外濾過であり，糸球体毛細血管壁とボウマン嚢の間の圧勾配（糸球体濾過圧）が駆動力となる。糸球体濾過圧は，（毛細血管内圧）－〔（毛細血管内膠質浸透圧）＋（ボウマン嚢内圧）〕で表され，一般的な数値として毛細血管内圧75 mmHg，毛細血管内膠質浸透圧30 mmHg，ボウマン嚢内圧10 mmHgとすると約35 mmHgとなる。

単位時間当たりに糸球体で濾過される血漿量を**糸球体濾過速度**（GFR）とよび，糸球体の濾過能力を表す指標となる。健常人におけるGFRの

＊GFR：glomerular filtration rate

図3 糸球体の構築を示す模式図

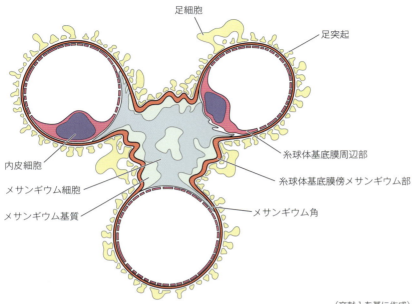

(文献1を基に作成)

値は約100〜120 mL/minである。GFRは，イヌリンのように血漿タンパク質と結合せず，糸球体において自由に濾過され，尿細管で分泌・再吸収を受けない物質の**腎クリアランス**として求められる（腎クリアランスの算出方法は後述する）。GFRは臨床的に腎機能を反映する値として重要であり，イヌリンは腎機能検査薬として用いられている。しかし，イヌリンの腎クリアランス測定のためには，経時的に採血・採尿を行い，血漿中および尿中のイヌリン濃度を測定する必要があるため，日常的には使用されにくい。そのため，臨床においては内因性物質であるクレアチニンの腎クリアランス（**クレアチニンクリアランス**：CL_{cr}）がGFRの指標として一般的に用いられている。クレアチニンは骨格筋中で産生される最終代謝物で，ほぼ一定の速度で血液中に放出され，主に糸球体濾過を受けて尿中に排泄されることから，CL_{cr}がGFRの指標とされている。しかし，クレアチニンは若干の尿細管分泌があることから，腎不全時にはCL_{cr}を過大評価する可能性があり，注意が必要である。臨床的には，血清中クレアチニン濃度（S_{cr}[mg/dL]）からCL_{cr}を推定する式がいくつか報告されており，そのなかでも**Cockcroft-Gault式**がよく用いられている。

$$CL_{cr}[\text{mL/min}] = \frac{(140-\text{年齢})\cdot\text{体重}[\text{kg}]}{72\cdot S_{cr}}$$

(式1)

これは男性の場合の式であり，女性の場合は筋肉量の違いからクレアチニンの生成速度が男性より小さいため，この式で求めた値に0.85を乗じる。

また近年では，推算GFR（eGFR）が用いられることがある。これは被験者にイヌリンを投与して正確なGFRを求め，被験者のS_{cr}や年齢，性別からの推算式を統計学的に求めたものである。

$$\text{eGFR}[\text{mL/min}/1.73\,\text{m}^2] = 194\cdot S_{cr}^{-1.094}\cdot\text{年齢}^{-0.287}$$

(式2)

* S_{cr}：serum creatinine   * eGFR：estimated GFR

これは男性の場合の式であり，女性の場合はこの式で求めた値に0.739を乗じる。また，eGFRは体表面積1.73 m² 当たりの値として求まることに注意する。

尿細管

尿細管はひと続きの管であるが，形態的，機能的に異なる部位に分けられ，ボウマン嚢に近い側から近位尿細管，ヘンレループ，遠位尿細管，集合管に区分される（**図2**）。血漿成分が糸球体で濾過されて生成した原尿は尿細管管腔内に流入し，各部位を通過する間に栄養物質や電解質，水などのさまざまな物質が分泌・再吸収されながら最終的に尿が生成される。各部位はそれぞれ性質の異なる上皮細胞で構成されており，これらの尿細管上皮細胞を介して尿細管分泌および尿細管再吸収といったさまざまな物質の輸送が行われている。

近位尿細管の上皮細胞は，構造的に小腸の上皮細胞と類似しており，管腔側の**刷子縁膜**と血管側の**側底膜**に分けられる。刷子縁膜は微絨毛が発達しており，管腔側の表面積を増大させることでグルコースやアミノ酸などの栄養物質の効率のよい再吸収が行われている。後述する薬物の尿細管分泌は，近位尿細管で主に行われている。一方，ヘンレループから遠位尿細管，集合管へ向かうにつれて，水が再吸収されて尿の濃縮が起こり，尿細管細胞への物質の濃度勾配が形成されて受動拡散による再吸収が営まれる。

GFRを120 mL/minとすると，糸球体において濾過される血漿量は1日当たり約173 Lとなる。一方で1日当たりに排泄される尿量は1〜1.5 L程度であり，糸球体で濾過された水分量の約99％が尿細管で再吸収されていることになる。水と同様に生体にとって必要な物質（糖，アミノ酸，小分子ペプチドなど）もその大部分が再吸収される。例えばグルコースは糸球体でほとんどが濾過されるが，健常人では尿中にグルコースはほとんど検出されない。これは，近位尿細管においてほぼ100％再吸収されるためである。グルコースは水溶性がきわめて高いため，その細胞膜透過はトランスポーターを介する。近位尿細管の管腔側刷子縁膜においては，グルコースはNa⁺/グルコース共輸送体であるSGLT2とSGLT1がそれぞれ90％と10％関与して能動輸送されている。

🅢 専門分野へのリンク

SGLT2阻害薬は尿中への糖排泄を増加させ，血糖値を低下させる作用を有し，糖尿病治療薬として用いられている。わが国では現在，6種類のSGLT2阻害薬が上市されている。

2 薬物の腎排泄機構

- 薬物の腎排泄量は糸球体濾過，尿細管分泌，尿細管再吸収の総和によって決定される。
- 薬物の尿細管分泌にはトランスポーターが関与している。

薬物の腎排泄量

循環血液中の薬物が尿中に排泄される過程として，**糸球体濾過，尿細管分泌，尿細管再吸収**の3つが関与し，（尿中排泄）＝（糸球体濾過）＋（尿細管分泌）－（尿細管再吸収）で表される。**図4**にネフロンにおける物質の挙動を示す。

薬物の糸球体濾過

前述のように糸球体濾過は限外濾過であり，薬物の分子量が糸球体濾過を決定する要因となる。GFRの測定に用いられるイヌリンは分子量5000程度であり，糸球体でほぼ自由に濾過されるが，より分子量の大きなタンパク質性医薬品は糸球体濾過されないことになる。多くの薬物の分子量は5000を超えないことから，ほとんど糸球体濾過されうるが，このとき薬物のタンパク結合に注意が必要である。すなわち，非結合形の薬物は自由に糸球体濾過されるが，アルブミンなどの血漿タンパク質と結合した結合形薬物は糸球体濾過を受けることができない。従って，薬物のタンパク結合率も糸球体濾過を規定する重要な因子となる。

薬物の尿細管分泌

糸球体における血漿の濾過量は，輸入細動脈を介して流入した血漿量の約20％であり，糸球体濾過だけでは腎臓における薬物排泄を説明することはできない。例えばパラアミノ馬尿酸（PAH）を静脈内注射した場合，腎動脈から流入したPAHはある血漿中濃度以下ではほぼ完全に血漿中から除去され，腎静脈中にはまったく検出されない（このことから，PAHは腎血漿流量を測定する腎機能検査薬として用いられている）。PAHのほぼ完全な腎臓からの除去は，糸球体濾過のみでは説明できず，この要因はPAHが糸球体濾過を受けることに加えて，近位尿細管上皮細胞においてきわめて効率よく尿細管分泌を受けるからである。尿細管分泌には何らかのトランスポーターが必ず関与しており，効率のよい尿細管分泌を担っている。

薬物の尿細管分泌は，血液中の薬物が血管側の側底膜を介して尿細管上皮細胞へ取り込まれ，取り込まれた細胞内の薬物が管腔側刷子縁膜を介して尿細管管腔中へ排出される一方向性の輸送である。一般に尿中に排泄されやすい薬物は

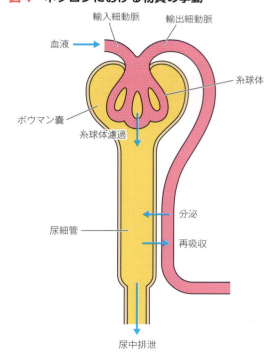

図4　ネフロンにおける物質の挙動

＊PAH：p-aminohippuric acid

分子量が小さく水溶性が高いものである。また，弱酸性薬物や弱塩基性薬物は生理的pHにおいてイオン形として存在しており，単純拡散によって細胞膜を透過することができない。従って，側底膜および刷子縁膜の両細胞膜においてトランスポーターを介した輸送が必須となる。また，尿細管管腔中は尿の濃縮により薬物濃度が高くなっていることから，尿細管分泌では薬物が血管側から尿細管管腔側へ濃度勾配に逆らって能動輸送されることになる。薬物の尿細管分泌においては，代表的な輸送系としてアニオン性薬物の分泌に関与する**有機アニオン輸送系**とカチオン性薬物の分泌に関与する**有機カチオン輸送系**の2つに大別されている。これらは薬物の物性と膜輸送における駆動力などの機能面からの分類である。**表1**にこれらの輸送系によって尿細管分泌される薬物（臨床で用いられているもの）の例を示す。現在では後述するように尿細管分泌に関与するトランスポーターの分子実体が明らかにされており（**図5**），一部のSLCトランスポーターとABCトランスポーターが薬物の尿細管分泌を担っている。

■ 有機アニオン輸送系

近位尿細管上皮細胞の側底膜において，アニオン性薬物は有機アニオントランスポーター（OAT）である**OAT1**および**OAT3**を介して細胞内に取り込まれる。これらのトランスポーターは細胞内のジカルボン酸（主にα-ケトグルタル酸）と有機アニオンの交換輸送を媒介している。PAHは主にOAT1によって，セファロスポリン類やペニシリン類は主にOAT3によって輸送されることが明らかにされている。細胞内に取り込まれた有機アニオンは，刷子縁膜においてアニオン交換輸送や膜電位依存性輸送などにより管腔側に排出される。この過程にはOAT4やMRP2，MRP4など複数のトランスポーターが関与することが示唆されているが，その寄与率については明確にされていない。

■ 有機カチオン輸送系

カチオン性薬物は近位尿細管上皮細胞側底膜において，有機カチオントランスポーター（OCT）である**OCT2**を介して細胞内に取り込まれる。OCT2は細胞内負の膜電位を駆動力とす

6章

排泄

表1　有機アニオンおよび有機カチオン輸送系により尿細管分泌される薬物

有機アニオン輸送系	有機カチオン輸送系
• アシクロビル	• アトロピン
• アセタゾラミド	• オキサリプラチン
• アナグリプチン	• シスプラチン
• *p*-アミノ馬尿酸	• シメチジン
• シタグリプチン	• トリメトプリム
• セファロスポリン類	• バレニクリン
• バリシチニブ	• プラミペキソール
• フェノールスルホンフタレイン	• プロカインアミド
• フロセミド	• ミロガバリン※
• ペニシリン類	• メトホルミン
• ミロガバリン※	• モルヒネ
• メトトレキサート	

※両方の輸送系の寄与が示唆されている。

＊OAT：organic anion transporter　　＊OCT：organic cation transporter

図5 薬物の尿細管分泌・再吸収に関与する主なトランスポーター

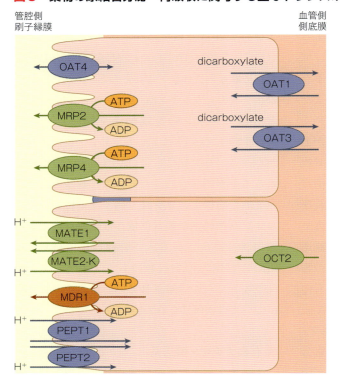

る促進拡散型のトランスポーターである。近位尿細管上皮細胞内は負の電位（−70 mV）にあり，電気化学的ポテンシャル勾配が形成されている。管腔側刷子縁膜表面では，小腸と同様に微小環境pH（microclimate pH）が形成されており，細胞内に比べて酸性になっている。細胞内に取り込まれた有機カチオンは，この管腔側から細胞内に形成されたH^+勾配を駆動力とするH^+/有機カチオン逆輸送によって管腔側に排出される。この過程には **MATE1** および **MATE2-K** が関与している。

■ ABCトランスポーター

近位尿細管上皮細胞には，ATPの加水分解エネルギーを駆動力とするABCトランスポーターが発現し，薬物の細胞内からの排出に関与している。刷子縁膜に発現する **P-糖タンパク質**（MDR1）は，ジゴキシンの腎排泄に重要な役割

を果たしている。MRP2やMRP4も刷子縁膜に発現し，グルクロン抱合体や硫酸抱合体などの抱合代謝物を含むさまざまな有機アニオンを輸送している。

■ 薬物の尿細管再吸収

糸球体濾過や尿細管分泌によって尿細管管腔内に到達した薬物のなかで，その一部が再吸収されて循環血中に移行するものがある。多くの場合，薬物の尿細管再吸収はpH分配仮説に従った単純拡散によるものである。従って，薬物の脂溶性や分子サイズが再吸収を規定する要因となる。前述のように，尿細管における水の再吸収によって管腔内が濃縮され，管腔中の薬物濃度が高くなることで血液側に向かう薬物の濃度勾配が形成される。そのため，単純拡散による再吸収が進行しやすくなる。また，薬物の多くは弱酸性または弱塩基性であり，尿のpHが再吸

128　＊ ABC：ATP-binding cassette

収を規定する生体側の要因となる。pHの変動によって薬物の分子形とイオン形の割合が変動する。pH分配仮説では，分子形の薬物は細胞膜を透過できるが，イオン形では透過できない。従って，尿細管管腔内のpHの変動が薬物の尿細管再吸収に大きく影響することになる。例えば弱酸性薬物では尿pHの低下（酸性化）により分子形分率が増加し，薬物の再吸収が増えて尿中排泄が低下する。尿pHが上昇（アルカリ化）すると分子形分率が低下し，薬物の再吸収が減少して尿中排泄が上昇する。弱塩基性薬物では逆の現象が起こることになる。薬物の分子形分率は薬物のpKaと溶液のpHから，Henderson‒Hasselbalchの式によって求めることができる。尿を酸性化する薬物としてアスコルビン酸や塩化アンモニウム，アルカリ化する薬物として炭酸水素ナトリウムやアセタゾラミドなどがある。

一部の薬物では，近位尿細管において能動的に再吸収される場合がある。近位尿細管刷子縁膜には，**H⁺/ペプチド共輸送体**PEPT1およびPEPT2が発現しており（**図5**），小腸における吸収と同様にペプチド類似構造を有するセファレキシンやセフラジンなどの経口用β-ラクタム系

臨床に役立つアドバイス

肉腫や悪性リンパ腫などに対しメトトレキサートの大量療法を施行する際には，炭酸水素ナトリウムを投与して尿のアルカリ化を行い，輸液とアセタゾラミドの投与によって尿中への排泄を促す。尿のアルカリ化によって弱酸性薬物であるメトトレキサートの再吸収を抑制するとともに，分子形の増加により結晶として析出し腎障害を引き起こすことを防ぐためである。

抗菌薬などの再吸収に関与している。また，近位尿細管刷子縁膜にはエンドサイトーシス受容体であるメガリンが発現しており，糸球体濾過を受けるサイズのタンパク質の再吸収に関与している。ゲンタマイシンやアミカシンなどのアミノグリコシド系抗菌薬は，血中のタンパク結合率が低く，ほとんど代謝を受けないためほとんどが糸球体濾過を受け尿中に排泄される。糸球体濾過を受けたアミノグリコシド系抗菌薬の一部は，近位尿細管においてメガリンを介したエンドサイトーシスによって細胞内に取り込まれることが明らかにされている。取り込まれたアミノグリコシド系抗菌薬は血液側へ移行することなくリソソームに蓄積し，腎障害を惹起する。

3　腎クリアランス

- 腎クリアランスは腎臓に流入した血漿中の薬物を除去する能力を表し，薬物の腎排泄の指標となる。
- 薬物の血漿中濃度と腎クリアランスの関係は腎排泄パターンによって異なる。
- クリアランス比から腎排泄パターンの概略を判別できる。

薬物の腎排泄パターン

薬物の腎排泄は前述のように，糸球体濾過，尿細管分泌，尿細管再吸収の3つの過程からなっている。この各過程の寄与の有無によって①糸球体濾過のみ受ける，②糸球体濾過と尿細管再吸収を受ける，③糸球体濾過と尿細管分泌を受ける，④糸球体濾過と尿細管分泌，尿細管再吸収を受ける，という4つのパターンに分類される（**図6**）。これらの挙動を示す代表的な化合物として①から順に，イヌリン，グルコース，

図6 薬物の腎排泄パターン

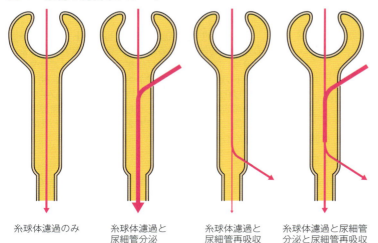

糸球体濾過のみ　　糸球体濾過と尿細管分泌　　糸球体濾過と尿細管再吸収　　糸球体濾過と尿細管分泌と尿細管再吸収

PAH, サリチル酸が挙げられる。

薬物の腎クリアランス

腎クリアランス CL_r は，腎臓に流入した血漿中の薬物を除去する能力を表し，薬物の腎排泄の指標となる。腎クリアランスは以下の式で求められ，その単位はmL/minやL/hとなる。

$$CL_r = \frac{U \cdot V}{C_p} \quad \text{(式3)}$$

ここで，U は尿中薬物濃度，V は単位時間当たりの尿量，C_p は血漿中薬物濃度を示す。薬物の尿中排泄速度 $U \cdot V$ は式3を変形して次のように表される。

$$U \cdot V = CL_r \cdot C_p \quad \text{(式4)}$$

前述のように，糸球体濾過速度GFRはイヌリンの腎クリアランスとして算出される。

$$GFR = \frac{U_{inulin} \cdot V}{C_{inulin}} \quad \text{(式5)}$$

ここで U_{inulin} は尿中イヌリン濃度[mg/mL]，V は単位時間当たりの尿量[mL/min]，C_{inulin} は血漿中イヌリン濃度[mg/mL]を示し，GFRは単位としてmL/minで表される。イヌリンのように血漿タンパク質と結合せず，糸球体において自由に濾過され，尿細管で分泌・再吸収を受けない物質の場合，その尿中排泄速度は式5を変形して，次式で表される。

$$U_{inulin} \cdot V = GFR \cdot C_{inulin} \quad \text{(式6)}$$

一方，血漿タンパク質と結合する薬物の場合，糸球体濾過を受けるのは非結合形の薬物である。非結合形の薬物が腎臓において糸球体濾過のみを受け，尿細管分泌・再吸収を受けないとすると，その尿中排泄速度は次式のように表される。

$$U \cdot V = GFR \cdot f_u \cdot C_p \quad \text{(式7)}$$

ここで，f_u は血漿中タンパク非結合形分率である。GFR・f_u は薬物の糸球体濾過クリアランスを示す。

さらに，糸球体濾過に加えて尿細管分泌と尿細管再吸収の両方を受ける薬物では，その尿中排泄速度は次式のように表される。

$$U \cdot V = GFR \cdot f_u \cdot C_p + S - A \quad \text{(式8)}$$

ここで，Sは尿細管分泌速度，Aは尿細管再吸収速度を示す。また，糸球体濾過と尿細管分泌を受けた薬物のうち，再吸収された割合を再吸収率Rとすると，式8は次のように表される。

$$U \cdot V = (GFR \cdot f_u \cdot C_p + S)(1-R) \qquad (式9)$$

薬物の腎クリアランスは，式3に示すように薬物の尿中排泄速度を血漿中薬物濃度で除したものであるので，次のように表される。

$$CL_r = \left(GFR \cdot f_u + \frac{S}{C_p}\right)(1-R)$$
$$= (GFR \cdot f_u + CL_s)(1-R) \qquad (式10)$$

ここで，CL_sは尿細管分泌クリアランスを示す。
薬物の腎排泄の概略を把握するために，GFRに対する薬物のCL_rの割合を算出することが有用である。この比をクリアランス比（CR）とよび，式3より以下のように表される。

$$CR = \frac{CL_r}{GFR} = \frac{U \cdot V}{C_p \cdot GFR} \qquad (式11)$$

非結合形薬物の腎クリアランス$CL_{r,f}$は次のように表される。

$$CL_{r,f} = \frac{U \cdot V}{f_u \cdot C_p} \qquad (式12)$$

従って，非結合形薬物のクリアランス比CR_fは，式12と式8を用いて次式で表される。

$$CR_f = \frac{CL_{r,f}}{GFR} = \frac{U \cdot V}{f_u \cdot C_p \cdot GFR} \qquad (式13)$$
$$= \frac{GFR \cdot f_u \cdot C_p + S - A}{f_u \cdot C_p \cdot GFR} = 1 + \frac{S-A}{f_u \cdot C_p \cdot GFR}$$

すなわち，CR_fが1を超えるときは$S>A$となることから，この薬物は尿細管分泌を受け，尿細管再吸収よりも優位であると判断できる。一方，CR_fが1に満たない場合は$S<A$であり，この薬物は尿細管再吸収を受け，尿細管分泌より優位であると判断できる。$CR_f=1$の場合は，両者が同程度であるとみなせるが，尿細管分泌・再吸収を受けるか否かについては判別することができない。

化合物の腎クリアランスと血漿中濃度との関係

先に挙げた薬物の腎排泄パターン（**図6**）に該当する代表的な化合物のうち，イヌリンは糸球体濾過のみを受けることから，その腎クリアランスはGFRに等しく，その血漿中濃度にかかわらず常に一定である（**図7**）。一方，グルコースの場合は通常糸球体濾過を受けた後，近位尿細管においてほぼ完全に再吸収されるため，尿中排泄がほとんど認められず腎クリアランスは0となる。しかし糖尿病患者のように血漿中グルコース濃度が増加している場合，トランスポーターの飽和が起こるため尿中にグルコースが排泄されるようになり，腎クリアランスが上昇する。グルコースは尿細管分泌を受けないため，血漿中濃度が上昇し続けるとその腎クリアランスは最終的にGFRに近づくこととなる。逆にPAHの場合は，糸球体濾過に加えて尿細管分泌を受けるため，その腎クリアランスはGFRを超えた値となる。しかし血漿中濃度の増加に伴い，OAT1を介した輸送に飽和が認められることから，血漿中濃度の増加に伴いPAHの腎クリアランスは低下する。

＊CR：clearance ratio

131

図7 ヒトにおける化合物の腎クリアランスと血漿中濃度の関係

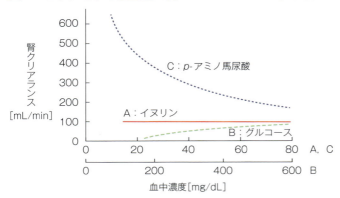

まとめ

- 薬物の腎排泄パターンについて説明せよ（☞p.126）。 試験
- 薬物の尿細管分泌に関与する主なトランスポーターについて説明せよ（☞p.128）。 試験
- 腎クリアランスについて説明せよ（☞p.129）。 試験

【引用文献】
1）日本腎臓学会 編：腎臓学用語集 第2版, 南江堂, 2007.

6章 排泄

2 胆汁中排泄

1 肝臓の構造

- 肝臓は肝実質細胞と肝非実質細胞に分類される。
- 門脈からの流入が肝血流の約3/4を占める。

肝臓の構造

肝臓は，腹部の右上に位置する生体において最大の臓器であり，その重量は成人で約1〜1.5kgである。肝臓は多くの種類の細胞から成り立っており，肝実質細胞（parenchymal cells）とそれ以外の肝非実質細胞（non-parenchymal cells）に分類される。肝実質細胞は単に肝細胞（hepatocytes）ともよばれ，肝臓の70〜80％を占めている。肝非実質細胞には類洞内皮細胞，胆管上皮細胞，Kupffer細胞，星細胞（伊東細胞）などが含まれる（図1）。薬物の代謝や胆汁中排泄に関しては，肝実質細胞が重要な役割を果たしている。また，肝臓を構成する基本単位は肝小葉とよばれ，肝小葉は約50万個の肝実質細胞が直径と長さ約1〜2 mm程度の六角柱状の構造体を形成したものであり，これが約50万個集合して肝臓が形成されている。肝小葉の中心部を中心静脈が走り，その周囲に肝細胞が放射状に配列している（図1b）。血液は辺縁部から中心静脈に向かって流れており，その間に肝細胞と物質交換を行っている。

肝臓への血液の流入は，肝動脈と門脈の2種類の血管系を介して起こる。肝動脈は酸素に富んだ動脈血が流れ，肝血流の約1/4に相当する。一方，門脈は消化管などの内臓から流入する栄養分を含んだ静脈血であり，肝血流の約3/4を占めている。肝血流速度は約1.4L/minであり，心拍出量の約1/4に相当する。肝動脈血と門脈

図1 肝臓の構造

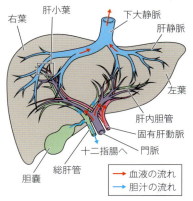

a 肝臓の全体図と血管・胆管の流れ

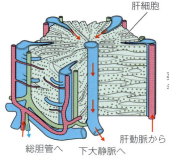

b 肝小葉の構造

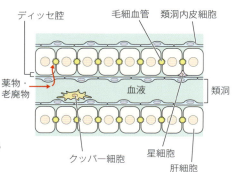

c 肝小葉の一部の拡大図

血は合流した後に**類洞**（**シヌソイド**）とよばれる特殊な毛細血管に到達する。類洞の血管壁は不連続内皮であり，他の臓器の毛細血管に比べて大きな小孔が多数あることから，血液中のアルブミンなどの血漿タンパク質やこれらと結合した薬物が，容易に肝細胞との間のDisse腔（ディッセ）まで到達することができる。このような類洞血管内皮細胞とディッセ腔の存在によって，肝臓では肝細胞と血漿中成分の間で物質交換が行いやすい構造となっている。また，クッパー細胞はマクロファージの一種であり，類洞血管内皮細胞に接着し，異物の貪食を担っている。星細胞（伊東細胞）はDisse腔に存在しており，細胞質内にある脂肪滴にビタミンAを貯蔵しているが，肝障害時にはコラーゲン繊維を過剰に産生・放出して肝繊維化の進行に関与している。

2 薬物の胆汁中排泄機構

- ヒトでは分子量約500以上のものが胆汁中へ排泄されやすい。
- 肝細胞への取り込み，胆管管腔側への排出にはトランスポーターが重要な役割を果たす。

薬物の胆汁中排泄

薬物の胆汁中排泄は，血管側膜を介した肝臓への取り込みと胆管側膜を介した胆汁中への排出という二段階の膜透過過程を経ている。**図2**に薬物の類洞から毛細血管への移行経路を示す。胆汁中排泄を受けやすい薬物の特徴として，分子量が一定以上の大きさで，ある程度脂溶性が高いことが挙げられる。分子量の閾値には種差

図2 薬物の類洞から毛細血管への移行経路

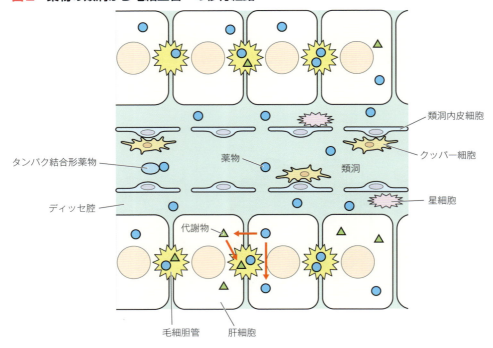

図3　薬物の肝取り込み，胆汁中排泄に関与する主なトランスポーター

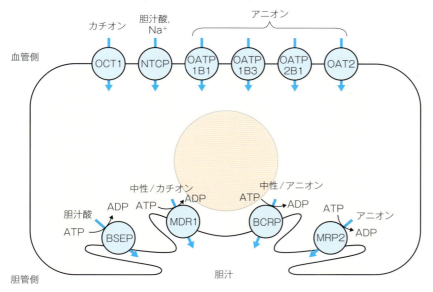

薬物の肝細胞への取り込み

　ディッセ腔まで到達した薬物は，血管側膜を単純拡散あるいはトランスポーターを介した能動輸送によって肝実質細胞に取り込まれる。薬物の肝細胞への取り込みにはSLCトランスポーターが重要な役割を果たしている。肝血管側膜における薬物の取り込みに関与する代表的なトランスポーターとして，アニオン性化合物を主な基質とする **OATP** ファミリーに属する **OATP1B1，OATP1B3** が知られている。これらのトランスポーターはヒトの体内において肝臓の血管側膜に発現が限局しており，また広範な基質認識性を有していることから，多様な構造のアニオン性化合物の肝取り込みに重要な役割を果たしている。OATP1B1，OATP1B3によって輸送される薬物として，HMG-CoA還元酵素阻害薬（スタチン系），アンジオテンシンⅡ受容体拮抗薬（サルタン系），ボセンタンなどのエンドセリン受容体拮抗薬，H_1受容体拮抗薬フェキソフェナジン，C型肝炎治療薬グレカプレビル，脂質異常症（高脂血症）治療薬ペマフィブラートなどがある。また，シクロスポリンやリファンピシンなどの薬物はOATP1B1/1B3を強く阻害することが知られており，臨床においてこれらの基質薬物との併用により，数倍もの血中濃度上昇が認められる薬物相互作用も報告されている。近年，薬物トランスポーターの内因性基質の血中濃度をバイオマーカーとして，その機能を評価する研究が進み，OATP1B1/1B3に関しては，ヘム合成系の中間代謝産物であるコプロポルフィリンⅠとその異性体であるコプロポルフィリンⅢが優れたバイ

＊OATP：organic anion transporting polypeptide

オマーカーとなり得ることが示されている。今後，医薬品開発過程においてバイオマーカーを利用した薬物相互作用リスクの予測が進むことが期待されている。

> **実践!!**
> ### 臨床に役立つアドバイス
>
> シクロスポリンは，ピタバスタチン，ロスバスタチン，ボセンタン，ペマフィブラートと，リファンピシンはペマフィブラートと併用禁忌とされている。その機序に，少なくとも一部OATP1B1/1B3の阻害が関与するものと考えられている。

肝臓の血管側膜にはOATファミリーに属するOAT2が発現している。OATP1B1/1B3が比較的分子量の大きなアニオン性化合物を輸送するのに対して，比較的分子量の小さな薬物はOAT2によって肝臓に取り込まれているものと考えられている。しかし，薬物相互作用や遺伝子多型による血中濃度変化など，OAT2の臨床的意義は明確にはなっていない。

カチオン性薬物の肝取り込みに関しては，OCT1が関与するものと考えられている。ヒトにおいて腎臓では近位尿細管側底膜にOCT2が発現しているのに対し，肝臓ではOCT1が血管側膜に発現している。OCT1とOCT2の基質認識性は類似しており，例えばメトホルミンは肝臓が作用部位であるが，肝臓にはOCT1を介して取り込まれ，糖新生を抑制することによって作用を発揮しているものと考えられている。

薬物の肝細胞から胆汁中への排出

肝細胞に取り込まれた薬物は，未変化体のままあるいは代謝を受けた代謝物として胆汁中に排泄される。特に肝臓ではシトクロムP450（CYP）などの薬物代謝酵素による第Ⅰ相反応やグルクロン酸や硫酸などの抱合反応を受ける第Ⅱ相反応により，薬物はより水溶性が高くなり

分子量が増大することから，単純拡散による細胞膜透過がより起こりにくくなる。また，胆汁中排泄される薬物の胆汁中濃度は血漿中濃度に比べてはるかに高いことが知られており，胆管側膜を介した胆汁中への移行は基本的にトランスポーターが関与し，能動的に薬物を排出している。胆管側膜にはATPの加水分解エネルギーを直接的に駆動力とする**ABCトランスポーターファミリー**に属する一次性能動輸送担体が種々発現しており，薬物や代謝物の胆管管腔側への輸送を担っている（**図3**）。薬物の胆汁中排泄に重要な役割を果たすものとして，MRP2，P-糖タンパク質，BCRPが挙げられる。MRP2は比較的脂溶性の高いアニオン性化合物を幅広く認識し，スタチン系，サルタン系などの薬物やグルクロン酸抱合体，グルタチオン抱合体などの第Ⅱ相代謝産物の胆汁中排泄に関与している。P-糖タンパク質は脂溶性の高い中性，カチオン性薬物を広範に認識する。P-糖タンパク質の基質はCYP3Aの基質となるものも多く，肝臓における消失過程には両者が関与しているものと考えられる。BCRPは主に中性，アニオン性の化合物や抱合体などを広範囲に認識する。一方で，ヒトにおいては薬物の胆汁中濃度を測定するのが困難であることから，各トランスポーターの寄与については明確になっておらず，ノックアウトマウスや*in vitro*発現系を用いた解析からの推定による部分も多いのが現状である。

二次性能動輸送担体では，カチオン性薬物の腎排泄に重要な役割を果たしているMATE1が肝臓の胆管側膜にも発現することが報告されている。しかし，MATE1の基質となるのは比較的低分子で水溶性の高いカチオン性化合物であり，実際にメトホルミンの胆汁中排泄はほとんど認められないことから，肝臓におけるMATE1の機能は明確ではない。

＊OAT : organic anion transporter　＊OCT1 : organic cation transporter 1　＊ABC : ATP-binding cassette
＊MRP2 : multidrug resistance-associated protein 2　＊BCRP : breast cancer resistance protein

> **基礎へのフィードバック**
> 胆汁酸は界面活性作用を有し，胆汁中ではリン脂質と胆汁酸ミセルを形成することで脂溶性の高い薬物の溶解性を担保し，小腸では脂肪の消化・吸収を促している。胆汁酸は肝細胞の血管側膜においてNTCPを介して取り込まれ，胆管側膜ではBSEPによって胆汁中に排出されている。胆汁酸の役割とその動きを理解することは生化学・生理学的に重要である。

3 腸肝循環

- 胆汁中排泄された薬物が小腸から再び吸収されることがあり，これを腸肝循環とよぶ。
- グルクロン酸抱合を受ける薬物が腸肝循環を受けやすい。

腸肝循環

　胆汁中に排泄された化合物は，胆嚢から総胆管を経て十二指腸内に分泌され，消化管下部に移動した後に糞便中へ排泄されるが，一部の薬物は消化管内の移動の過程において小腸から再び吸収され，門脈を経て肝臓に至ることがあり，これを**腸肝循環**（enterohepatic circulation）とよぶ（図4）。腸肝循環を受ける代表的な化合物として胆汁酸が挙げられるが，胆汁酸は腸肝循環を受けることによってその9割以上が再利用されている。そのほか，ビタミンB_{12}や葉酸などの種々のビタミン類やエストロゲンなどが腸肝循

図4　薬物の腸肝循環

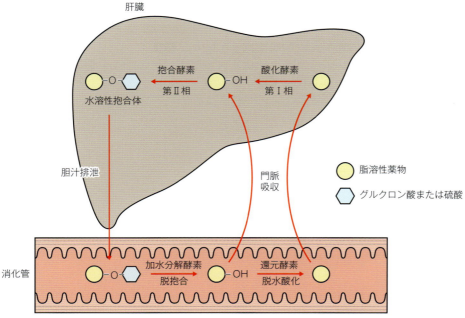

＊NTCP：Na+-taurocholate cotransporting polypeptide　＊BSEP：bile salt export pump

環を受けることが知られており，生体にとって必要な物質を効率よく利用することが可能である。

薬物のなかにも腸肝循環を受けるものが存在する。代表的な薬物として**プラバスタチン**がある。プラバスタチンは前述のようにOATP1B1によって肝臓に取り込まれ，MRP2を介して未変化体として胆汁中に排泄される。十二指腸中に分泌されたプラバスタチンは再び小腸から吸収されることになる。プラバスタチンは肝臓のHMG-CoA還元酵素を薬効の標的とすることから，腸肝循環によって肝臓選択的に集積することになり，効果発現と副作用軽減という観点から望ましい動態特性を示している。そのほかに，非ステロイド性抗炎症薬のインドメタシンやジクロフェナク，強心配糖体ジゴキシンやジギトキシン，イリノテカンの活性代謝物であるSN-38，バルプロ酸，モルヒネ，ワルファリン，エゼチミブ，ミコフェノール酸など種々の薬物が腸肝循環を受けることが知られている。これら腸肝循環を受ける薬物の特徴として，その血中濃度推移が二峰性を示すことがあることが知られている。また二峰性を示さない場合でも，長時間にわたって血中濃度が持続することからその消失半減期は長くなる。さらに，グルクロン酸抱合を受ける薬物が多いことが挙げられる。これはグルクロン酸抱合を受け胆汁中に排泄された薬物が，消化管内において腸内細菌が有するβ-グルクロニダーゼなどの酵素によってグルクロン酸が脱抱合されて抱合前の構造に戻り，再び消化管から吸収されることによる。

実践!!

臨床に役立つアドバイス

　イリノテカンの活性代謝物であるSN-38は，グルクロン酸抱合を受け胆汁中に排泄されるが，消化管内で脱抱合を受けてSN-38に再変換されることによって消化管粘膜に直接障害を及ぼすため，イリノテカンの重篤な副作用である遅発性の下痢が発症するものと考えられている。漢方薬である半夏瀉心湯の投与によりβ-グルクロニダーゼが阻害され，下痢を予防しうることが報告されている。

まとめ

- 胆汁中排泄を受けやすい薬物の特徴について説明せよ（☞ p.134）。**試験**
- 薬物の胆汁中排泄に関与する主なトランスポーターについて説明せよ（☞ p.134）。**試験**
- 薬物の腸肝循環について説明せよ（☞ p.137）。**試験**

138

3 その他の排泄

1 唾液中排泄

POINT
- 唾液中排泄は，排泄経路としての寄与は小さい。
- 一般に血液中の薬物は単純拡散によって唾液中へ排泄される。

唾液の分泌

唾液腺は耳下腺，顎下腺，舌下腺の三大腺からなり，唾液はこの三大腺より口腔内に分泌される分泌液である。唾液は1日当たり1L以上分泌され，その成分は99％以上が水であり，種々のイオンを含む無機質やリゾチーム，ムチンなどの有機質が含まれている。唾液中のタンパク質濃度は，血漿中のタンパク質濃度の1/25～1/40程度であり，唾液中に分泌された薬物はほとんどがタンパク結合していない非結合形として存在するものと考えられる。

薬物の唾液中排泄

薬物の尿中排泄や胆汁中排泄に比べて唾液中排泄は量的に少なく，また唾液中に排泄された薬物は再び消化管から吸収されることになり，薬物の体内からの消失に占める割合はきわめて小さいといえる。薬物の唾液中排泄は一般にpH分配仮説に従うとされ，血漿中の非結合形薬物が単純拡散によって移行し，唾液中へ排泄される。従って，脂溶性が高い薬物や血漿中で分子形として存在する薬物，血漿タンパク質に結合していない薬物が唾液中に排泄されやすくなる。

> **補足**
> 薬物の血漿中薬物濃度C_pと唾液中薬物濃度C_sの関係は，Matin(マーチン)らの式によって表される。
>
> 【酸性薬物】 $\dfrac{C_s}{C_p} = \dfrac{1+10^{pH_s - pK_a}}{1+10^{pH_p - pK_a}} \times \dfrac{f_p}{f_s}$
>
> 【塩基性薬物】 $\dfrac{C_s}{C_p} = \dfrac{1+10^{pK_a - pH_s}}{1+10^{pK_a - pH_p}} \times \dfrac{f_p}{f_s}$
>
> ここで，pH_sおよびpH_pはそれぞれ唾液および血漿のpH，f_sおよびf_pはそれぞれ唾液中および血漿中における薬物の非結合形分率である。

薬物の血漿中濃度と唾液中濃度の間に良好な相関が認められる薬物として，テオフィリン，フェニトイン，フェノバルビタール，リチウムなどがある。唾液は非侵襲的に採取でき，唾液中のタンパク質濃度が低く定量の際に前処理が不要であることから，治療薬物モニタリング（TDM）への応用が試みられている。良好な相関性を示すこれらの薬物は，唾液を利用したTDMが可能であると考えられる。

一方，リチウムやプロカインアミドの唾液中濃度は血漿中濃度の3～4倍であることが報告されており，血液中から唾液中への排泄に能動輸送が関与することが示唆されている。

＊TDM：therapeutic drug monitoring

2 乳汁中排泄

POINT
● 乳汁中排泄は，排泄経路としての寄与は小さい。
● 一般に血液中の薬物は単純拡散によって乳汁中へ排泄される。
● 母乳を摂取する乳児への薬物移行という観点から重要である。

薬物の乳汁中排泄

　乳汁中への薬物排泄は，母体からの薬物の排泄という観点ではその寄与は小さいものである。一方，母乳を摂取する新生児や乳児では薬物の代謝や排泄機能が未発達であるため，乳汁を介した新生児や乳児への薬物の移行という観点では，乳汁中排泄はきわめて重要である。一般に，血中から乳汁中への薬物の移行は単純拡散によるものとされている。薬物の乳汁中排泄は消化管吸収と同様にpH分配仮説に従い，薬物のpKa，脂溶性，分子量，タンパク結合率などによって影響されると考えられる。従って，脂溶性が高く分子量が比較的小さい薬物は乳汁に移行しやすい。一方，水溶性が高く分子量の大きいインスリンやヘパリンなどの薬物は乳汁に移行しないことから，抗凝固療法や糖尿病治療にはこれらの薬物が選択される。

　薬物の乳汁への移行において，能動輸送も関与していることを示す例が報告されている。例えば塩基性薬物であるシメチジンのM/P比は，単純拡散と仮定して得られる値よりもはるかに高くなることが示されている。乳腺上皮細胞には有機カチオントランスポーターOCT1やOCT3，P-糖タンパク質やBCRPなどが発現していることが報告されており，これらの基質となる薬物では乳汁への排泄が高い可能性も考えられる。

乳汁-母体血漿中濃度比(M/P比)

　薬物の母乳中濃度(M)と血漿中濃度(P)の比(M/P比)は，薬物の乳汁移行性の指標として用いられる。M/P比は，薬物のpKa，母乳および血漿中のpH(それぞれpHM，pHp)から次式のように求めることができる。

【酸性薬物】 $\dfrac{M}{P} = \dfrac{1+10^{pH_M - pK_a}}{1+10^{pH_p - pK_a}}$

【塩基性薬物】 $\dfrac{M}{P} = \dfrac{1+10^{pK_a - pH_M}}{1+10^{pK_a - pH_p}}$

　乳汁のpHは約7.0と血漿pHに比べてやや低い値となるため，一般的には塩基性薬物のほうが乳汁への移行性が高いといえる。しかし，脂溶性が高い塩基性薬物であっても血漿中タンパク結合率が高い薬物であれば乳汁への移行は低くなる。また，M/P比は直感的に理解しやすいパラメータであるが，乳児への薬物曝露を示す直接的な指標とはならないことに注意が必要である。例えば母体における薬物の血漿中濃度が低いような場合は，M/P比が高くても乳汁中への薬物の絶対的排泄量は少ないため，臨床上問題とはならないと考えられる。

＊ OCT : organic cation transporter ＊ BCRP : breast cancer resistance protein
＊ M/P : milk/plasma

3 呼気中排泄

● 気体の薬物や気化しやすい薬物は呼気中に排泄されうる。

薬物の呼気中排泄

肺胞では，空気中から酸素を取り込む一方で血液中から外気へ二酸化炭素を排泄するガス交換が行われている。気体の薬物や気化しやすい薬物では二酸化炭素と同じように拡散によって呼気中に排泄されうる。吸入麻酔薬として用いられる薬物のうち，亜酸化窒素（笑気ガス）は気体として吸入するが，血液中に移行した亜酸化窒素は呼気により体外へ排泄される。また，イソフルラン，セボフルラン，デスフルランは揮発性液体であり，いずれも吸入中止後にほとんどが呼気中に速やかに排泄される。

代謝過程で生成した炭酸ガス（二酸化炭素）は呼気中に排泄されることがあり，これを利用してヘリコバクター・ピロリの感染診断を行う尿素呼気試験が臨床的に実施されている。これは ^{13}C でラベルした尿素の錠剤を投与し，胃内でヘリコバクター・ピロリが有するウレアーゼによって代謝を受けるかについて判定するものである。ヘリコバクター・ピロリが陽性の場合はウレアーゼによって ^{13}C-尿素が $^{13}CO_2$ と NH_3 に分解され〔$(NH_2)_2{}^{13}CO + H_2O \rightarrow {}^{13}CO_2 + 2NH_3$〕，消化管から吸収されて血中に移行した $^{13}CO_2$ が肺から呼気中に排泄される。呼気中に含まれる $^{13}CO_2$ を測定することによって，ヘリコバクター・ピロリ感染の有無が診断できるものである。

まとめ

● 腎排泄，胆汁中排泄以外の薬物の排泄経路について説明せよ（☞ p.139～141）。 試験

第7章

薬物動態の変動要因

7章 薬物動態の変動要因

1 薬物相互作用

1 薬物相互作用の概要

- 薬物相互作用は，ときに重大な臨床的帰結を引き起こす。
- 薬物相互作用の発現機序には，薬物動態学的相互作用と薬力学的相互作用がある。

薬物相互作用

薬物相互作用とは，他の薬物や飲食物・嗜好品などを併用することにより，薬物の効果の増強または減弱，副作用などが生じることである。薬物相互作用は，ときに重大な臨床的帰結を引き起こすことがある。1990年代前半に日本で起きた抗ウイルス薬と抗がん薬との薬物相互作用により生じた**ソリブジン事件**では，15人もの犠牲者を出し，これを受けて医薬品添付文書の問題点が議論され，記載要領が改訂された。また，重大な薬物相互作用が原因で開発が中止されたり，市場から撤退した医薬品も少なくない。一方で，医薬品の開発過程における薬物相互作用の検討方法および情報提供に関して，欧米との調和を図りながら日本でも改訂作業が進められ，2018年7月に厚生労働省より**『医薬品開発と適正な情報提供のための薬物相互作用ガイドライン』**が発出された[1]。しかし，近年においても死亡例を含む薬物相互作用による重篤な被害が多数報告されており，それらの主な原因は医療現場で適切なマネジメントがされていなかったことである。

特に近年，医療の高度化と多様化，高齢化社会の進展などに伴い，複数科受診による重複投与および多剤併用投与による薬物相互作用のリスクが増加している。複数の薬剤を処方されている患者の60％に相互作用の可能性があるとの報告がある[2]。また，イギリスにおいて医薬品有害事象は入院原因の6.5％であり，そのうちの約17％は相互作用が原因との報告がある[3]。そのため，医療現場では膨大な薬剤の組み合わせの処方内容から，臨床的に重大な相互作用を見逃さないことが重要となる。

> **補足**
> **ソリブジン事件**
> 1993年に起きた薬物相互作用による薬害。帯状疱疹の抗ウイルス薬ソリブジンとフルオロウラシル系抗がん薬（FU）の併用により，2カ月の間に15人が死亡した。ソリブジンは，1979年に合成された化学物質の成分名で帯状疱疹の薬として開発が進められた。1986年から1989年まで臨床試験が行われ，1993年7月に製造が承認されて，9月3日から「ユースビル」の商品名で販売が開始された。しかし，FUと併用され，その血中濃度を上昇させる相互作用により，市販後，1993年10月末までに15人が死亡と報告された。販売会社は，FUとの併用により死亡の危険があることをソリブジンの販売前に十分に認識していたとされ，また添付文書にはFUとの「併用投与を避けること」と小さく記載はされていた。しかし，実際には併用を防ぐことができず，企業や行政の情報提供のあり方や薬剤師の職能についても問われた事件である。
>
> **医薬品開発と適正な情報提供のための薬物相互作用ガイドライン**
> 『医薬品開発と適正な情報提供のための薬物相互作用ガイドライン』は，主に医薬品の開発時に薬物代謝酵素や薬物トランスポーターを介する薬物相互作用を in vitro 試験で検出し，モデル解析などに基づき必要に応じて薬物相互作用試験を実施した結果を添付文書に反映させるまでの流れを最新の科学的知見を基盤として詳述したものである。現在，医薬品開発時にこのガイドラインに沿った薬物相互作用が検討され，添付文書で注意喚起される例が増えている。

薬物相互作用の種類

薬物相互作用は発現機序から，薬物動態学（pharmacokinetics）的相互作用と薬力学

（pharmacodynamic）的相互作用に分類される（図1）。薬物動態学的相互作用は，薬物の吸収，分布，代謝，排泄が他の薬物により影響を受け，薬物濃度が変動することによって過剰な効果の発現（中毒）や効果の減弱が起こることである。代表的なものには，肝臓での薬物代謝酵素活性の阻害などがある。薬力学的相互作用は，薬物の体内動態（薬物濃度）には変化がないが，受容体などの作用部位での相互作用によって，効果の増強や減弱が起こることである。フルオロキノロン系抗菌薬と非ステロイド系消炎鎮痛薬の併用によるけいれん誘発などが挙げられる。また，飲食物との相互作用にも重要なものがあり，患者の食生活，嗜好品なども十分考慮する。薬物相互作用の約40％が代謝部位での薬物動態学的相互作用であることが報告されており，その相

図1　薬物動態学的相互作用と薬力学的相互作用

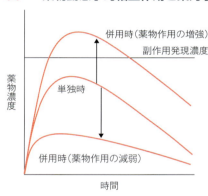
a　薬物動態学的相互作用

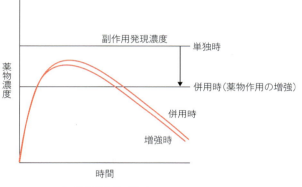
b　薬力学的相互作用

例1：イトラコナゾールの併用によるトリアゾラムの代謝阻害による血中濃度増大
例2：金属カチオン含有制酸剤の併用によるフルオロキノロン系抗菌薬の吸収低下による血中濃度低下

例3：トリアゾラムとエチゾラムの併用による中枢抑制作用の増強

aに示す薬物動態学的相互作用は，薬物の吸収，分布，代謝，排泄が他の薬物の影響を受け，薬物濃度が変動することにより毒性発現あるいは効果減弱が起こることである。一方，bに示した薬力学的相互作用は，薬物の体内動態には影響がないが（薬物濃度に変化がない），作用部位において何らかの相互作用が起こり，作用あるいは副作用の増強または減弱が起こるものである。

（文献4を基に作成）

図2　薬物相互作用の分類

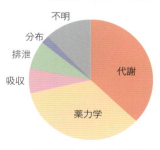
a 相互作用（n＝256）を機構別に分類した結果

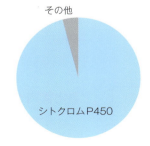
b 代謝部位における相互作用（n＝100）を代謝酵素別に分類した結果

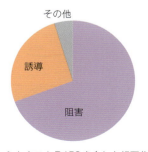
c シトクロムP450を介した相互作用（n＝96）を機構別に分類した結果

（文献5を基に作成）

互作用のほとんどがシトクロムP450（CYP）を介した機序である（図2）[5]。医薬品のなかには、このようなCYPに関連した相互作用が原因で市場撤退した薬剤も多数ある。医薬品添付文書では、相互作用の注意喚起は「併用禁忌（併用しないこと）」と「併用注意（併用に注意すること）」に分けて記載されている。併用注意に関しては、実際には必要上併用することも少なくなく、相互作用のメカニズムや危険性（程度）、適切な代替薬の有無なども把握したうえで、患者個別に対応を判断する。

2 吸収過程における薬物相互作用

- 吸収過程の物理化学的なメカニズムによる相互作用として、「消化管内pHの変化による相互作用」と「吸着およびキレート形成による相互作用」がある。
- 小腸粘膜には、一度吸収された薬物の腸管内への分泌に関与しているトランスポーターであるP-糖タンパク質（P-gp）が発現しており、相互作用の影響も受ける。

吸収過程の相互作用の種類

薬物動態学的相互作用は、吸収、分布、代謝、排泄の過程に分類できる。実態としては、薬物代謝およびトランスポーターの活性変動に伴うものであり、なかでもCYPが関与するものが多い。その他の重要な機構として、吸収過程における物理化学的要因による相互作用などが挙げられる（図3）[5]。

実際の医療現場において、例えば金属カチオン含有製剤との併用によるフルオロキノロン系抗菌薬の吸収低下の相互作用など、マネジメントを行う機会は少なくない。そこで、実際にマネジメントする機会が多い吸収過程の物理化学的なメカニズムによる相互作用として、消化管内pHの変化による相互作用と吸着およびキレート形成による相互作用の概要を解説する。

なお、吸収過程におけるその他の重要な相互作用としては、小腸壁のトランスポーターを介する相互作用もある。また、胃内容排出速度（GER）の上昇や低下に伴う吸収速度の変化や、腸内細菌叢の変化による吸収量の変化に起因する相互作用もある。

吸収過程の相互作用の例について表1に示す。

消化管内pHの変化による相互作用

薬の消化管吸収に際しては、固形薬剤の場合には消化管内における崩壊性および溶解性がまず問題となる。これらに与える影響により薬物相互作用が生じる場合として、併用薬による消

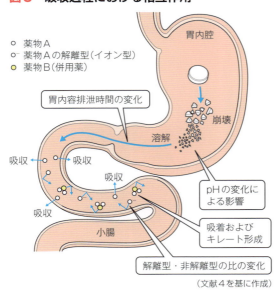

図3　吸収過程における相互作用
（文献4を基に作成）

＊GER：gastric emptying rate

表1 吸収過程の相互作用の例

メカニズム	相互作用を受ける薬物	影響を与える薬物	投与間隔を空けて相互作用を回避する際の注意点
pH上昇による吸収阻害	抗HIV薬：アタザナビル，サキナビル，リルピビリン，インジナビル アゾール系抗真菌薬：イトラコナゾール（内用液を除く） 抗悪性腫瘍薬：ゲフィチニブ，ダサチニブ，エルロチニブ，パゾパニブ，ニロチニブ	プロトンポンプ阻害薬 H_2受容体遮断薬	できる限り投与間隔を空ける必要があるが，特にプロトンポンプ阻害剤は作用の持続性が高く，投与間隔を空けても十分な回避が困難と考えられる（アタザナビル，リルピビリンとプロトンポンプ阻害薬は併用禁忌）．
キレート形成による吸収阻害	フルオロキノロン系抗菌薬 テトラサイクリン系抗菌薬 セフジニル	制酸薬 鉄剤 高リン血症治療薬（セフジニルに対しては定義せず）	一般的に「相互作用を受ける薬物」の服用時間の4時間前あるいは2時間後に「血中濃度を低下させる薬物」を服用することが推奨される．ただし，やむを得ずセフジニルと鉄剤を併用する際には，セフジニル投与後3時間以上の間隔を空けて鉄剤を服用する必要がある．
吸着による吸収阻害	経口薬全般	陰イオン交換樹脂 球形吸着炭	できる限り投与間隔を空ける必要がある．
胃内容排出速度（GER）の上昇による吸収速度上昇	経口薬全般	コリン作動薬 ドパミンD_2受容体遮断薬	作用時間の長い薬剤であれば，投与間隔を空けても十分な回避が困難と考えられる．
GERの低下による吸収速度低下	経口薬全般	抗コリン薬 抗ヒスタミン薬 三環系抗うつ薬 モルヒネ	作用時間の長い薬剤であれば，投与間隔を空けても十分な回避が困難と考えられる．
腸内細菌叢の減少による吸収量の変化	ジゴキシン（不活性化されにくくなり吸収増大） 経口避妊薬（腸肝循環されにくくなり再吸収量減少）	抗菌薬	回避不可能

化管内pHの変化がある．例えば，イトラコナゾールの固形経口剤は，プロトンポンプ阻害剤であるオメプラゾールと併用すると，オメプラゾールの酸分泌量低下作用による胃内pHの上昇により，イトラコナゾールの消化管での溶解性が低下し，血中濃度曲線下面積（AUC）が64％，最大血中濃度（C_{max}）が66％低下することが報告されている（図4）[6]．一方，イトラコナゾールを溶解補助剤（ヒドロキシプロピル-β-シクロデキストリン）で溶解した内用液製剤は，胃酸による溶解を必要としないため，オメプラゾールを併用してもその吸収は影響されないことが確認されている[7]．なお，消化管内pHの変化による相

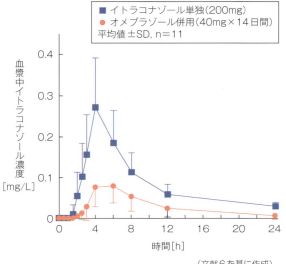

図4 オメプラゾール併用によるイトラコナゾール固形経口剤の吸収阻害

（文献6を基に作成）

* AUC：area under the curve

互作用の回避方法は併用薬投与のタイミングをずらすことが一般的であるが，プロトンポンプ阻害剤ではその酸分泌量低下作用が不可逆的で持続性があるため，投与間隔を空けても十分な回避が困難である．

消化管内のpHの変化が薬剤の消化管吸収に及ぼす影響は，溶解性に関係するものだけではなく複雑な面もある．例えば，一般に消化管からは非解離型（非イオン型）の分子のみが吸収されるが，消化管内pHの変化は，非解離型と解離型の比に影響する．また，胃内容物排出速度にも影響を与えることが知られている．

吸着およびキレート形成による相互作用

消化管内で同時に投与した薬物間で直接的に物理化学的な相互作用が働くことがある．陰イオン交換樹脂製剤であるコレスチラミンは消化管内の胆汁酸を吸着して，コレステロールの吸収を阻害する高脂血症治療剤として古くからある薬剤であるが，逆にワルファリン，ジギタリス製剤，メフェナム酸など，多くの薬剤も同時併用により吸着して吸収が低下する[8]．このような理由から，他の有用な高脂血症治療剤が多く開発されたこともあり，現在コレスチラミンはほとんど使用されなくなったが，この吸着の相互作用を利用して抗リウマチ薬であるレフルノミドの解毒剤としての効能効果を取得している．

つまり，レフルノミドはその活性代謝物が腸肝循環を受けるため半減期は2週間と長いが，重篤な副作用が発現した場合などに速やかに体内から消失させる必要があり，コレスチラミンはその腸肝循環を阻害し，体内からの除去に有用となる[8]．

一方で，消化管内において難溶性のキレートを形成するために吸収が低下する薬物は少なくない．例えば，フルオロキノロン系抗菌薬はアルミニウムやマグネシウムなどの金属カチオンを含む制酸薬と同時併用すると，キレートを形成し吸収が低下する．図5にフルオロキノロン系抗菌薬であるノルフロキサシン，エノキサシン，またはオフロキサシンを単独投与および水酸化アルミニウムゲルを同時投与した際の，それぞれのフルオロキノロン系抗菌薬の血漿中濃度推移を示した[9]．図5のようにノルフロキサシンの場合は著しく吸収が低下するが，オフロキサシンの場合は約50％の低下であり，フルオロキノロン系抗菌薬の種類によりその吸収低下の程度は異なる．また，金属カチオンの種類によっても吸収低下の程度は異なる．フルオロキノロン系抗菌薬の場合，アルミニウムやマグネシウムに比べれば鉄やカルシウムの影響のほうが小さい．金属カチオン含有制酸剤をシプロフロキサシン投与2時間半前に投与してもシプロフロキサシンの吸収は著しく阻害されていることも

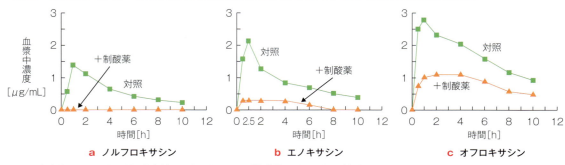

図5　水酸化アルミニウムゲルとの併用によるフルオロキノロン系抗菌薬の吸収阻害

a　ノルフロキサシン　　b　エノキサシン　　c　オフロキサシン

1gの水酸化アルミニウムゲルを各種フルオロキノロン系抗菌薬200mgと同時投与

（文献9を基に作成）

報告されている[10]。キレート形成による相互作用を回避するためには，フルオロキノロン系抗菌薬の服用時間の4時間前あるいは2時間後に金属カチオン含有制酸剤を服用することが推奨される。ただし，相互作用の程度や服薬アドヒアランスも考慮し，状況に応じて金属カチオンを含まない消化性潰瘍治療の代替薬に変更するといったマネジメントも考えられる。

小腸におけるトランスポーターを介する相互作用

小腸粘膜にはトランスポーターであるP-gpが発現しており，一度吸収された薬物の腸管内への分泌に関与している。抗結核薬のリファンピシンは反復投与により小腸粘膜のP-gpを誘導する。例えばP-gpの基質であるジゴキシン経口投与との併用により，ジゴキシンのAUCは約30％低下する。しかし，静注されたジゴキシンの血漿中濃度にはほとんど影響しない（図6）[11]。

P-gp阻害剤との相互作用にも注意が必要であり，例えばP-gpの基質であるダビガトランエテキシラート経口投与とP-gp阻害剤のケトコナゾールとの併用により，総ダビガトランの曝露量が最大約2.5倍に増加することが報告されている[12]。

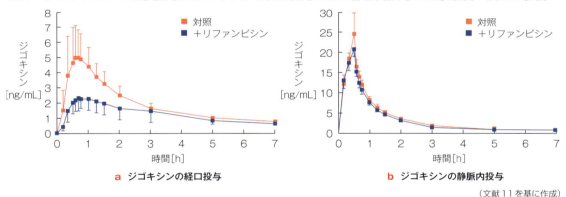

図6 リファンピシン反復投与がジゴキシンの経口投与および静脈内投与の血漿濃度へ及ぼす影響

a ジゴキシンの経口投与　　**b** ジゴキシンの静脈内投与

（文献11を基に作成）

3 代謝過程における薬物相互作用

- 薬物代謝の変化は，薬物動態に大きな影響を与えうる。そのため，併用薬によるこれらの阻害あるいは誘導は，薬物動態の変化を伴う薬物相互作用を引き起こす。
- 初回通過効果が大きい薬剤は，経口投与時と注射時では薬物相互作用の受けやすさも大きく異なり，その違いは数倍に及ぶ。
- 基質薬の消失に該当のCYPがどの程度寄与しているか，阻害剤あるいは誘導剤が該当のCYPの活性をどの程度変化させるかの2つの要因がわかればその程度は予測できる。

代謝過程の相互作用の概要

経口投与された薬剤は小腸内腔から小腸粘膜を経て血液中に吸収され，門脈を通じて肝臓へと運ばれ，肝静脈を経て全身循環に入る（図7）。全身循環に入る前に小腸や肝臓で代謝を受けることを初回通過効果（first pass effect）とよび，薬剤によってはそのために生物学的利用率（bioavailability）が大幅に低下する。初回通過効果が大きい薬剤は，経口投与時と注射時では薬物相互作用の受けやすさも大きく異なり，その違いは数倍に及ぶ。

薬物が生体から除去される方法として代謝と排泄の2つの経路がある。肝臓では代謝と胆汁排泄により，腎臓では主として排泄により薬物が除去される。また小腸では吸収だけではなく，薬物によっては肝臓に量的にも匹敵する代謝が起きている。なお，肝臓，腎臓，小腸における薬物の輸送については，「トランスポーターによる薬物輸送」（p.20）を参照して欲しい。薬物の代謝と排泄の変化は，薬物動態に大きな影響を与える。そのため，併用薬によるこれらの阻害あるいは誘導は，薬物動態の変化を伴う薬物相互作用を引き起こす。

図7 小腸と肝臓における初回通過効果と相互作用

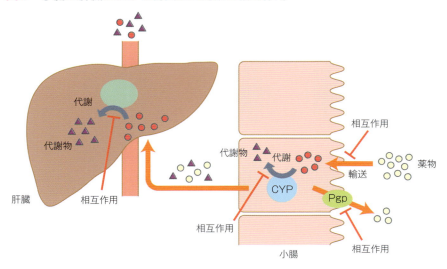

CYP以外の代謝酵素や肝臓における輸送でも相互作用が考えられるが，図では省略した。

薬物代謝の種類

薬物の代謝は2相に大別される。第Ⅰ相は水酸基が付加するなどの酸化反応，第Ⅱ相は水酸基やアミノ基などに水溶性の高い低分子が結合する抱合反応である。第Ⅰ相反応の多くは，シトクロムP450（CYP）とよばれる酸化還元酵素群によって触媒される。その他の酸化を伴う代謝としては，FMO，MAOによる代謝などがある。また，酸化ではないが，特にプロドラッグの代謝としてはカルボキシルエステラーゼの働きが重要である。第Ⅱ相反応にはグルクロン酸，硫酸，グルタチオンなどの種々の抱合酵素が関係する。第Ⅰ相代謝に引き続いて第Ⅱ相代謝を受け，尿中や胆汁中に排泄される薬物が多いが，薬物によっては第Ⅰ相，第Ⅱ相の片側だけの代謝を受けるもの，まったく代謝を受けないものがあり，さらに実際には1つの薬物でも複数の代謝排泄経路を辿るものが普通である。

このような複雑さがあっても，どの代謝排泄のステップがその薬にとって鍵となるかを理解しておくことが重要である。例えば，肝臓で第Ⅰ相，第Ⅱ相代謝を受け，腎臓から排泄される薬は，尿中が主排泄経路であっても腎機能の増悪時に血中濃度が上昇するのは，不活性の抱合体だけで未変化体は変化しないことが多い。つまり，代謝は不可逆反応なので，薬効成分（あるいは副作用の原因成分）を直接減少させる場合は第Ⅰ相代謝に注目する必要がある。なお，肝臓にトランスポーターで取り込まれてから細胞内で代謝を受ける薬では，肝臓への取り込みが可逆であれば輸送と代謝のどちらのステップも重要である。どちらが止まっても血中濃度は一般に顕著に増大する。経路が直列の複合的な反応では，反応の可逆性でどちらが重要かが決まる。

第Ⅰ相反応の主力を担うCYP分子種の薬物代謝に寄与する割合と肝臓中の存在比を図8に示す[13,14]。薬物代謝への寄与はCYP3A，CYP2D6，CYP2C，CYP1A2の分子種で90％以上を占めている。特にCYP3Aはヒト小腸および肝臓における最も主要なCYPであり，CYPにより代謝される薬物のうち約50％に関係する。そのため，CYP3Aの阻害による相互作用は臨床上問題となることが多く，実際に重篤な相互作用のために過去に販売中止となった薬剤も少なくない。なお，CYP3Aの基質はトランスポーターのP-gpの基質でもあることが多い。なお，第Ⅱ相反応を担う抱合酵素のそれぞれにも，CYPと同様に複数の分子種が確認されている。

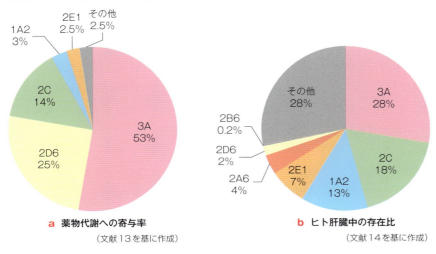

図8 CYP酵素の薬物代謝への寄与率と肝臓中の存在比

a 薬物代謝への寄与率
（文献13を基に作成）

b ヒト肝臓中の存在比
（文献14を基に作成）

CYPの阻害と誘導による薬物相互作用とその予測

CYPの阻害剤の併用により，基質薬の代謝が抑制されて血中濃度が上昇し，副作用の発現のリスクが高まる。一方，CYPを誘導する薬物の併用では，基質薬の血中濃度の低下により薬理効果が減弱する。ただし，代謝物に薬効がある場合はこれらの限りではない。

CYPの阻害は，まず不可逆阻害と可逆阻害に大別される。CYPは細胞内の小胞体膜に局在するが，不可逆阻害は基質が酵素に強固に結合して起こり，一般にこのような阻害剤はMBIとよばれる。CYP3Aの阻害剤のなかでは，リトナビル，マクロライド系抗生物質およびベラパミル等はMBIである。グレープフルーツジュースの阻害は不可逆であるが少し特殊であり，小腸のCYP3Aが阻害され，肝臓での阻害は比較的弱い。例えば，カルシウム拮抗薬であるフェロジピンをグレープフルーツジュースと併用すると，経口投与時には血中濃度は上昇するが，静脈内投与時では影響がない[15]。一般にMBIの阻害は強力であることが多く，また阻害が最大効果に達するまであるいは消失するまでに，それぞれ数日を要する。

一方で可逆阻害には速度論的に競合阻害，非競合阻害とその混合型に分類される。基質認識部位を共有する基質間では一般に競合阻害を引き起こす。例えば，ともにCYP2D6の基質であるプロパフェノンとメトプロロールを併用すると，メトプロロールの血中濃度が約2倍に上昇する[16]。競合阻害は，基質とならない薬が起こすこともある。例えば，キニジンはCYP3Aで代謝されCYP2D6では代謝されないが，CYP2D6の基質結合部位に対する親和性が高く，その活性を強く阻害する。シメチジンやアゾール系抗真菌薬のように，イミダゾール環やトリアゾール環など含窒素複素環を有する薬物は，CYP中

のヘム鉄に配位することで可逆阻害を起こすことが多い。なお，特定のCYP分子種によりよく代謝を受ける基質薬でも，臨床用量では阻害定数に比べて血中濃度は十分に低いため，そのCYP分子種を阻害しない場合が多く，代謝の寄与の程度と阻害の程度は別に考える必要がある。特に，基質薬どうしを一般の用量で併用しても，多くの場合，薬物相互作用は認められない。この考え方は3剤以上の相互作用を考えるときにも重要である。つまり，基質薬と基質薬の組み合わせは考慮せず，常に基質薬と阻害薬の組み合わせで相互作用を考えることが基本となる。

これに対してCYPの誘導は，酵素の発現量が核内レセプターの働きで増大して生じる。代表的な薬物として，リファンピシン，リファブチンといった抗結核薬，フェノバルビタール，カルバマゼピン，フェニトインなどの抗てんかん薬，ハーブのセントジョーンズワートなどがある。代表的な核内レセプターであるPXR/RXRはCYP3Aだけでなく，CYP2CやCYP2B，さらにはグルクロン酸抱合酵素やMDR1を含むトランスポーターをも誘導する。この例のように誘導は多くの酵素群が同時に変化する点が特徴である。

以上のように，阻害あるいは誘導による薬物相互作用の発現機構は多様で複雑である。しかし，最終的にはCYPの活性変動により基質薬の消失速度が変化していることから，基質薬の消失に該当のCYPがどの程度寄与しているかと，阻害剤あるいは誘導剤が該当のCYPの活性をどの程度変化させるかの2つの要因がわかればその程度は予測できる。前者を寄与率（CR），後者を阻害剤の場合に阻害率（IR）という。平衡状態のAUCの変化比（R）は式1で予測できる。

$$R = \frac{AUC_{+\text{inhibitor}}}{AUC_{\text{control}}} = \frac{1}{1 - CR \cdot IR} \qquad (式1)$$

なお，IRは理論的には阻害剤の代謝酵素近傍

の遊離濃度および阻害定数などの情報によって定まる。この相互作用の予測に関する研究の詳細は文献17を参照して欲しい。なかには0.8あるいは0.9を上回るものが少なくない。CRとIRが0.8の場合、AUCは約3倍、0.9の場合には約5倍にも上昇する計算となる。誘導についても類似の関係式を導くことが可能であり[18]、誘導剤による該当のCYPのクリアランス活性の増加をパラメータとしてICを定義すると、式2で予測できる。

$$R = \frac{AUC_{+indvcer}}{AUC_{control}} = \frac{1}{1 + CR \cdot IC} \quad （式2）$$

図9には、それぞれCYP3Aのアゾール系抗真菌薬の阻害[19]とリファンピシンの誘導[20]により非常に顕著にAUCが変化した例を示すが、CYPの活性変動に伴う薬物相互作用の場合には、このように10倍を超える極端な変化の事例が文献上に散見される。

表2～4に代表的なCYP酵素の基質薬、阻害薬および誘導薬を示した[21]。

代謝酵素に遺伝子変異をもつ人の薬物相互作用はよく考えなければならない。例えば、CYP2C19の代謝活性をほとんどもたないPMではCYP2C19の阻害剤を併用しても、この酵素の活性自体が存在しないので相互作用は認められないことになる。ただし、相互作用する前からPMでは血中濃度が高くなっていることに注意する。また、CYP2C19とCYP3Aの両方で代謝される薬剤の場合には、代謝酵素活性が正常なEMではCYP3Aの阻害剤による相互作用が弱いケースでも、CYP2C19のPMでは両方の経路が障害されることになるので、相互作用が非常に強く出現する可能性がある[22]。現状ではこのような可能性についての臨床的な検証は十分ではないものの、医療の現場では予想外の組み合わせで相互作用が出現する可能性があることを念頭に置くとよい。

図9 CYP3Aを介する薬物間相互作用の例

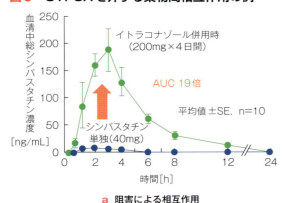

a 阻害による相互作用

（文献19を基に作成）

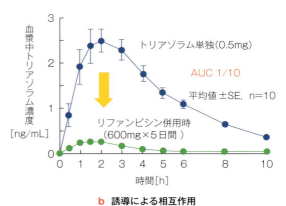

b 誘導による相互作用

（文献20を基に作成）

＊CR：contribution ratio　＊PM：poor metabolizer　＊EM：extensive metabolizer

表2　CYP酵素の阻害または誘導による相互作用を受けやすい基質薬の例

CYP分子種	阻害あるいは誘導による薬物動態学的相互作用を受けやすい基質薬 強い阻害薬a)との併用によりAUCが5倍以上に上昇（CL/Fが1/5未満に減少）あるいは強い誘導薬b)との併用によりAUCが1/5以下に減少（CL/Fが5倍より大きく上昇）	阻害あるいは誘導による薬物動態学的相互作用の受けやすさが中程度の基質薬 強い阻害薬a)との併用によりAUCが2倍以上5倍未満に上昇（CL/Fが1/5以上1/2未満に減少）あるいは強い誘導薬b)との併用によりAUCが1/2以下1/5より大きく減少（CL/Fが2倍以上5倍未満に上昇）
CYP1A2	カフェイン*，チザニジン*，デュロキセチン，メラトニン，ラメルテオン	クロザピン，ピルフェニドン，ラモセトロン，テオフィリン
CYP2B6	―	エファビレンツ
CYP2C8	レパグリニド*，セレキシパグ	モンテルカスト，ピオグリタゾン
CYP2C9	―	S-ワルファリン*，※1，セレコキシブ，グリメピリド，フェニトイン，（tolbutamide*）
CYP2C19	S-ランソプラゾール*，オメプラゾール*	ランソプラゾール*，ジアゼパム，エチゾラム※2，ラベプラゾール，ボリコナゾール
CYP2D6	（desipramine*），デキストロメトルファン*，（nebivolol*），アトモキセチン，エリグルスタット，メトプロロール，ノルトリプチリン，ペルフェナジン，トルテロジン	イミプラミン，プロパフェノン，プロプラノロール，トラマドール，トリミプラミン，ベンラファキシン
CYP3A	ミダゾラム*，トリアゾラム*，ブロナンセリン，ボスチニブ，ブロチゾラム，ブデソニド，ダルナビル※3，ダサチニブ，エバスチン，エレトリプタン，エヌトレクチニブ，エプレレノン，エベロリムス，フェロジピン，イバブラジン，イブルチニブ，ロミタピド，ルラシドン，マラビロク，ニソルジピン，クエチアピン，ルパタジン，シルデナフィル，シンバスタチン，シロリムス，チカグレロル，トルバプタン，バルデナフィル	アルプラゾラム，アプレピタント，アトルバスタチン，セリチニブ，コルヒチン，シクロスポリンA，ドラビリン※3，エリグルスタット，イストラデフィリン，ラパチニブ，レンボレキサント，メチルプレドニゾロン，ナルデメジン，ピモジド，リバーロキサバン，タクロリムス，タダラフィル

a）主に表3の指標薬（阻害薬）
b）主に表4の指標薬（誘導薬）
＊：薬物相互作用試験での使用が推奨されている基質薬
※1：ワルファリンには光学異性体（S体，R体）があり，S体の薬効がより強力で，よりCYP2C9に代謝を依存している。
※2：エチゾラムは通常の患者ではCYP2C19とCYP3Aの両方で代謝されるが，日本人の5人に1人程度いるCYP2C19の遺伝的活性欠損者（PM）ではCYP3Aへの代謝依存性が高まるので，CYP3Aの阻害薬との相互作用がかなり増強され注意が必要である。
※3：通常はリトナビルと併用

本表は相互作用にかかわるすべての基質薬を網羅するものではなく，日本で使用頻度の高い薬について，P450酵素の代謝による不活性化への寄与を例示するにすぎない。また掲載されている薬でも，記載していない消失経路が関与する場合がある。さらに代謝が不活性化にかかわらない場合でも，薬物相互作用の可能性を考慮すべき場合がある（例えばシクロホスファミドはCYP2B6により，クロピドグレルはCYP2C19により活性化されるため，それぞれの酵素を阻害あるいは酵素に遺伝的活性欠損があると薬効の減弱が問題となる場合がある）。

（文献21を基に作成）

表3　CYP酵素の阻害薬の例

CYP分子種	強い阻害薬 相互作用を受けやすい基質薬[a]のAUCが5倍以上に上昇（CL/Fが1/5未満に減少）	中程度の阻害薬 相互作用を受けやすい基質薬[a]のAUCが2倍以上5倍未満に上昇（CL/Fが1/2未満1/5以上に減少）
CYP1A2	フルボキサミン*，シプロフロキサシン	メキシレチン，経口避妊薬
CYP2B6	—	—
CYP2C8	クロピドグレル（300 mg/日）*，（gemfibrozil*）	クロピドグレル（75 mg/日），デフェラシロクス，teriflunomide[※1]
CYP2C9	—	フルコナゾール*，アミオダロン，ブコローム，ミコナゾール[※2]
CYP2C19	フルボキサミン*，フルコナゾール，チクロピジン	
CYP2D6	（fluoxetine*），パロキセチン*，ダコミチニブ，キニジン，テルビナフィン	ミラベグロン*，シナカルセト，アビラテロン，デュロキセチン，エスシタロプラム
CYP3A	【AUCが10倍以上】 イトラコナゾール*，コビシスタット，グレープフルーツジュース[※3]（2倍濃縮），リトナビル[※4]，ボリコナゾール[※5] 【AUCが5倍以上10倍未満】 クラリスロマイシン*，セリチニブ，ポサコナゾール	エリスロマイシン*，フルコナゾール*，ベラパミル*，アプレピタント，シプロフロキサシン，クリゾチニブ，シクロスポリン，ジルチアゼム，フルボキサミン，ホスラブコナゾール，イマチニブ，イストラデフィリン，トフィソパム

a）主に表2の指標薬（基質薬）
＊：薬物相互作用試験での使用が推奨されている阻害薬
※1：レフルノミドの活性代謝物
※2：ミコナゾールは in vitro でCYP2C9に加え，CYP3Aを含むさまざまなCYP分子種を強力に阻害する。
※3：グレープフルーツジュースの影響はブランド，濃度，量，製法によって異なる。
※4：通常，他の抗HCV薬との併用で投与される。リトナビル単独で観察された影響をCYP3A活性に対する併用レジメンの影響に外挿する場合は注意が必要である。
※5：ボリコナゾールは in vitro でCYP3Aに加え，CYP2B6，CYP2C9およびCYP2C19を含むさまざまなCYP分子種を強力に阻害する。

本表は代謝におけるP450酵素の阻害が強い薬物を例示する目的で作成されたものであり，表に記載されている薬物は日本で臨床的に普及している薬物に限定される。また完全な表を意図したものではない。薬物相互作用の可能性を評価する際に，表にない薬物も考慮する必要がある（例えばTS-1，UFT，テガフール，フルオロウラシル，ドキシフルリジン，カペシタビン，カルモフールなどの5-フルオロウラシル関連薬物はCYP2C9を直接阻害しないが，in vivo でその活性をかなり減少させる可能性がある）。

（文献21を基に作成）

表4　CYP酵素の誘導薬の例

CYP分子種	強い誘導薬 相互作用を受けやすい基質薬[a]のAUCが1/5以下に減少（CL/Fが5倍より大きく上昇）	中程度の阻害薬 相互作用を受けやすい基質薬[a]のAUCが1/2以下1/5より大きく減少（CL/Fが2倍以上5倍未満に上昇）
CYP1A2	―	フェニトイン，リトナビル[※1]，リファンピシン，喫煙，teriflunomide[※2]
CYP2B6	カルバマゼピン	リファンピシン*，エファビレンツ
CYP2C8	―	リファンピシン*
CYP2C9	―	リファンピシン*，エンザルタミド
CYP2C19	リファンピシン*，アパルタミド	エンザルタミド，フェニトイン
CYP2D6	―	―
CYP3A	フェニトイン*，リファンピシン*，アパルタミド，カルバマゼピン，エンザルタミド，ミトタン，セント・ジョーンズ・ワート	ボセンタン，エファビレンツ，エトラビリン，モダフィニル，フェノバルビタール，プリミドン[※3]，リファブチン

a）主に表2の指標薬（基質薬）
＊：薬物相互作用試験での使用が推奨されている誘導薬
※1：リトナビルは800 mg/日（他の抗HIV薬の併用なし）で中程度の誘導薬とされる。低用量でのCYP1A2への影響は不明。
※2：レフルノミドの活性代謝物
※3：プリミドンは部分的にフェノバルビタールに代謝される。

本表は代謝におけるP450酵素の誘導の著しい薬物を例示する目的で作成されたものであり，表に記載されている薬物は日本で臨床的に普及している薬物に限定される。また完全な表を意図したものではない。

（文献21を基に作成）

4　分布過程における相互作用

- 血漿中の非結合形変化は一時的で軽度な場合が多く，臨床的には問題とならないことが多い。
- タンパク結合置換の相互作用で非結合形の平均血中薬物濃度が上昇するのは，血流律速型薬物を静脈内投与した場合のみに限定される。

タンパク結合置換による相互作用

　多くの薬物は生体内で血清アルブミンやα_1-酸性糖タンパク質などの血清タンパク質と結合している。これらの薬物の血漿中の非結合形は一部であり，非結合形の薬物が組織に移行し薬効を得ることができる。分布過程における相互作用としては，他の薬物の投与によりこのタンパク結合の競合による置換が起こりうる。しかし，相互作用によりタンパク結合率が変化しても血漿中の非結合形変化は一時的で軽度な場合が多く，臨床的には問題とならないことが多いと考えられている。

　まず，分布容積が大きく，投与された薬物のほとんどが組織中に存在する場合は，血液中でタンパク結合置換が生じて追い出された非結合形薬物は組織へ再分配されるため，血液中の非結合形薬物濃度はほとんど変化しない。一方で，分布容積が小さく，投与された薬物のほとんどが細胞外液中に存在する場合は，一時的に血液中の非結合形薬物濃度は増大するが，多くの場

合はあくまでも一時的であると考えられる。これは，全身からの薬物の消失は消失臓器（肝臓や腎臓）のクリアランスに依存しており，臓器の消失能（臓器固有のクリアランス）に対して臓器への運搬能力（臓器への血流量）が十分に高い場合は，クリアランスはタンパク非結合形分率と臓器固有のクリアランスの積で表されるためである。つまり，タンパク質に結合していない非結合形薬物のみが臓器による消失（代謝・排泄）を受けることになる。従って，タンパク結合置換の相互作用で非結合形分率が増加すれば，その分，薬物の消失も促進される。つまり，仮に非結合形分率が2倍になれば，クリアランスも2倍になり，結果的に非結合形薬物の平均濃度は変化しないことになる。ただし，運搬能力（臓器への血流量）に対して臓器の消失能（臓器固有のクリアランス）が十分に高い場合（血流律速型薬物）はクリアランスは運搬能力（臓器への血流量）で現わされるので，この場合はタンパク結合置換の相互作用で非結合形分率が増加すれば，非結合形薬物濃度も増加することになる。一方で，血流律速型の薬物は少ない。さらに，肝代謝型の血流律速型の薬物を経口投与の場合は初回通過効果を大きく受けるため，経口のクリアランスはタンパク非結合形分率と臓器固有のクリアランスの積で表される。従って，タンパク結合置換の相互作用で非結合形薬物濃度が上昇するのは，血流律速型薬物を静脈内投与した場合のみに限定されると考えられる。

5 排泄過程における相互作用

- 排泄過程における相互作用においては，特に薬物の尿中排泄における相互作用が種々の異なる機序で起こりうる。

腎排泄過程における相互作用

　排泄過程における相互作用は，特に薬物の尿中排泄での相互作用が種々の異なる機序で起こるため注意が必要となる。

　糸球体濾過過程での直接的な相互作用の機序は知られていないが，NSAIDsなどは腎血流を減少させることにより，薬物の糸球体濾過や尿細管分泌を低下させるので注意が必要となる。

　尿細管分泌過程では，尿細管で能動的に分泌される薬物どうしが競合し，尿細管からの分泌が阻害されて排泄が遅延する相互作用がある。セフェム系やペニシリン系の抗菌薬に対するプロベネシドの作用は古くから知られており，これはプロベネシドが尿細管のトランスポーターであるOATを阻害し，これらの抗菌薬の分泌が阻害されるためと考えられている。この場合はこれらの抗菌薬の半減期を延長し，作用時間の延長を図るためにあえて併用する方法が行われてきた。また，メトトレキサートもOATを介して尿細管分泌されるため，プロベネシドやNSAIDsのほか，ペニシリン系抗生物質などにより尿細管分泌が阻害される。例えば，ペニシリン系抗生物質のピペラシリンの併用によりメトトレキサートのクリアランスが約50％低下し，副作用が発現した報告がある（**図10**）[23]。また，ベラパミルはジゴキシンの腎排泄を抑制するが，それは尿細管におけるP-gpの阻害に起因する。

　尿細管における再吸収は受動的な拡散輸送であり，比較的脂溶性の薬物で，かつ非解離形薬物にのみ起こる。従って，薬物の物理学的な特

＊NSAIDs：non-steroidal anti-inflammatory drugs　　＊OAT：organic anion transporter

性と尿細管中のpHにより決定される。酸性薬物であるサルファ剤については、尿のpHがアルカリ型に偏ると非解離形の割合が減少し、再吸収が低下することにより半減期が短縮する。

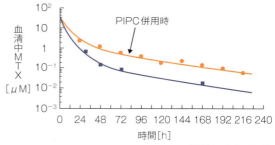

図10 ピペラシリン（PIPC）の併用による血清メトトレキサート（MTX）のクリアランス低下

（文献23を基に作成）

6 トランスポーターがかかわる相互作用

- 小腸や肝臓，腎臓に発現している薬物トランスポーターの機能が薬物相互作用によって変動すると全身クリアランスが変化するので血中濃度が変動する。
- 血液脳関門や血液胎盤関門など関門組織に発現している薬物トランスポーターの機能が薬物相互作用によって変動すると，血中濃度は変化しなくても，局所では大きな薬物濃度の変化を生じている可能性がある。

薬物トランスポーターと相互作用

　薬物トランスポーターとは，各臓器細胞の生体膜上に発現する多数回膜貫通タンパク質であり，生体膜を介した薬物選択的な促進拡散あるいは能動的な取り込み・排出輸送を担うタンパク質群の総称である。『医薬品開発と適正な情報提供のための薬物相互作用ガイドライン』では，代謝酵素に加えて薬物トランスポーターであるP-gp，BCRP，OATP，OAT，OCT，MATEについても言及している[1]。

　表5には，薬物動態的相互作用に関与するトランスポーターの基質薬，阻害薬，誘導薬の例を示した[4, 21]。薬物トランスポーターの役割は，①小腸に発現し吸収を制御したり，肝臓や腎臓に発現し薬物の各臓器からの消失を制御することで，薬物の血中濃度を制御する役割と，②脳や胎児など，重要な器官や部位などを守るために物質の移行を制限する種々の関門組織（血液脳関門，血液胎盤関門など）に発現し，局所の薬物濃度を制御する役割に大別される。前者の場合，薬物トランスポーターの機能が薬物相互作用によって変動すると全身クリアランスが変化するので血中濃度が変動するが，後者の場合，局所は体内全体と比べて小さいことが多いので血中濃度は変化しないことがある。しかし，局所では大きな薬物濃度の変化を生じている可能性があるので注意しなければならない。なお，小腸や腎臓の上皮細胞を透過するには管腔側（頂端膜とよぶ）と血管側（基底膜とよぶ）の細胞膜に発現する2種のトランスポーターによる輸送が必要である。同様に肝臓でも基底膜と毛細胆管膜に発現する2種のトランスポーターが薬物の肝消失にかかわっている。従って，薬物相互作用はどちらのトランスポーターの阻害でも起こりうる。

表5 薬物動態的相互作用に関与するトランスポーターの主な基質薬，阻害薬，誘導薬の例

名称	発現組織[2]	機能	主な基質薬	主な阻害薬	主な誘導薬
P-gp (MDR1)	小腸※，肝臓，腎臓，脳	排出トランスポーター	ダビガトランエトレチレート，ジゴキシン，フェキソフェナジン，アリスキレン，アンブリセンタン，コルヒチン，エベロリムス，ラパチニブ，マラビロク，ニロチニブ，サキサグリプチン，シロリムス，トルバプタン，トポテカン	アミオダロン，カルベジロール，クラリスロマイシン，イトラコナゾール，ラパチニブ，ロピナビル/リトナビル，キニジン，リトナビル，ベラパミル，アジスロマイシン，シクロスポリン	リファンピシン，セントジョーンズワート
BCRP	小腸※，肝臓，腎臓，脳，胎盤，乳腺	排出トランスポーター	イマチニブ，ロスバスタチン，スルファサラジン	エルトロンボパグ	—
OATP1B1 OATP1B3	肝臓※	取り込みトランスポーター	アスナプレビル，アトルバスタチン，ボセンタン，ドセタキセル，フェキソフェナジン，グリベンクラミド，ナテグリニド，パクリタキセル，ピタバスタチン，レパグリニド，ロスバスタチン，シンバスタチン酸	シクロスポリン，エリスロマイシン，ロピナビル/リトナビル，リファンピシン（単回投与）	リファンピシン（反復投与）
OAT1, OAT3	腎臓※	取り込みトランスポーター	アデフォビル，セファクロル，セフチゾキシム，ファモチジン，フロセミド，ガンシクロビル，メトトレキサート，オセルタミビルカルボキシレート，フェキソフェナジン，ジドブシン	プロベネシド	—
OCT2 MATEs	腎臓※	取り込みトランスポーター	メトホルミン	シメチジン，ドルテグラビル，トリメトプリム，バンデタニブ	—

この表は網羅的なものではないことに注意されたい。また，トランスポーターの関与する相互作用は，複合的な要因で起きる場合も多い。
※：薬物相互作用に関与する重要な部位

トランスポーターによる相互作用の代表的な例として，複数のスタチンは有機アニオントランスポーター（OATP1B1および1B3）によって肝臓に取り込まれるため，シクロスポリンなどその阻害薬を併用するとスタチンの血中濃度が上昇する。

＊P-gp：P-glycoprotein ＊BCRP：breast cancer resistance protein
＊OATP：organic anion transporting polypeptide ＊OCT：organic cation transporter
＊MATE：multidrug and toxic compounds extrusion ＊OAT：organic anion transporter

7 薬力学的相互作用

- 薬力学的相互作用は，同じ薬理作用，あるいは相反する薬理作用を有する薬物を併用することにより，作用が増強されたり，減弱したりする相互作用である。
- 作用点や作用機序が同一の場合と異なる場合がある。
- 薬物の作用が増強する協力作用と減弱する拮抗作用に分けられる。

協力作用

複数の薬物を併用した場合に作用が増強することを協力作用という。薬物を併用しない場合と併用した場合で，体内の薬物濃度は変動しない。作用点や作用機序が同一の場合と，異なる場合がある。また，併用薬により薬物の受容体などへの親和性が増強されることにより，作用が強く現れる場合もある。例えば，フルオロキノロン系抗菌薬は，$GABA_A$受容体を阻害することにより痙攣の副作用が起きると考えられているが，NSAIDsを併用するとフルオロキノロン系抗菌薬の$GABA_A$受容体への親和性が高くなり，痙攣が生じやすくなると考えられている。協力作用による薬力学的相互作用の例を**表6**に示した。

拮抗作用

複数の薬物を併用した場合に作用が減弱することを拮抗作用という。協力作用と同様に薬物を併用しない場合と併用した場合で，体内の薬物濃度は変動しない。作用点や作用機序が同一の場合と，異なる場合がある。例えば，抗精神病薬のドパミンD_2受容体遮断作用によるパーキンソニズムの振戦，筋強剛，無動などの神経症状に対して，筋弛緩作用を有する抗コリン薬のトリヘキシフェニジルを投与することがある。これは作用部位が異なる拮抗作用による薬力学的相互作用を利用しているともいえる。

表6 協力作用による薬力学的相互作用の例

薬物	併用薬	相互作用	機序
フルオロキノロン系抗菌薬	ループ利尿薬	QT延長	ループ利尿薬による低カリウム血症によりフルオロキノロン系抗菌薬によるQT延長誘発
フルオロキノロン系抗菌薬	NSAIDs	痙攣	$GABA_A$受容体への親和性増強
β遮断薬	Ca拮抗薬	過度の血圧低下	血圧低下作用の増強
インスリン	β遮断薬	低血糖からの回復遅延	エピネフリンの血糖上昇作用抑制
抗不安薬，睡眠薬	アルコール	抗不安薬，睡眠薬の作用増強	GABA受容体結合の増大
アミノ配糖体	フロセミド シスプラチン	腎毒性の増強 聴覚障害	ともに腎障害，聴覚障害を有する
パーキンソン病薬，三環系抗うつ薬，フェノチアジン系薬など抗コリン作用のある薬剤の組み合わせ		中毒性精神病作用の増強 口渇，散瞳，尿閉，イレウス	抗コリン作用の増強
ドパミンD_2受容体を遮断する薬物の組み合わせ		薬剤性パーキンソニズムなどの増強	D_2受容体遮断の集積
ヒスタミンH_1受容体を遮断する薬物の組み合わせ		眠気，ふらつきの増強	H_1受容体遮断の集積

* GABA：gamma-aminobutyric acid

8 薬物相互作用のマネジメント

- 薬物相互作用のマネジメントでは，血中濃度の変化の評価だけではなく，そのような血中濃度変化の程度が有効性や安全性に及ぼす影響を考える必要がある。
- 相互作用を回避するだけでなく，代替薬への変更や非薬物療法も含めて代わりの適切な治療を検討する。

臨床上問題となる相互作用とそのメカニズムの把握

　薬物相互作用のマネジメントでは，血中濃度の変化の評価だけではなく，その血中濃度変化が薬物の有効性や安全性に及ぼす影響を考える必要がある。血中濃度が多少変化しても副作用が生じることが少ない，安全域が広い薬剤の場合は，相互作用による変化が多少予測されたとしても臨床的にはそれほど問題ではない。一方で，安全域の狭い薬剤では多少の変化であってもリスク要因として十分に注意しなければならない。また，感染症治療薬では有効濃度域をしっかりと確保するということも前提となる。このような要因も考慮したうえで相互作用を適切に評価し，マネジメントを行うことが必要となる。薬物相互作用を考察するときは，相互作用によってどのような不都合な状況が発生しうるかを把握し，それらに備える必要がある。「血中濃度の変動によって臨床的にどのような事象が起こりうるか」，「この事象はどの程度のインパクトをもたらすのか」，「この薬物療法で期待されるメリットを天秤にかけた場合，相互作用のリスクはどの程度か」，「どのような手段でそのリスクを回避するか」，「その回避方法はメリットとデメリットのバランスから許容できるか」など，検討すべき事項は多岐にわたる。

　相互作用のマネジメントは，どのような機構により惹起される可能性があるかを考え，そのような事態の発生を極力避けることが前提となる。相互作用が報告されている，または報告がなく

ても可能性が考えられるのであれば，その相互作用が臨床上どの程度問題となるのかを評価し把握する。例えば，HMG-CoA還元酵素阻害薬（スタチン）であれば，横紋筋融解症という重篤な副作用が知られており，その副作用のリスクの1つとして相互作用にも注意する。

　スタチンはCYPで代謝されるものも多い。そのため，CYPの阻害剤とスタチンの併用はスタチンの血中濃度が上昇するリスクを評価しなければならない。一方，横紋筋融解症のリスクとなる相互作用はCYPの阻害剤との相互作用だけではない。また，薬物動態的な相互作用においても，スタチンの血中濃度を上昇させる可能性があるのはCYPの阻害剤のみではない。例えば，スタチンの多くは有機アニオントランスポーター（OATP）によって肝臓に取り込まれ，シクロスポリンはその阻害剤としてスタチンの血中濃度を上昇させる[4]。従って，CYPでほとんど代謝を受けないスタチンでも，シクロスポリンとの併用についてはOATPを介した相互作用の点から添付文書で注意喚起されているものもある。さらに，スタチンの体内動態への影響が考えられなくても，フィブラート系高脂血症治療剤やニコチン酸製剤などはそれ自体が横紋筋融解症を誘発する可能性がある薬剤であり，併用に注意する。このように，起こりうる臨床的帰結は同様であっても相互作用のメカニズムが異なることも少なくない。

---

*OATP：organic anion transporting polypeptide

同種同効薬の薬剤間の相違の把握

前述のようにスタチンで起こりうる相互作用の相違を把握することは、マネジメントの観点から非常に重要である。例えば、イトラコナゾールとシクロスポリンを服用中の患者に、新たにシンバスタチンが処方された場合は、イトラコナゾールとシンバスタチンの組み合わせが併用禁忌であるため、他のスタチンへの変更を検討しなければならない。その際、代替薬のスタチンとシクロスポリンの相互作用の可能性についても注意を要する。ピタバスタチンはCYPによる代謝の寄与が小さいと考えられるのでイトラコナゾールとは比較的併用しやすいスタチンではあるが、ピタバスタチンはOATPの寄与が高く、その阻害剤であるシクロスポリンとの併用により約5倍のAUC上昇が確認されていることから併用禁忌となっている。フルバスタチンであればイトラコナゾールもシクロスポリンもフルバスタチンの血中濃度に与える影響は比較的小さいので、注意は必要であるが代替薬としての選択が考えられる。ただし代替薬の検討時は、脂質改善作用の強さや大規模臨床試験における1次予防および2次予防のエビデンスなど、スタチンの効果に関する薬剤間の違いも考慮したうえで検討する[24]。

すでにシンバスタチンを服用している患者にイトラコナゾールが処方された場合は、イトラコナゾールの代替薬について検討することになる。通常の経口剤であれば、さまざまな適応症があるため、どの適応症に対して処方されたかによって代替薬も異なる。例えば、爪白癬に対して処方されたのであれば、アリルアミン系経口抗真菌薬のテルビナフィンは爪白癬に適応を有しており、CYP3Aの阻害作用もないと考えられているため、代替薬として考えられる。しかし、もしテルビナフィンに変更するのであれば、テルビナフィンはCYP2D6を強力に阻害するため、抗うつ薬などのCYP2D6の基質薬となる薬剤が既に使用されている患者ではないかを確認したうえで変更する。このように、相互作用を回避するために代替薬を検討する際には、薬剤間の相違を十分に把握しなければならない（表7）。

また、相互作用の可能性やマネジメントを検討する際、その薬剤は今あるいはこれからどの程度必要なのかを改めて検討する。さらに、相互作用のリスクとのバランスも考慮してその薬物療法を行うこと自体を見直すのも重要な相互作用マネジメントの1つである。

表7　相互作用回避のための代替薬検討時に把握すべき内容

臨床効果の相違	代替薬への変更により同等の臨床効果が得られるか？
副作用の相違	代替薬への変更による副作用の発現の可能性はないか？
適応症の相違	代替薬は同じ適応症を有しているか？
使用上の注意点の相違	代替薬への変更により使用上の注意点に違いはないか？
薬物動態上の相違	例えば代替薬が腎排泄の場合、腎障害患者ではないか？
他のメカニズムによる相互作用の可能性	代替薬が他の併用薬と相互作用を起こす可能性はないか？

＊EBM：evidence-based medicine　＊DDI：drug-drug interaction

まとめ

- ●吸収過程の相互作用の実例を機序に基づいて説明せよ（☞p.146）。 **実習** **試験**
- ●代謝過程の相互作用の実例を機序に基づいて説明せよ（☞p.150）。 **実習** **試験**
- ●排泄過程の相互作用の実例を機序に基づいて説明せよ（☞p.157）。 **実習** **試験**
- ●トランスポーターがかかわる相互作用の実例を機序に基づいて説明せよ（☞p.158）。 **実習** **試験**
- ●薬力学的相互作用の実例を機序に基づいて説明せよ（☞p.160）。 **実習** **試験**

【引用文献】

1) 厚生労働省医薬・生活衛生局医薬品審査管理課長：医薬品開発と適正な情報提供のための薬物相互作用ガイドラインについて, 薬生薬審発0723第4号, 2018.

2) Egger SS. et al. : Potential drug-drug interactions in the medication of medical patients at hospital discharge. Eur J Clin Pharmacol, 58(11) : 773-778, 2003.

3) Pirmohamed M, et al. : Adverse drug reactions as cause of admission to hospital: prospective analysis of 18 820 patients. Bmj, 329(7456) : 15-19, 2003.

4) 鈴木洋史 監：これからの薬物相互作用マネジメント 臨床を変えるPISCSの基本と実践 第2版, じほう, 2021.

5) 千葉 寛：チトクロームP450を介した薬物間相互作用, ファルマシア, 31(992-6), 1995.

6) Jaruratanasirikul S, et al. : Effect of omeprazole on the pharmacokinetics of itraconazole. Eur J Clin Pharmacol, 54(2) : 159-161, 1998.

7) イトリゾール内用液1％ インタビューフォーム.

8) クエストラン インタビューフォーム.

9) Shibata K：薬物動態 3：717-722, 1988.

10) Nix DE, et al. : Effects of aluminum and magnesium antacids and ranitidine on the absorption of ciprofloxacin. Clin Pharmacol Ther, 46(6) : 700-705, 1989.

11) Greiner B, et al. : The role of intestinal P-glycoprotein in the interaction of digoxin and rifampin. J Clin Invest, 104(2) : 147-53, 1999.

12) プラザキサカプセル（ダビガトランエテキシラートメタンスルホン酸塩）, 医薬品添付文書.

13) Rodrigues AD : Integrated cytochrome P450 reaction phenotyping: attempting to bridge the gap between cDNA-expressed cytochromes P450 and native human liver microsomes. Biochem Pharmacol, 57(5) : 465-480, 1999.

14) Clarke S, et al. : Human cytochromes P450 and their role in metabolism-based drug-drug interactions. Drug-drug interactions, ed. R. AD., USA : Marcel Dekker Inc, 2002.

15) Lundahl J, et al. : Effects of grapefruit juice ingestion--pharmacokinetics and haemodynamics of intravenously and orally administered felodipine in healthy men. Eur J Clin Pharmacol, 52(2) : 139-145, 1997.

16) Wagner F, et al. : Drug interaction between propafenone and metoprolol. Br J Clin Pharmacol, 24(2) : 213-220, 1987.

17) Ohno Y, et al. : General Framework for the Quantitative Prediction of CYP3A4-Mediated Oral Drug Interactions Based on the AUC Increase by Coadministration of Standard Drugs. Clin Pharmacokinet, 46(8) : 681-696, 2007.

18) Ohno Y, et al., General framework for the prediction of oral drug interactions caused by CYP3A4 induction from in vivo information. Clin Pharmacokinet, 47(10) : 669-680, 2008.

19) Neuvonen PJ : Simvastatin but not pravastatin is very susceptible to interaction with the CYP3A4 inhibitor itraconazole. Clin Pharmacol Ther, 63(3) : 332-341, 1998.

20) Villikka K, et al. : Triazolam is ineffective in patients taking rifampin. Clin Pharmacol Ther, 61(1) : 8-14, 1997.

21) Maeda K, et al. : Classification of drugs for evaluating drug interaction in drug development and clinical management. Drug Metab Pharmacokinet, 41 : 100414, 2021.

22) Yamamoto T, et al. : Notable Drug-Drug Interaction Between Etizolam and Itraconazole in Poor Metabolizers of Cytochrome P450 2C19. J Clin Pharmacol, 57(11) : 1491-1499, 2017.

23) Yamamoto K, et al. : Delayed elimination of methotrexate associated with piperacillin administration. Ann Pharmacother, 31(10) : 1261-1262, 1997.

24) 日本動脈硬化学会 編：動脈硬化性疾患予防のための脂質異常症治療ガイド 2008年版, 協和企画, 2009.

7章 薬物動態の変動要因

2 その他の変動要因

1 臓器機能等の異常

POINT
- 臓器機能の変動により薬物動態が大きく変動することがある。
- 肝機能異常時は肝実質の欠落と有効肝血流量の低下を考慮する。
- 疾患によって薬物結合タンパク質の量が変動することがある。

肝機能低下

　肝硬変などの慢性肝疾患では，肝実質の脱落や線維化の進行などにより肝実質細胞量が低下することがある。肝硬変では25〜80％の肝実質細胞量の低下があると報告されており，これにより肝臓における薬物代謝能が大きく低下する。また，肝障害患者では線維化の進展等に伴い，肝臓内の血流が悪化するため，肝臓の内外に側副血管（シャント）が形成されることがある（図1）。これにより，薬物代謝を担う肝実質細胞への血流量（有効肝血流量）が低下する。特に肝硬変患者では健常者に比べて有効肝血流量が35％程度低下するとも報告されている。このように，慢性肝疾患においては肝実質細胞の減少による肝抽出率（血液が肝臓を1回通ることにより代謝される薬物の割合：E_h）の低下と有効肝血流量（Q_h）の減少によって，肝クリアランス（CL_h）が大きく低下することがあるため（式1），肝代謝型薬物の投与時には注意が必要である。

　肝代謝型薬物は大きく肝血流律速型と肝代謝型律速型に分けられる。このうち肝抽出率が大きい肝血流律速型の薬物（式3）は，経口投与時，

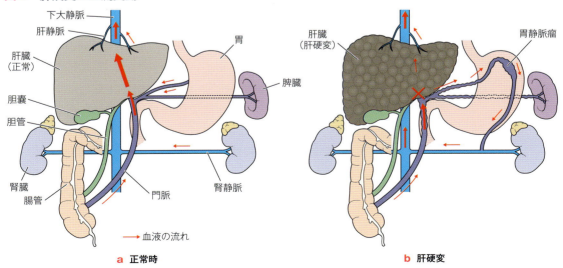

図1　肝硬変の血流変動

a 正常時　　b 肝硬変

肝硬変では肝臓の線維化により門脈からの流入が滞る。そのため，胃静脈や下大静脈にバイパスができるため，有効肝血流量が低下する。

血液を介して全身循環する前に肝臓で多くの薬物が処理される（初回通過効果が大きい）のが特徴の1つである。このような肝血流律速型の薬物においては，肝硬変患者に経口投与した場合，有効肝血流量の低下により初回通過効果が低下し，薬物の吸収率が大きくなることがある。これに肝クリアランスの低下が重なり，吸収率の増加と肝代謝の低下によりAUCが非常に大きくなることがあるため注意が必要である（**図2**）。なお，肝代謝によって活性化されるプロドラッグなどにおいては，活性代謝物の最高血中濃度（C_{max}）が低下することがある。

一方で，肝代謝律速型薬物の肝クリアランスは遊離形薬物の割合（遊離形分率：$f_{u \cdot B}$）と肝固有クリアランス（CL_{int}）の積で表され（式4），肝クリアランスに遊離形分率が関与する。肝硬変患者においては肝臓におけるアルブミン合成能が低下しているため，血中アルブミン濃度が低下することが多い。そのため，特にタンパク結合率の高い薬物においては，遊離形分率の上昇によって肝実質細胞数減少に伴う肝固有クリアランスの低下が打ち消され，結果として肝クリアランスの低下が軽減されることがある。この場合，血中薬物濃度の推移は小さくなるが，血中アルブミン濃度の低下によって遊離形薬物濃度が上昇しているため，薬効が強く現れる可能性がある。

また，肝硬変患者においては胆汁中排泄にかかわるトランスポーターの発現量や機能の低下，胆汁分泌量の減少などが生じるため，薬物の胆汁中排泄速度も低下する。なお，肝硬変患者における代謝酵素活性の変動はその分子種により大きく異なり，CYP2C19は肝硬変患者で活性が大きく低下し，CYP2D6の活性変動は小さいと報告されている。

このように，肝機能低下症例においては薬物によって血中薬物濃度の変動パターンが異なるため注意が必要である。また，薬物結合タンパク質の濃度の変動によって遊離形薬物分率の変動が生じる場合，血中薬物濃度（総薬物濃度）だけでなく遊離形薬物濃度の変動にも注意する。

なお，現時点では腎障害時に用いられるクレアチニンクリアランスやeGFRのような精度の高い腎機能予測法に相当する精度の高い肝クリアランスの予測方法は確立されておらず，肝機能に応じた細かい薬物投与量設計は困難である。FDAのGuidance for Industry -Pharmacokinetics in Patients with Impaired Hepatic Function: Study Design, Data Analysis, and Impact on Dosing and Labeling- では，肝機能障害による薬物動態等への影響を評価するためには，肝硬変の重症度と予後の判定に用いられるChild-Pugh分類によって3群に分けられたグループで薬物動態の評価を行うことが推奨されている。わが国でも医薬品の添付文書にChild-Pugh（チャイルド・ピュー）分類に応じた投与量設計が記載されている例が増えてきた。ただし，Child-Pugh分類はあくまでも肝硬変の予後予測のための指標であり，肝機能を予測するための指標ではないことに注意しなければならない。

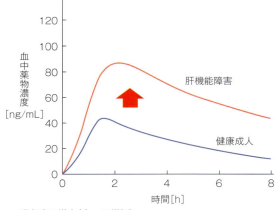

図2 肝機能障害患者に対するプロプラノロール投与時の血中薬物濃度推移

・吸収率の増大（C_{max}の増加）
・肝クリアランスの低下（半減期の延長）
→AUCの増大

（文献1を基に作成）

＊FDA：food and drug administration　＊AUC：area under the curve

$$CL_h = E_h \cdot Q_h \qquad \text{(式1)}$$
$$CL_h = Q_h \cdot (f_u \cdot CL_{int}/(Q_h + f_u \cdot CL_{int})) \qquad \text{(式2)}$$

【肝抽出率が高い場合($Q_h << f_{u \cdot B} \times CL_{int}$】
$$CL_h = Q_h \qquad \text{(式3)}$$

【肝抽出率が低い場合($Q_h >> f_{u \cdot B} \times CL_{int}$】
$$CL_h = f_{u \cdot B} \times CL_{int} \qquad \text{(式4)}$$

腎機能低下

　腎臓からの薬物の排泄速度は糸球体濾過量, 尿細管分泌量, 尿細管再吸収量に依存するが, なかでも糸球体濾過量の寄与が大きい。糸球体濾過速度（GFR）の低下が1つの特徴である慢性腎臓病（CKD）では, 腎排泄型薬物のクリアランスは大きく低下する。そのため, CKDの患者に対して腎排泄型薬物を投与する場合, クレアチニンクリアランス（CL_{cr}：式5）や推定糸球体濾過速度（eGFR：式6）など, GFRを反映する指標を頼りに薬物投与量の調整が行われる。また, CKDの特徴の1つに尿タンパクなどの尿異常が挙げられる。尿中にタンパク質が排泄される場合, 同時にアルブミンも排泄されるため, CKDの患者においては血中アルブミンの低下がみられることがある。そのため, アルブミンとの結合率が高い酸性薬物などでは, 薬物の遊離形分率が上昇することがある。このような状態では, 肝代謝律速型薬物（特にタンパク結合率の高い薬物）の場合, 肝固有クリアランスが低下しない限り, 遊離形分率の上昇によって肝クリアランスが上昇し, 血中薬物の消失速度は上昇する（式4）。ただし, 血中薬物濃度は低下する一方で遊離形分率は上昇しているため, 薬効に影響する遊離形薬物濃度はあまり変動しない。逆に, 遊離形分率の変動によって生じた血中薬物濃度の低下を薬物投与量の増加によって補正した場合, 遊離形薬物濃度が上昇し, 薬効が強く現れることが

ある。このように, 遊離形分率が変動した場合の血中薬物濃度の解釈には注意が必要である。なお, 腎疾患時にはα_1-酸性糖タンパク質の血中濃度は上昇すると報告されており, α_1-酸性糖タンパク質に結合しやすい塩基性薬物ではタンパク非結合形分率が低下することがある。

　また, 腎臓病が進展すると尿毒症性物質が蓄積し, 尿毒症性物質が各種代謝酵素やトランスポーターの発現量および活性に影響を与えることにより, 代謝, 排泄能が変動することがある。そのほかにも, さまざまな消化器症状が出現し, 胃内pHが上昇することもある。この場合, 胃内pHの影響を受けやすい薬物は吸収率の変化に注意しなければならない。

【Cockcroft-Gault 式】
$CL_{cr}[\text{mL/min}]=(140 - \text{年齢})\times\text{体重}/(72\times\text{血清クレアチニン値})$ （女性の場合×0.85）
（式5）

【日本人のeGFR推算式】
$\text{eGFR}[\text{mL/min}/1.73\,\text{m}^2]=194\times\text{血清クレアチニン値}^{-1.154}\times\text{年齢}^{-0.287}$（女性の場合×0.739）
（式6）

補足

慢性腎臓病（CKD）の診断基準
　CKDの定義は以下のとおりであり, ①, ②のいずれか, または両方が3カ月を超えて持続することで診断する[2]。
①尿異常, 画像診断, 血液検査, 病理診断で腎障害の存在が明らか。特に0.15 g/gCr以上のタンパク尿（30 mg/gCr以上のアルブミン尿）の存在が重要
②eGFR＜60 mL/分/1.73 m²

心拍出量の低下

　心不全などによる心拍出量の低下は, 腎血流量や肝血流量の低下につながり, 腎クリアランスおよび肝クリアランスの低下を招く。また, 心不全では体液貯留が生じやすい。従って, 水溶性薬物のうち, 細胞外液のみに分布する薬物（健康成人における分布容積が0.2 L/kg程度のも

7章　薬物動態の変動要因

＊GFR：glomerular filtration rate　＊CKD：chronic kidney disease
＊eGFR：estimated glemerular filtration rate

の)については体液貯留に伴う分布容積の変動が大きいため注意する。

2 年齢(小児・高齢者)

- 小児は年齢による体組成の変動が大きい。
- 加齢に伴う臓器機能の変化が薬物動態に大きく影響する。

小児

小児の生体機能はその成長とともに大きく変化するため，それに伴って薬物動態プロファイルも変動する。

■ 吸収過程

胃内・腸内pHの変化は薬物の安定性やイオン化率に影響を及ぼし，結果として薬物吸収率の変動につながることがある。胃内pHは新生児で高い値（中性付近）を示し，その後まもなく酸性となり，直ちに再度中性付近に戻るとされている[3]。酸に不安定な薬物については逆に酸性薬物はイオン型比率が高くなるため吸収率が低下することがある。なお，胃内pHが成人の値と同程度で安定するまでの期間についてはさまざまな報告があるが，2歳ごろには成人と同程度の値で安定するとされている[4]。また，新生児および乳児の胃内容排出速度（GER）は遅く，生後半年〜1年程度で成人と同等の値になるとされている。ただし，胃内pHやGERについては年齢との関係性について不明な点が多く，食事などの環境要因の変化による影響が大きいとも考えられている。

■ 分布過程

新生児や乳児では体の水分量が多く，体脂肪量や筋肉量は少ない。新生児における体重当たりの水分量は約80％と成人（約60％）よりも高い。細胞内液量は出生児からほぼ一定とされており，体内水分量の年齢に伴う変動は細胞外液量の変動によるものとされている。なお，細胞外液量は生後3カ月まで多く，その後成人と同等の20％まで1〜2年ほどで低下する（表1）。従って，水溶性が高く，細胞外液のみに分布する薬物を体重換算量で投与した場合，新生児や乳児では最高血中濃度（C_{max}）が小児や成人に比べて低くなる。また，新生児や乳児は血中アルブミン量が少なく，非結合形薬物量が増加する。

■ 代謝過程

第Ⅰ相反応の主要な代謝酵素であるシトクロムP450（CYP）の活性も，新生児では活性が低く，小児期に増加するが，その発現速度は分子種により大きく異なる。代表的なCYP3A4は生後1

表1　年齢と体液量

	水分量(体重に対する割合[%])				
	新生児	生後3カ月ごろ	1〜2歳	成人	高齢者
細胞内液	40	40	40	40	30
細胞外液	40	30	20	20	20
総体液量	80	70	60	60	50

*GER: gastric emptying rate

週間以内に出現し，生後1年程度で成人の50％程度に上昇する[5]。特に乳幼児はCYPの活性の変化が大きいため，体重当たりのクリアランスの変動も大きくなる。

第Ⅱ相反応については不明な点も多いが，CYPと同様に成人と比べて小児は活性が低いとされる。新生児に対するクロラムフェニコールを用いた治療において発現することがあるグレイ症候群は，肝臓におけるグルクロン酸抱合能が不十分なため，血中クロラムフェニコール濃度が著しく増加して起こる重篤な副作用である。

なお，乳児期から学童期にかけては，体重当たりの肝重量が成人に比べて大きいため，体重当たりの肝リアランスが成人よりも大きくなる。そのため，体重当たりの薬物投与量が成人量よりも多くなることがある。

■ 排泄過程

糸球体濾過速度（GFR）は生後2週間で急速に増加し，生後半年程度で体表面積当たりのGFR $[mL/min/1.73 m^2]$ は成人の値と同等になり，1年程度で腎血流量や尿細管分泌がほぼ成人の値と同等になる[6]。ただし，成人とは体重が大きく異なり，個体当たりのGFR $[mL/min]$ は年齢とともに大きく変化するため注意が必要である。

高齢者

■ 吸収過程

加齢に伴う消化管機能の低下により，薬物の吸収が低下，遅延することがあるが，その影響は大きくないとされている。一方，加齢に伴い胃酸分泌が低下する結果，胃内pHが上昇するため，エルロチニブやゲフィチニブ，イトラコナゾールカプセルのような胃酸によって溶解する薬物は溶解度が著しく低下し，吸収率も低下することがある。その他，腸溶性コーティングが施されている薬剤など，胃酸分泌抑制剤との併

用に注意を要する薬剤については，高齢者では単独使用であっても吸収率が大きく変動することがある。

■ 分布過程

加齢とともに体重当たりの体内水分量が減少するほか，骨格筋量が減少し，脂肪量が増大する。これにより，水溶性薬物の分布容積は小さくなり，脂溶性薬物の分布容積は増大する。また，加齢に伴う肝機能低下によりアルブミンの合成能が低下するため，タンパク結合率の高い薬物においては遊離形分率が上昇することがある。

■ 代謝過程

加齢によって肝機能（固有クリアランス）が低下する。さらに心機能の低下による循環血流速度の低下に伴って肝血流量も低下する。固有クリアランスおよび肝血流量がともに低下することで，代謝能が大きく低下することがあるため，注意を要する。また，肝有効血流量の低下に伴い，肝抽出率の高い薬物では初回通過効果が低くなる（**図1**）。なお，代謝能の変動には個人差があり，酵素の種類によって年齢の影響は大きく異なる。CYPでは，CYP1A2やCYP2C19の活性は加齢により低下するが，CYP3A4やCYP2C9は低下または不変であり，CYP2D6は加齢の影響を受けにくいとされている。

■ 排泄過程

腎機能は加齢とともに徐々に低下し，特に腎排泄型薬物のクリアランスが大きく低下する。そのため，個々の腎機能を推定する方法として，クレアチニンクリアランスの推定方法であるCockcroft-Gault式やeGFRの計算式が用いられている。なお，筋肉量が低下した高齢者などにおいては，健康成人と比べて血中へのクレアチニンの放出量が低下するため，同等の腎機能を

7章 薬物動態の変動要因

有する一般成人に比べて血中クレアチニン値が低値を示す傾向にある。そのため，血中クレアチニン値を用いた腎機能推定では腎機能を過大評価する可能性があるため注意する。近年ではシスタチンCを用いた腎機能推定方法なども用いられているが，シスタチンCは感染症などによっても大きく変動することが知られているため，いずれの方法を用いた場合にも結果の解釈には注意しなければならない。

表2に高齢者の特徴をまとめた。

表2 高齢者の特徴

胃酸分泌量の低下	吸収率の変動
体内水分量※の低下	水溶性薬物の分布容積減少
脂肪量※の増加	脂溶性薬物の分布容積増加
筋肉量※の低下	血中クレアチニン濃度の低下（腎機能推定精度の低下）
肝機能の低下	肝クリアランスの低下，血中アルブミン濃度の低下
腎機能の低下	腎クリアランスの低下
心拍出量の低下	各臓器の血流量低下，肝代謝律速型薬物の吸収率増大（初回通過効果の低下による）

※体重当たり

3 妊娠，栄養，炎症性疾患

- 妊娠時は体液量の変化や薬物結合タンパク質濃度が変化する。
- 血中サイトカイン濃度の変動によって代謝酵素等の活性が変動する。

妊娠

妊婦を対象とした薬物療法においては，妊娠による母体側の生理学的変化と胎児への薬物移行を考える必要がある。

胎児への薬物の移行は胎盤を介して行われる。一般的に脂溶性が高く，分子量が小さい薬物（600〜700以下）で，pH7.0〜7.5での分子型率が高い薬物ほど胎盤透過性が高いとされている。また，薬物は遊離形の状態で濃度勾配に従って胎盤を通過するため，タンパク結合率の低い薬物には注意が必要である。一方で，胎盤膜の母体側には薬物輸送担体（トランスポーター）であるP-糖タンパク質やBCRP，GLUT1などが発現しており，能動的な輸送も行われているため，物理化学的特性のみで胎児への薬物移行性を評価することは困難である。

母体側の変化は特に妊娠中期以降で顕著にみられ，妊娠後期に最大となる傾向にある。特徴的なものとしては，血液量の増加（45〜50％），体内水分量の増加（6.5〜8.5L程度），心拍出量の増加（30〜50％）であり，体内水分量の増加による血中アルブミン濃度の低下，腎血流量の増加（35〜60％）に伴う糸球体濾過速度の増大（40〜50％），肝血流量増加による肝血流律速型薬物の肝クリアランスの上昇などがみられる[7]。血中アルブミン濃度の低下は膠質浸透圧の低下につながり，浮腫を生じるとともに体液の血管外滲出を生じる。妊娠に伴う体液量の増加とこれらの変化により，水溶性薬物の分布容積は上昇する。また，タンパク結合率の高い薬物ではタンパク非結合形分率が上昇し，糸球体濾過速度の変動を受けやすい薬物（タンパク結合率が低く，水溶

---

170 ＊BCRP：breast cancer resistant protein　＊GLUT1：glucose transporter 1

性で腎排泄型の薬剤など）ではクリアランスの上昇がみられる。その他，妊娠によるプロゲステロンの増加によって消化器平滑筋が弛緩するため，胃内容排泄時間の延長や消化管運動の低下が生じ，吸収が遅延することがある。水溶性薬物の例として，ピペラシリンを妊婦に投与した際の血中濃度推移のイメージを図3に示す。図3からわかるように，分布容積の増加により最大血中濃度が低下し，腎血流量増加により腎クリアランスが増加する。なお，腎クリアランスは増加するが，分布容積も増加しているため，半減期に大きな変動はみられない。

表3に妊娠時の特徴をまとめた。

栄養状態

栄養状態が低下した状況では低アルブミン血症や腹水の貯留がみられることがあり，低アルブミン状態に伴う遊離形薬物分率の上昇が生じることがある。また，このような患者においては循環血液量および細胞外液量の増大が認められるため，細胞外液のみに分布する薬物（一般的な分布容積が約0.2 L/kg）については分布容積が上昇する。

サイトカインの異常

感染症や炎症性疾患では，炎症の重要な調節因子であるサイトカインの血中濃度が上昇する。また，がん化学療法では抗悪性腫瘍薬使用に伴う腫瘍崩壊症候群において，大量のサイトカインが血中に放出され，全身性炎症反応症候群や多臓器不全に至ることがある。このサイトカインがさまざまな薬物代謝酵素の発現量に影響を与えることが報告されている。特にIL-6などはCYP3A4やCYP2C19の発現量を低下させることが報告されており，IL-6の過上昇はCYP3A4の基質薬剤のクリアランスを低下させる可能性がある（表4）。

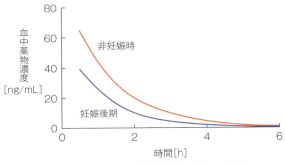

図3　ピペラシリン点滴静注時の血中薬物濃度推移と妊娠の関係

・妊娠による体液量増加→分布容積増加→C_{max}の低下
・腎血流量の増加→腎クリアランスの増加（分布容積が増加しているため，半減期はあまり変わらない）

（文献8を基に作成）

表3　妊娠時の特徴

体内水分量の増加	分布容積の増大（水溶性薬物）
	血中アルブミン濃度の低下→遊離形薬物分率の増加（タンパク結合率の高い薬物）
心拍出量の増加	腎血流量の増加→腎クリアランスの増加（腎排泄型薬物）
	肝血流量の増加→肝クリアランスの増加（肝血流律速型薬物）

表4　サイトカインの過剰放出とCYPの活性変動例

サイトカイン	CYPの活性変動
IL-2	CYP2C9，CYP2C19，CYP3A4の活性低下
IL-6	CYP2C19，CYP3A4の活性（発現量）低下
IL-10	CYP3A4の活性低下
TNF-α	CYP2C19の活性（発現量）低下

（文献9を基に作成）

4 肥満・るい痩

- 肥満患者は脂溶性薬物の分布容積が増大する。
- 肥満患者では腎血流量が増大する。
- 肥満患者では体重当たりの体内水分量が低下する。
- るい痩（痩せ）患者では脂溶性薬物，水溶性薬物ともに分布容積が低下する。

肥満

　肥満は体脂肪が過剰に蓄積した状態を示し，WHOの基準ではBMI 30以上（25以上は過体重），日本肥満学会の基準ではBMI 25以上が肥満と定義されている。体脂肪の過剰蓄積はさまざまな生理的変化を生じさせるが，薬物動態に影響を与える因子としては，体脂肪量の増大や腎血流量の増加が挙げられる。

　肥満患者における過剰体重の60～80％は体脂肪とされており，脂溶性薬物の分布容積が大きくなる。一方で，水溶性薬物の分布容積はほとんど変わらないが，増加した体脂肪分の体重増加があるため，実体重当たりの分布容積は減少する。このため，脂溶性薬物については増加した体脂肪を考慮した実体重を薬物投与量の基準とし，水溶性薬物では理想体重を基準にすることが多い。

　また，肥満患者では腎血流量が増加する傾向にあり，腎排泄型薬物の腎クリアランスは上昇する。水溶性薬物においては分布容積が変わらず（実体重当たりの分布容積も減少），クリアランスが上昇するため，消失速度も上昇することがある。なお，腎機能が低下した肥満患者の血清クレアチニン値からクレアチニンクリアランスを推定する場合，実体重を使うとクレアチニンクリアランスは過大評価（腎機能低下を見落とす可能性）され，理想体重を用いると過小評価される可能性があるため注意が必要である。

るい痩

　るい痩は，脂肪組織が極度に減少した状態を示す。活動度の低下に伴う筋肉などの非脂肪組織が減少したのちに脂肪組織が減少するのが一般的であり，脂溶性薬物，水溶性薬物ともに分布容積の減少傾向が認められる。また身体活動の過度な低下が続くと，心拍出量低下やそれに伴う血流障害により臓器クリアランスの低下が生じる。

5 遺伝的素因

- 代謝酵素やトランスポーターには数多くの遺伝子多型が存在する。
- 遺伝子多型により活性が低下することが多いが，活性が上昇することもある。
- 遺伝子多型には大きな人種差が存在する。

代謝酵素の遺伝子多型

　代謝酵素の中心であるCYPの遺伝子多型としては非常に多くのものが報告されているが，臨床的に特に影響が大きいものとしてCYP2C9，CYP2C19，CYP2D6，CYP3A5の遺伝子多型がある。また，CYP以外の代謝酵素で遺伝子多型

* WHO：World Health Organization　　* BMI：Body Mass Index

が薬物動態に影響を与えるものとして，抗がん薬であるイリノテカンの代謝に関与するUGT1A1，結核治療薬であるイソニアジドの代謝酵素であるNAT2，抗がん薬として用いられる6-メルカプトプリンの代謝に関するTPMTやNUDT15，同じく抗がん薬であるフルオロウラシルの代謝に関与するDPDなどの遺伝子多型がある。

> **補足**
> 薬物の代謝能が一般的な状態にある群をEMとよび，一般的に野生型の対立遺伝子（アレル）をホモ接合体もしくはヘテロ接合体でもつ表現型を示す。これに対し，代謝能が低下した群をPM，EMとPMの中間となる群をIMとよぶ。IMとPMは，それぞれ酵素活性や発現量が低下または失活するタイプのアレルを2つもつ表現型を示す。なお，酵素の種類によっては野生型アレルをヘテロ接合体でもつ表現型で，代謝能がやや低くなる群をIMとすることもある。また，正常よりも高い酵素活性を有する表現型はUMとよばれる。

■ CYP2C9

フェニトインやワルファリン，ロサルタンなどの代謝に関与するCYP2C9の遺伝子多型としては活性低下を生じる*2と*3が知られているが，東アジア人では*2はほとんどみられない（**表5**）。

*3も頻度は少ないが，遺伝子変異による活性低下の程度は大きく，2C9 *1/*1の患者に比べて*1/*3患者ではワルファリンの必要投与量が約65%，*3/*3患者では約22%に低下したと報告されている[10]。

■ CYP2C19

CYP2C19の遺伝子多型の頻度には人種差があり，欧米人に比べてアジア人で欠損者（PM）が多く存在する（**表5**）。また，CYP2C19の遺伝子多型には活性低下を起こすタイプ（*2や*3）のほか，頻度は低いがCYP2C19の活性を上昇させるCYP2C19*17も報告されている。*2や*3を有する場合，CYP2C19の基質であるオメプラゾールやフェニトイン，ボリコナゾールなどの代謝が遅延する（**図4**）。また，CYP2C19により活性代謝物に変換され，血小板凝集抑制作用を発揮するクロピドグレルでは*2や*3を有する患者に投与した場合，CYP2C19の活性が低く，活性代謝物の濃度が低下する。そのため，効果減弱により血栓症発症リスクが上昇する。一方で*17を

表5　各遺伝子変異のアレル頻度

遺伝子		活性変化	アレル頻度	
			東南アジア人	白人
CYP2C9	*2	低下	<1%	10〜15%
	*3	低下	1〜5%	5%
CYP2C19	*2	欠損	20〜30%	15%
	*3	欠損	5〜15%	<0.1%
	*17	上昇	1%	10〜20%
CYP2D6	*3	欠損	<1%	10〜20%
	*4	欠損	<1%	15〜25%
	*5	欠損	5〜10%	1〜5%
	*6	欠損	<0.1%	1%
	*10	低下	40〜50%	10〜20%
CYP3A5	*3	欠損	70〜80%	95%
UGT1A1	*6	低下	15〜25%	<1%
	*28	発現低下	10〜15%	30〜40%

（文献11を基に作成）

＊ EM：extensive metabolizer　＊ PM：poor metabolizer　＊ IM：intermediate metabolizer
＊ UM：ultrarapid metabolizer

図4 ボリコナゾール経口投与時の血中濃度推移とCYP2C19の遺伝子型

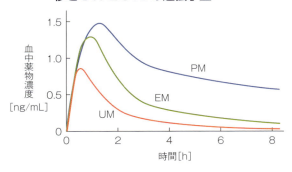

有する患者にクロピドグレルを投与した場合，CYP2C19による代謝活性が高く活性代謝物の濃度が上昇するため強い効果が得られ，副作用としての出血リスクも高まるとされている。

■ CYP2D6

多くの塩基性薬物の代謝に関与するCYP2D6にも遺伝子多型が知られており，その酵素活性に大きな個人差が存在する。また，CYP2D6の各遺伝子多型の頻度は人種差が大きく，白人では活性欠損を引き起こす*4の頻度が高く，アジア人では活性低下を引き起こす*10の頻度が高い。PMの頻度はアジア人では約1％であるが，白人では5～10％と高い。なお，日本人では*3の頻度は低いが，*10のアレル頻度が*1のアレル頻度と同程度であり，IMの割合が多いのが特徴である。

■ CYP3A5

CYP3A5はCYP3A4と類似した基質特異性を有し，非常に多くの医薬品の代謝に関与する。このCYP3A5の活性に影響を与える遺伝子多型としては*3が知られており，そのアレル頻度は日本人で約75％と非常に高い。*3をホモ接合体で保有する（*3/*3）場合，免疫抑制薬であるタクロリムスの血中濃度が上昇する。

■ UGT1A1

グルクロノシルトランスフェラーゼ（UGT）の分子種の1つであるUGT1A1は，抗がん薬であるイリノテカンの活性代謝物であるSN-38をグルクロン酸抱合し，不活性化する酵素である。遺伝子変異としては*6と*28が知られており，それぞれUGT1A1の活性低下および発現量低下を引き起こす。イリノテカンの使用においては*6もしくは*28アレルを有するPMにおいてSN-38の血中濃度が上昇し，grade3以上の重篤な副作用の発現率が非常に高くなるため，投与量の減量が推奨されている。

■ NAT2

結核などの治療に用いられるイソニアジドの主代謝経路は，肝臓におけるNAT2によるアセチル化である。このNAT2の活性が低下した症例ではイソニアジデオヒドロラーゼによるヒドララジンの生成量が増大し，肝障害のリスクが高まることが知られている。NAT2の遺伝子多型は数多く報告されているが，臨床的には野生型の*4のほか，活性が低下する*5，*6，*7が知られている。この遺伝子多型には大きな人種差が存在し，変異アレルを複数保有するSAの割合は，日本人では10％程度であるのに対し，欧米人では約50％と報告されている[12]。

■ TPMT，NUDT15

白血病に用いられる6-メルカプトプリン（6-MP）の効果や副作用に影響を与える要因として，6-MPの代謝に関与するチオプリンS-メチルトランスフェラーゼ（TPMT）およびNUDT15の遺伝子多型が知られている。なお，生体内に入ると速やかに6-MPに分解されるアザチオプリンの代謝においてもこれらの酵素が重要な役割を果たしている。TPMTの活性を低下させる遺伝子多型のアレル頻度はアジア系集団では約2～5％

*UGT：uridine diphosphate glucuronosyl-transferase　*NAT2：N-acetyltransferase 2　*SA：slow acetylator

とされており，TPMT15は10～15％とされている。重篤な血液毒性の発現と関連し，治療継続の可否につながるため，その評価は臨床的に重要とされている。

■DPD

フルオロウラシルはジヒドロピリミジンデヒドロゲナーゼ（DPD）によって代謝され，このDPDが阻害されると重篤な副作用が発現する。このDPDをコードする遺伝子であるDPYDにも遺伝子多型が知られており，大きな人種差が存在する。近年，日本人を対象としたゲノム解析によりDPDの活性に影響を与える複数の遺伝子型が確認されており，フルオロウラシルの効果や副作用との関係性が検討されている。

トランスポーターの遺伝子多型

薬物の取り込みや排泄に関与するトランスポーターにも，その活性を大きく変動させる遺伝子多型が多く存在する。トランスポーターの活性変動では，血液中薬物濃度の変動が観察されるものと，細胞内の薬物濃度を大きく変動させるがその変動が血液中薬物濃度には現れないものが存在する。

■P-糖タンパク質

P-糖タンパク質は比較的脂溶性の高い，広範なカチオン性物質を対象基質とするトランスポーターであり，消化管粘膜や腎尿細管上皮細胞，脳血管内皮細胞などで，薬物などを細胞外へ排出する。このP-糖タンパク質をコードするMDR1（ABCB1）にも遺伝子多型が知られている。MDR1の遺伝子多型によりP-糖タンパク質の活性が低下した症例にP-糖タンパク質の基質薬物を経口投与した場合，腸管における管腔側への排出が低下する結果，吸収率が上昇し，薬効が強く現れることがある。

■BCRP

BCRPは多くの臓器に発現しており，抗がん薬やHMG-CoA還元酵素阻害薬など多くの薬剤の細胞外排出に関与するほか，尿酸の輸送にも関与することが報告されている。BCRPをコードするABCG2の遺伝子多型はさまざまな薬の血中濃度上昇に関与するが，特に分子標的型抗がん薬の血中濃度を上昇させる要因として注目されている。

■OATP1B1

OATP1B1は肝細胞におけるHMG-CoA還元酵素阻害薬の取り込みにおける主要なトランスポーターであることが知られている。遺伝子多型によりOATP1B1の活性が低下した症例にHMG-CoA還元酵素阻害薬を投与した場合，肝臓への薬剤の取り込み能が低いため，血中薬物濃度上昇に伴う横紋筋融解症やミオパチーの発現頻度が上昇すると報告されている。

＊NUDT15：Nudix hydrolase 15　＊OATP1B1：organic anion transporting polypeptide

まとめ

- 肝機能や腎機能，循環血液量が減少した場合に影響を受けやすい薬物の特徴を説明せよ（☞ p.165 ～168）。 実習 試験
- 肝障害時における有効肝血流量の変化が薬物動態に与える影響を説明せよ（☞ p.165）。 実習 試験
- 小児もしくは高齢者に投与する際に注意を要する薬剤の特徴を説明せよ（☞ p.168～170）。 実習 試験
- 加齢に伴う体内水分量（割合）および脂質量（割合），肝機能，腎機能，循環血液量の変化を説明せよ（☞ p.169）。 実習 試験
- 妊娠に伴う母体の変化および体内動態が大きく変動する薬物の特徴を説明せよ（☞ p.170～171）。 実習 試験
- 肥満患者における生理学的特徴を説明せよ（☞ p.172）。 実習 試験
- 代表的な代謝酵素や薬物輸送担体に関する遺伝子多型と各種酵素の活性変動を説明せよ（☞ p.172 ～175）。 実習 試験
- 代謝酵素や薬物輸送担体に関する遺伝子多型の人種差について説明せよ（☞ p.172～175）。 実習 試験

【引用文献】

1) Anne B Taegtmeyer, et al. : A study of the relationship between serum bile acids and propranolol pharmacokinetics and pharmacodynamics in patients with liver cirrhosis and in healthy controls Affiliations expand. PLoS One, 9(6), 2014. e97885. doi: 10.1371/journal.pone.0097885

2) 日本腎臓学会 編：エビデンスに基づくCKD診療ガイドライン2023, 東京医学社, 2023.

3) 中村秀文：薬物動態と薬力学，日臨麻会誌29(7)：789-796, 2009.

4) A Nagita, et al. : Diurnal variation in intragastric pH in children with and without peptic ulcers. Pediatr Res. 40(4) : 528-32, 1996. doi: 10.1203/00006450-199610000-00003.

5) Khaled Abduljalil et al. : Changes in individual drug-independent system parameters during virtual paediatric pharmacokinetic trials : introducing time-varying physiology into a paediatric PBPK model. AAPS J, 16(3) : 568-76, 2014. doi: 10.1208/s12248-014-9592-9.

6) Malin M Rhodin, et al. : Human renal function maturation : a quantitative description using weight and postmenstrual age. Pediatr Nephrol, 2009. 24(1) : 67-76. doi: 10.1007/s00467-008-0997-5.

7) 田中宏和：妊婦の生理学, 日本臨床麻酔学会誌38(4)：533-537, 2018.

8) A. Heikkiiä, et al. : Pharmacokinetics of piperacillin during pregnancy. Journal of Antimicrobial Chemotherapy 28(3) : 419-423, 1991.

9) R Donald Harvey, et al. : Cancer, inflammation, and therapy : effects on cytochrome p450-mediated drug metabolism and implications for novel immunotherapeutic agents. Clin Pharmacol Ther, 96(4) : 449-57, 2014. doi: 10.1038/clpt.2014.143.

10) Jonatan D Lindh, et al. : Influence of CYP2C9 genotype on warfarin dose requirements--a systematic review and meta-analysis. Eur J Clin Pharmacol, 65(4) : 365-75, 2009. doi: 10.1007/s00228-008-0584-5.

11) KuroseK. et al. : Population differences in major functional polymorphisms of pharmacokinetics/pharmacodynamics-related genes in Eastern Asians and Europeans : implications in the clinical trials for novel drug development. Drug Metab Pharmacokinet. 27(1) : 9-54, 2012.

12) 山崎浩史：薬物代謝酵素の遺伝子多型と医薬品の体内動態. 薬剤学66(1)：63-66, 2006.

【参考文献】

1. FDA, et al. : Guidance for industry : pharmacokinetics in patients with impaired hepatic function : study design, data analysis, and impact on dosing and labeling. 2003.

第8章

薬物速度論

8章 薬物速度論

1 薬物速度論の基本パラメータ

1 薬物速度論パラメータ

● 医薬品の薬物動態はバイオアベイラビリティ（F），分布容積（V_d），遊離形分率（f_u），クリアランス（CL），未変化体尿中排泄率（A_e）の5つの薬物動態パラメータにより特徴づけられる。

バイオアベイラビリティ

投与された薬物が全身循環血中に到達する「割合」または「速度」を示す指標を**バイオアベイラビリティ**（F）という。薬物速度論では，一般的に「割合[%]」として扱い，バイオアベイラビリティに投与量（D）を乗じることで全身循環血中に到達した薬物量を算出できる（式1）。

全身循環血中に到達した薬物量 = $F \times D$ 　　（式1）

薬物が直接全身循環血中に到達する静脈内投与では，バイオアベイラビリティは100％である。錠剤は，崩壊，溶解，吸収の過程を経て全身循環血中に到達する。消化管上皮細胞内へ取り込まれた薬物は，消化管上皮細胞と肝細胞にて代謝を受ける。肝臓における代謝過程を**初回通過効果**という。従って，経口投与時のバイオアベイラビリティは，①消化管粘膜の吸収率（F_a），②消化管上皮細胞における薬物代謝を免れた割合（F_g），③肝細胞における薬物代謝を免れた割合（F_h）の3つの要因により説明できる（図1，式2）。

$F = F_a \times F_g \times F_h$ 　　（式2）

バイオアベイラビリティが低いと薬物の全身循環血中への到達量が減少し，期待する薬効を得ることが困難であるため，製剤化の障壁となりうる。また，バイオアベイラビリティが低い薬物では個体間変動が大きい傾向にあることが報告されており，薬効の個人差につながる[1]。

図1　経口投与後の薬物の消化管吸収

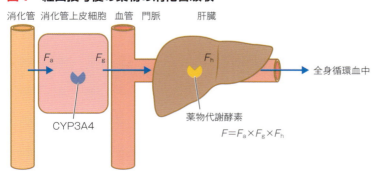

---

* F：bioavailability　　* V_d：volume distribution　　* f_u：unbound fraction　　* CL：clearance
* A_e：cumulative amount of drug excreted in urine

表1　プロドラッグ製剤および経皮吸収型製剤

プロドラッグ	化学構造	経皮吸収型製剤
バラシクロビル	アシクロビルのバリンエステル体	フェンタニル
バルガンシクロビル	ガンシクロビルのバリンエステル体	ブプレノルフィン
テノホビルアラフェナミド	テノホビルのホスホンアミデート体	硝酸イソソルビド
オセルタミビル	Ro64-0802のエチルエステル体	ニトログリセリン
ホスラブコナゾール	ラブコナゾールリン酸エステル体	エメダスチンフマル酸
バカンピシリン	アンピシリンの1-エトキシカルボニロキシエチルエステル体	オキシブチニン塩酸塩
セフジトレンピボキシル	セフジトレンのピボキシルエステル体	リバスチグミン
テモカプリル塩酸塩	テモカプリラートのエチルエステル体	ブロナンセリン
アジルサルタンメドキソミル	アジルサルタンのメドキソミルエステル体	エストラジオール
オルメサルタンメドキソミル	オルメサルタンのメドキソミルエステル体	ロチゴチン
カンデサルタンシレキセチル	カンデサルタンのシレキセチルエステル体	ロピニロール
ミドドリン	ジメトキシフェニルアミノエタノールのN-アシル化体（アミド結合）	
ガバペンチンエナカルビル	ガバペンチンのN-カルバモイル化体	
フルスルチアミン	チアミン誘導体にテトラヒドロフルフリルを導入（ジスルフィド結合）	

そのため，バイオアベイラビリティを改善した**プロドラッグ**製剤や初回通過効果の回避を狙った**経皮吸収型製剤**が上市されている（**表1**）。特に経皮吸収型製剤は有効血中濃度域を維持することで安定した薬効を得ることが可能となる。近年，吸収促進剤によりバイオアベイラビリティを向上させた製剤もある。GLP-1受容体刺激薬セマグルチドとサルカプロザートナトリウムが複合体を形成することで，セマグルチドの胃酸失活の回避ならびに胃粘膜透過性の向上が実現した。

■消化管管腔内における薬物相互作用

消化管管腔内への輸送機能を担う**P-糖タンパク質**や消化管上皮細胞の薬物代謝酵素**シトクロムP450 3A4（CYP3A4）**は吸収の障壁となるため，薬物相互作用の標的となる。一般的に消化管腔内薬物濃度は薬物血中濃度と比較してきわめて高濃度となるため，薬物相互作用が起こりやすい。特にグレープフルーツ含有成分で

あるフラノクマリンは消化管上皮細胞のシトクロムP450 3A4を特異的に阻害することでバイオアベイラビリティが増大する。カルシウム拮抗薬はグレープフルーツと薬物相互作用を起こすが，カルシウム拮抗薬のバイオアベイラビリティに応じて薬物相互作用の程度に差異が生じ，特にバイオアベイラビリティが低いカルシウム拮抗薬では薬物相互作用による血中濃度時間曲線下面積（AUC）の増大が顕著となる（**図2**）。

■投与経路と薬物相互作用

薬物代謝酵素シトクロムP450 3A4は主に小腸と肝臓に発現していることから，投与経路によって薬物相互作用の程度が異なる。シトクロムP450 3A4阻害薬アゾール系抗真菌薬併用中の患者が，シトクロムP450 3A4基質薬タクロリムスの投与経路を持続静脈内投与から経口投与に変更すると，タクロリムスの曝露量が減少する（**図3a**）。タクロリムス持続静脈内投与では直接循環血中に薬物が到達するため，シトク

＊GLP-1：glucagon-like peptide-1　＊AUC：area under the curve

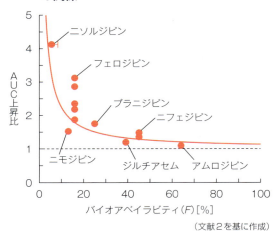

図2 グレープフルーツによるカルシウム拮抗薬のAUC上昇比とバイオアベイラビリティの関係

（文献2を基に作成）

ロム P450 3A4 を介したタクロリムスとアゾール系抗真菌薬との薬物相互作用は肝臓に限って起こる（**図3b**）。しかし，タクロリムスを経口投与に変更すると小腸と肝臓の両方でシトクロム P450 3A4 を介した薬物相互作用が起こるため，薬物相互作用の程度が大きくなり，バイオアベイラビリティが増加する（**図3c**）。

分布容積

体内薬物量 X が生体内に均一に分布して得られた薬物血中濃度（C_p）を決定づける仮想上の体液量（L または L/kg）を**分布容積**（V_d）と定義する（**図4**，式3, 4）。

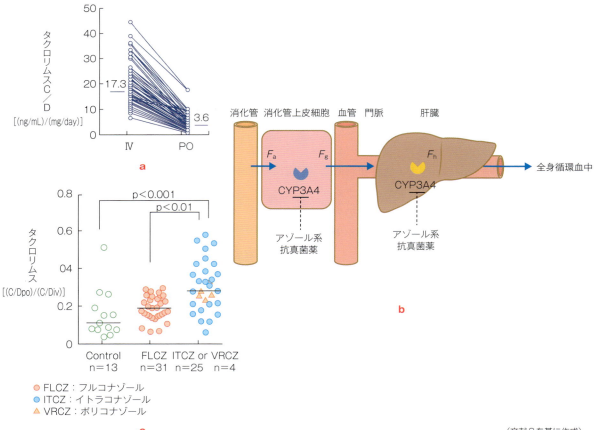

図3 タクロリムスの投与経路に応じたアゾール系抗真菌薬との薬物相互作用

※縦軸はバイオアベイラビリティを示す．

（文献3を基に作成）

図4 分布容積の概念

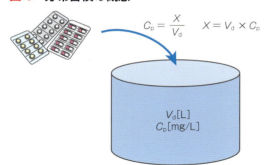

$$C_p = \frac{X}{V_d} \quad X = V_d \times C_p$$

$$C_p = \frac{X}{V_d} \tag{式3}$$

$$X = C_p \times V_d \tag{式4}$$

分布容積は薬物間で大きく異なり、組織移行性の特徴を容易に把握することができる。

遊離形分率

全身循環血中の薬物は、血漿中のアルブミン、α_1-酸性糖タンパク質、リポタンパク質などと結合した薬物結合形血中濃度（$C_{p,b}$）とこれらの血漿タンパク質と結合していない薬物遊離形血中濃度（$C_{p,u}$）の総和である（式5）。

$$C_p = C_{p,b} + C_{p,u} \tag{式5}$$

遊離形分率（$f_{u,p}$）[％]は薬物遊離形血中濃度と薬物総血中濃度から算出できる（式6）。

$$f_{u,p} = \frac{C_{p,u}}{C_p} \tag{式6}$$

薬理作用・毒性を発揮するのは遊離形薬物である。この理由は、遊離形薬物のみが血管壁や細胞膜を透過し、作用部位である受容体や酵素の近傍に到達するためである。特にタンパク結合率が高い薬物（遊離形分率が低い薬物）は、病態による血漿中タンパク質濃度の増減に伴い薬物遊離形血中濃度が変化する可能性がある。ここで、遊離形分率50％の薬物Aと遊離形分率5％の薬物Bを例に考える。

ネフローゼ症候群により低アルブミン血症を合併したときに遊離形分率が5％増加したと仮定する（**表2**）。薬物Aの遊離形血中濃度は1.1倍となるのに対して、薬物Bの遊離形血中濃度は2.0倍に上昇することから、薬物Bでは低アルブミン血症に伴い薬物遊離形血中濃度が上昇し、薬理作用・毒性の増強について一層の注意が必要である。従って、一般的に遊離形分率20％未満の薬物はタンパク結合率の変化による影響を受けやすい（binding sensitive）。

しかし、血漿中タンパク質濃度の低下に伴う薬物遊離形血中濃度の上昇の結果として、薬理作用・毒性が増強しうるシチュエーションはきわめて限定的である。一般的に薬物血中濃度モニタリングでは薬物総血中濃度として測定されることが通例である。そのため、薬物総血中濃度の変動から薬理作用・毒性と真に相関する薬物遊離形血中濃度の変化を推定し、投与設計をしなければならない。この考察は「コンパートメントモデル」（p.187）にて詳説する。

■ アルブミン

アルブミンは分子量約66000、生体内半減期が約21日のタンパク質である。血液中に存在す

表2 低アルブミン血症時の遊離形分率の変化

	正常 （血清アルブミン値：4.0 g/dL）	低アルブミン血症 （低アルブミン血症値：3.0 g/dL）	遊離形濃度
薬物A	50％	55％	1.1倍
薬物B	5％	10％	2.0倍

るタンパク質の約60％を占めており，膠質浸透圧の形成や種々の生理活性物質や薬物・毒物の運搬を担う．アルブミンは3つの結合部位が構成されており，各結合部位への親和性の高い代表的な薬物が明らかとなっている．サイトⅠはワルファリンやフェニトイン，サイトⅡはジアゼパムやイブプロフェン，サイトⅢはジゴキシンである．アルブミンは肝臓で合成され，血管内プール（約40％）と血管外プール（約60％）に分布している．アルブミンは全身の各臓器にて異化されると想定されているが，糸球体の陰性荷電によるチャージバリアと漏出孔の篩によるサイズバリアが障壁となっているため，病的状態ではない限りアルブミンの尿中排泄は乏しい．従って，低アルブミン血症の原因は①合成量低下（肝硬変），②漏出・排泄過多（熱傷，タンパク漏出性胃腸症，ネフローゼ症候群），③異化亢進（炎症性疾患），④栄養不良の4つに大別される．一方，高アルブミン血症の最たる原因は脱水症である．

クリアランス

血液中に溶解した薬物の除去能を**クリアランス**（CL）[L/h]といい，**薬物消失速度**（v）と薬物血中濃度を関連づける比例定数と定義する（**図5**，式7）．

$$v = CL \times C_p \quad (式7)$$

図5　クリアランスの概念

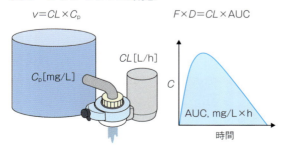

薬物は，肝臓の代謝と腎臓の排泄により体内から除去されるため，消失速度は肝代謝速度（v_h）および腎排泄速度（v_r）の総和と等しい（式8）．

$$v = v_h + v_r = CL_h \times C_p + CL_r \times C_p$$
$$= (CL_h + CL_r) \times C_p = CL \times C_p \quad (式8)$$
$$v_h = CL_h \times C_p \quad (式9)$$
$$v_r = CL_r \times C_p \quad (式10)$$

さらに式8からクリアランスは**肝クリアランス**（CL_h）と**腎クリアランス**（CL_r）の総和となることがわかる．ここで薬物消失速度は，単位時間当たりに除去された薬物量 $\frac{dX_{el}}{dt}$ に等しい（式11）．

$$v = \frac{dX_{el}}{dt} = CL \times C_p \quad (式11)$$

この式を変形して積分すると式14が求められる．

$$dX_{el} = CL \times C_p \times dt \quad (式12)$$
$$\int dX_{el} = CL \times \int C_p \, dt \quad (式13)$$
$$X_{el} = CL \times AUC \quad (式14)$$

従って，曝露量の指標であるAUCは $\int C_p dt$ と等しい（**図5**）．ここで，体内から除去された薬物量（X_{el}）は全身循環血中へ到達した薬物量（$F \times D$）と等しい（式15）．

$$X_{el} = F \times D = CL \times AUC \quad (式15)$$
$$AUC = \int C_p \, dt = \frac{F \times D}{CL} \quad (式16)$$

従って，AUCはバイオアベイラビリティ，投与量，クリアランスから算出できる（式16）．クリアランスをより深く理解するために，**臓器血流量**（Q），組織へ流入する薬物濃度（薬物血中濃度：C_{in}），組織から流出する薬物濃度（C_{out}）から算出した任意の臓器における薬物消失速度（式17）ならびに式7から**臓器クリアランス**の式を導出する（**図6**，式18）．

図6 臓器クリアランスの概念

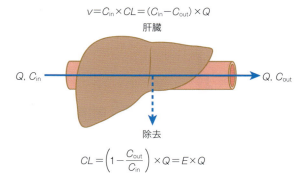

$$v = C_{in} \times Q - C_{out} \times Q = (C_{in} - C_{out}) \times Q \quad (式17)$$

$$CL = \frac{v}{C_p} = \frac{v}{C_{in}} = \frac{(C_{in} - C_{out}) \times Q}{C_{in}} = \left(1 - \frac{C_{out}}{C_{in}}\right) \times Q$$

$$= E \times Q \quad (式18)$$

式18より臓器クリアランスは，**抽出率**（E）と臓器血流量の積と等しい。抽出率は0〜1の範囲であるため，クリアランスの最大値は臓器血流量と理解できる。

未変化体尿中排泄率

全身循環血中に到達した薬物のうち未変化体として尿中排泄された総薬物量の割合を**未変化体尿中排泄率**（A_e）[%]と定義する（式19）。

$$A_e = \frac{累積尿中未変化体薬物量}{F \times D} \times 100 \quad (式19)$$

添付文書では代謝物を含めた尿中排泄量が記載されている事例もあり，あくまでも薬理作用・毒性を示す未変化体の情報を用いて薬物動態学的特徴を評価することが求められる。また，薬物が体内から完全排泄されるのに要する時間をかけたうえで累積尿中排泄量を算出しないと過小評価になるため，算出条件についても留意しなければならない。

一般的に，薬物の肝代謝量や胆汁排泄量を正確に測定することは非常に困難であるため，肝代謝率[%]は式20より算出する。

$$肝代謝率 = 100 - A_e \quad (式20)$$

未変化体尿中排泄率が70％より大きいと，腎機能低下に伴うクリアランスの低下により薬物血中濃度が大きく上昇する。未変化体尿中排泄率90％の薬物〔総クリアランス（CL_{tot}）100 mL/min〕を例に腎機能低下時のクリアランス変化について説明する（図7）。この薬物の肝クリアランスは10 mL/min，腎クリアランスは，90 mL/minである。

腎機能に応じたクリアランスの変化を考察するには，①肝クリアランスならびにバイオアベイラビリティは腎機能によらず一定であること，②腎クリアランスはクレアチニンクリアランスに比例すると仮定した**Giusti-Hayton法**（ガスティ・ハイトン）が汎用される[4]。クレアチニンクリアランスが100 mL/minから20 mL/minに低下すると，仮定のとおり肝クリアランスは10 mL/minと不変である。しかし，クレアチニンクリアランスと比例関係にある腎クリアランスは18 mL/min（=90 mL/min×20 mL/min /100 mL/min）に低下するため，総クリアランスは28 mL/min（10 mL/min+18 mL/min）となる。従って，AUCは健常人と比較して3.57倍に増大する。健常人と同等のAUCにするためには用量を28％に減量または投与間隔（τ）を3.57倍に延長する必要がある。

■ 遺伝子多型

集団の1％以上の頻度で観察されるDNA塩基配列の変異を示す。塩基配列の置換，欠損，挿入，重複などにより変異が生じ，一塩基置換にて生じる変異を**一塩基多型**という。例えば，免疫抑制薬タクロリムスの主要代謝酵素**シトクロムP450 3A5**には遺伝子多型が存在し，*3/*3保有者ではCYP3A5酵素活性が欠損することでタクロリムスの代謝能（クリアランス）が低下す

図7 未変化体尿中排泄率とクレアチニンクリアランスに応じた総クリアランスおよびAUCの変化

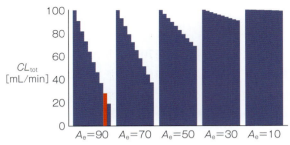
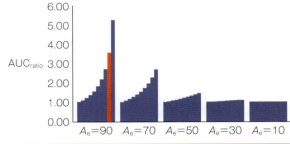

CLcr, mL/min	100	90	80	70	60	50	40	30	20	10
A_e=90%	100	91	82	73	64	55	46	37	28	19
A_e=70%	100	93	86	79	72	65	58	51	44	37
A_e=50%	100	96.5	93	89.5	86	82.5	79	75.5	72	68.5
A_e=30%	100	99.0	97.9	96.9	95.8	94.8	93.7	92.7	91.6	90.6
A_e=10%	100	99.9	99.8	99.7	99.6	99.5	99.4	99.3	99.2	99.1

CLcr, mL/min	100	90	80	70	60	50	40	30	20	10
A_e=90%	1.00	1.10	1.22	1.37	1.56	1.82	2.17	2.70	3.57	5.26
A_e=70%	1.00	1.08	1.16	1.27	1.39	1.54	1.72	1.96	2.27	2.70
A_e=50%	1.00	1.04	1.08	1.12	1.16	1.21	1.27	1.32	1.39	1.46
A_e=30%	1.00	1.01	1.02	1.03	1.04	1.06	1.07	1.08	1.09	1.10
A_e=10%	1.00	1.00	1.00	1.00	1.01	1.01	1.01	1.01	1.01	1.01

$$CL'_{tot} = CL_h + CL_r \times \frac{CL_{cr}}{100} = 10 + 90 \times \frac{20}{100} = 10 + 18 = 28 \text{ mL/min}$$

$$G = 1 - 未変化体尿中排泄率 \times \left(1 - \frac{CL'_r}{CL_r}\right)$$

$$= 1 - \frac{90}{100} \times \left(1 - \frac{18}{90}\right) = 0.28$$

$$AUC_{ratio} = \frac{AUC'}{AUC} = \frac{\frac{F \times D}{CL'}}{\frac{F \times D}{CL}} = \frac{CL}{CL'} = \frac{100}{28} = 3.57$$

$$Dose' = Dose \times G = 0.28 \times Dose \qquad \tau' = \frac{\tau}{G} = \frac{\tau}{0.28} = 3.57 \times \tau$$

表3 CYP3A5遺伝子多型とタクロリムスのトラフ濃度とC/D比

	CYP3A5遺伝子多型		
	*1/*1	*1/*3	*3/*3
タクロリムスを服用中の患者数(No.)	2	15	45
タクロリムス C_0[ng/mL]			
3カ月後	9.7(7.7-11.7)	9.1(5.7-15.7)	9.4(4.7-19.7)
12カ月後	7.5(6.9-8.0)	7.2(4.0-10.6)	7.0(3.0-19.2)
タクロリムス C_0/dose [ng/ml per mg/kg]			
3カ月後	67.3(56.8-77.8)	61.0(36.8-163.2)	94.4(33.8-397.8)※
12カ月後	78.8(73.6-84.0)	57.6(27.5-177.5)	124.2(26.0-432.0)※

CYP3A5*1アレルをもつ患者は，CYP3A5*3アレルホモ接合体の患者と比較して，同程度のタクロリムス投与前濃度に達するために高用量タクロリムスが必要である．すべての値は中央値(範囲)を示す．
※$P<.001$，Kruskall-Wallis検定(Dunn多重比較検定)

(文献5を基に作成)

る(**表3**)．

■活性代謝物

ほとんどの薬物は代謝されることで薬理作用が失活するが，代謝物が薬理作用・毒性を示す薬物もある．例えば，高尿酸血症治療薬アロプリノールの活性代謝物であるオキシプリノールは，アロプリノールと比較して強力なキサンチンオキシダーゼ阻害能を有し，未変化体尿中排泄率が90％程度と高いことから腎機能に応じた用量調節が不可欠である．抗不整脈薬アミオダロンは活性代謝物Nデスエチル体が薬理作用を示す

*CL_{cr}：creatinine clearance

だけではなく**シトクロムP450 2C9**とP-糖タンパク質の阻害作用を有するため，ワルファリンやジゴキシンなどとの薬物相互作用にも留意すべきである．

■ Child-Pugh 分類（チャイルド・ピュー）

薬物肝クリアランスを定量的に評価できる臨床検査項目は存在しない．代替指標として**Child-Pugh分類**が最も汎用されている．Child-Pugh分類は肝硬変の重症度スコアリングシステムとして開発され，腹水，肝性脳症，アルブミン濃度，総ビリルビン濃度，プロトロンビン時間またはPT-INRの5つの項目に基づいて重症度をA，B，Cに分類する（**表4**）．特にChild-Pugh分類Cは重症に該当するため，Child-Pugh分類Cに肝代謝型薬物を投与する際は体内動態の変化に注意しなければならない．近年は，**MELDスコア，ALBIスコア，FIB-4スコア**などの肝予備能や肝線維化を示すスコアリングシステムが開発されており，薬物動態の評価への応用も散見される（**表5**）．

薬物遊離形血中濃度の薬物動態パラメータ

医薬品の薬理作用・毒性の真の指標となる薬物遊離形血中濃度の薬物動態パラメータの算出式を紹介する．

表4 Child-Pugh 分類

項目	1点	2点	3点
肝性脳症	なし	軽度（Ⅰ〜Ⅱ）	昏睡（≧Ⅲ度）
腹水	なし	軽度	中等度以上
血清ビリルビン[mg/dL]	<2.0	2.0〜3.0	>3.0
血清アルブミン[g/dL]	>3.5	2.8〜3.5	<2.8
プロトロンビン国際標準値（INR）	<1.7	1.7〜2.3	>2.3

合計	Grade	重症度	区分
5〜6	A	軽度	代償性
7〜9	B	中等度	非代償性
10〜15	C	高度	非代償性

（文献6を基に作成）

表5 肝臓に関連したスコアリングシステム

	計算式	備考
MELD*	$9.57 \times \ln(Cr) + 3.78 \times \ln(T\text{-}Bil) + 11.2 \times \ln(PT\text{-}INR) + 6.43$	肝移植待機患者の3カ月予後予測
ALBI	ALBI スコア＝ {$\log_{10}(T-Bil \times 17.1) \times 0.66$} $+ (-0.085 \times Alb \times 10)$	肝予備能 Grade 1（良好：≦-2.6） Grade 2（中等度：-2.6〜-1.39） Grade 3（不良：≧-1.39）
FIB-4	$\dfrac{Age \times AST}{Plt \times \sqrt{ALT}}$	肝線維化 ≧1.3：肝線維化進行のリスク

※検査値の入力範囲は，Cr：1.0〜4.0，T-Bil：1.0〜999.9，PT-INR：1.0〜999.9である．

（文献7〜9を基に作成）

＊PT-INR：prothrombin time-international normalized ratio

■ 分布容積

薬物総濃度（C_p）と薬物遊離形血中濃度（$C_{p,f}$）の分布容積は，それぞれ V_p と $V_{p,f}$ と定義し，次式にて表せる（式21，22）。

$$X = C_p \times V_d \qquad (式21)$$
$$X = C_{p,f} \times V_{df} \qquad (式22)$$

式21を式22に代入する。

$$C_p \times V_d = C_{p,f} \times V_{df} = C_p \times f_{u,p} \times V_{df} \qquad (式23)$$
$$V_{df} = \frac{V_d}{f_{u,p}} \qquad (式24)$$

■ クリアランス

薬物総濃度と薬物遊離形血中濃度の消失速度は，クリアランス（CL）と遊離形クリアランス（CL_f）を用いて式25，26にて定義できる。

$$v = CL \times C_p \qquad (式25)$$
$$v = CL_f \times C_{p,f} \qquad (式26)$$

式25を式26に代入する。

$$CL \times C_p = CL_f \times C_{p,f} = CL_f \times C_p \times f_{u,p} \qquad (式27)$$
$$CL_f = \frac{CL}{f_{u,p}} \qquad (式28)$$

まとめ

- 初回通過効果について説明せよ（☞p.178）。 実習 試験
- 未変化体尿中排泄率の算出式を示せ（☞p.183）。 実習 試験

【引用文献】
1) Clin Pharmacol Ther, 60：601-607, 1996.
2) Br J Clin Pharmacol, 62：196-199, 2006.
3) Int J Hematol, 105：361-368, 2017.
4) Drug Intell. Clin. Pharm, 7：382-387, 1973.
5) Clin Pharmacol Ther, 74：245-254, 2003.
6) Br J Surg, 60：646-649, 1973.
7) Hepatology, 33：464-470, 2001.
8) J Clin Oncol, 33：550-558, 2015.
9) Hepatology, 43：1317-1325, 2006.

8章 薬物速度論

2 コンパートメントモデル

1 コンパートメントモデル

POINT
- 半減期は消失速度定数から算出できる。
- 消失速度定数はクリアランスと分布容積に依存する。
- AUCは，バイオアベイラビリティ，投与量，クリアランスから算出できる。
- 臓器クリアランスの決定要因には，投与経路，主要消失臓器，律速過程がある。

コンパートメントモデル

生体内の薬物濃度は個々の組織・臓器により大きく異なるため（図1），薬物血中濃度の経時的推移を簡便に記述するために，体内を仮想のコンパートメント（compartment：区画）とみなして解析することが多い。血液と組織の薬物濃度が瞬時に生体内に分布すると仮定した**1-コンパートメントモデル**が最も広く用いられている（図2）。1-コンパートメントモデルは，最も簡便なことから関数電卓や表計算ソフトを用いて計算が可能である。薬物投与後の血液と組織の薬物濃度の分布に時間を要する薬物は，2つのコンパートメント間の薬物濃度が平衡状態に従うと仮定した**2-コンパートメントモデル**を用いて解析する（図2）。理論上はコンパートメントの数を無限に増やすことが可能だが，計算の簡便性・汎用性の観点から本項目では1-コンパートメントモデルと2-コンパートメントモデルに焦点を絞って解説する。

1-コンパートメントモデル

■静脈内投与

静脈内投与後の薬物量Xは瞬時に生体内に分布し，その後は一次反応速度に従って消失するため，物質収支式は**消失速度定数**（k_{el}）[h^{-1}]を用いた式にて定義できる（図3，式1）。

$$\frac{dX}{dt} = -k_{el} \times X \quad (式1)$$

薬物は生体内から消失するため負号を付記する。式1を変数分離法で積分する（式2）。

$$\int \frac{dX}{dt} = -\int k_{el} \times X \quad (式2)$$

$$\int \frac{1}{X} dX = -k_{el} \times \int dt \quad (式3)$$

$$\ln X = -k_{el} \times t + I \quad (式4)$$

Iを積分定数とする。$t=0$のXは初回薬物量（X_0）であるため，$I = \ln X_0$である。

$$\ln X = -k_{el} \times t + \ln X_0 \quad (式5)$$

今後，薬物血中濃度（C）を取り扱うため，式5を変換する。ここで，分布容積の定義式6を用いる。

$$C = \frac{X}{V_d} \quad (式6)$$

従って，XとX_0をV_dで除すると式7が得られる。

$$\ln C = -k_{el} \times t + \ln C_0 \quad (式7)$$

図1 セファゾリンの臓器濃度

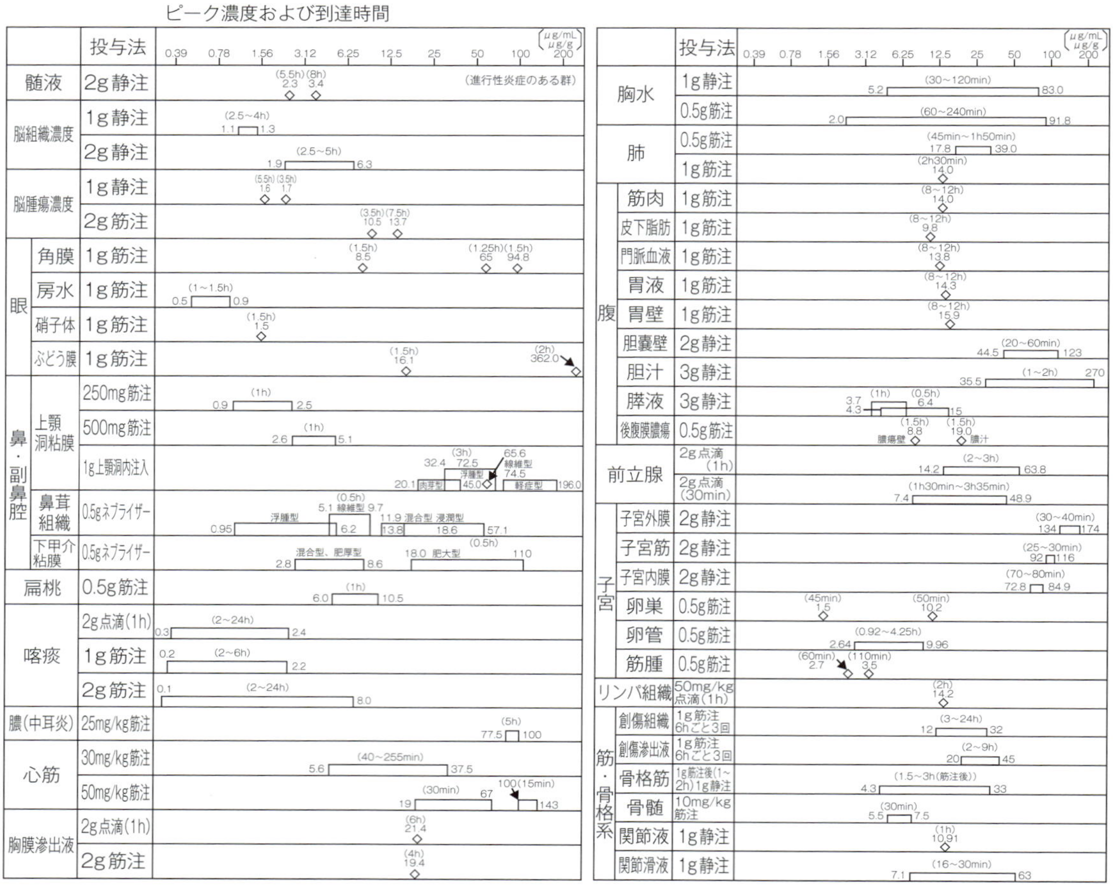

（文献1を基に作成）

図2 コンパートメントモデルの概念

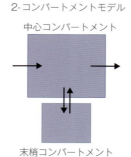

1-コンパートメントモデル / 2-コンパートメントモデル
中心コンパートメント
末梢コンパートメント

図3 静脈内投与

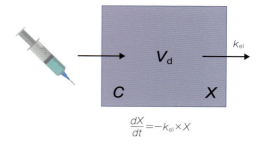

$$\frac{dX}{dt} = -k_{el} \times X$$

図4　静脈内投与時における薬物血中濃度の推移

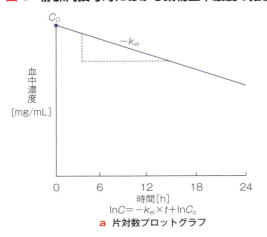

a　片対数プロットグラフ

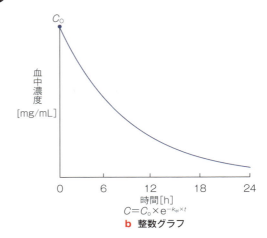

b　整数グラフ

図5　半減期

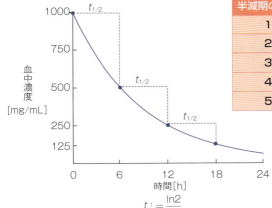

半減期の回数	薬物の残存率[%]
1	50(=50%)
2	25(=50%×50%)
3	12.5(=50%×50%×50%)
4	6.25(=50%×50%×50%×50%)
5	3.125(=50%×50%×50%×50%×50%)

C_0 は初回薬物血中濃度である。

式7から任意の時間に残存している薬物血中濃度を算出することができる。時間－薬物血中濃度の片対数プロットグラフにおける傾きは消失速度定数である。また，式7は指数関数の形式に変換することができる（図4，式8～10）。

$$\ln \frac{C}{C_0} = -k_{el} \times t \quad (式8)$$

$$\frac{C}{C_0} = e^{-k_{el} \times t} \quad (式9)$$

$$C = C_0 \times e^{-k_{el} \times t} \quad (式10)$$

式9から，$e^{-k_{el} \times t}$ は初回薬物血中濃度に対する任意の時間における薬物血中濃度の残存率と等しい。

次に，血中濃度が半分になるまでに要する時間を**半減期**（$t_{1/2}$）[h]と定義する（図5，式11）。

$$\ln \frac{1}{2} C_0 = -k_{el} \times t_{\frac{1}{2}} + \ln C_0 \quad (式11)$$

$$k_{el} \times t_{\frac{1}{2}} = \ln 2 \quad (式12)$$

$$t_{\frac{1}{2}} = \frac{\ln 2}{k_{el}} \quad (式13)$$

つまり，半減期は消失速度定数と反比例の関

係にある。薬物の投与中止後に体内から完全に薬物が消失するまでに要する時間は半減期から算出できる（図5）。半減期を5回繰り返すと、体内に残存する薬物濃度は3.125％となる。また、片対数プロットグラフから2点の時間における血中濃度が得られれば、消失速度定数を算出することができる（図6, 式14）。

$$k_{el} = \frac{\ln C_2 - \ln C_1}{t_2 - t_1} \quad （式14）$$

静脈内投与直後の初回薬物血中濃度は、投与量と分布容積から算出できる（式15）。

$$C_{max} = C_0 = \frac{D}{V_d} \quad （式15）$$

消失速度定数はクリアランスと分布容積を用いて定義する（式16）。

$$k_{el} = \frac{CL}{V_d} \quad （式16）$$

従って、半減期はクリアランスと分布容積にて表現できる（式17）。

$$t_{\frac{1}{2}} = \frac{\ln 2}{k_{el}} = \frac{V_d}{CL} \times \ln 2 \quad （式17）$$

ここで、クリアランスと分布容積の変化が初回薬物血中濃度、消失速度定数、半減期に及ぼ

図6　半減期と初回薬物血中濃度

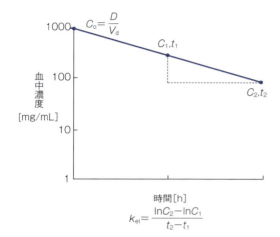

図7　クリアランスと分布容積の変化に伴う血中濃度推移の変化

	①	②	③	④
Dose [mg]	1000	1000	1000	1000
CL [mL/min]	100	50	100	50
V_d [L]	20	20	40	40
k_{el} [h^{-1}]	0.3	0.15	0.15	0.075
C_0 [mg/L]	50	50	25	25

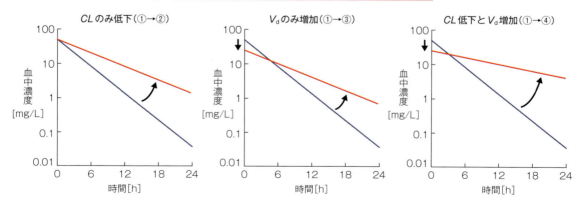

す影響を図7に示す．クリアランスの変化は消失速度定数と半減期に変化をもたらすが，初回薬物血中濃度は不変である．一方，分布容積の変化は消失速度定数と半減期に加えて初回薬物血中濃度にも影響する．

■ 静脈内持続投与

一定速度で薬物を静脈内持続投与すると，投与時間の経過に伴い薬物量が増加するため，物質収支式は持続投与速度（R_{inf}）[mg/h]と一次反応速度の差として定義できる（図8，式18）．

$$\frac{dX}{dt} = R_{inf} - k_{el} \times X \quad （式18）$$

式18の微分方程式を解くと，式19が得られる．

$$C = C_{ss} \times (1 - e^{-k_{el} \times t}) \quad （式19）$$

最終的に薬物血中濃度は頭打ちとなり，以降は一定の薬物血中濃度を推移する（図9）．これを**定常状態**という．半減期の5倍が経過すると$e^{-k_{el} \times t}$を0に近似できるため，薬物血中濃度は定常状態薬物血中濃度（C_{ss}）と等しいとみなすことができる．さらに定常状態は血中濃度が一定であることから，薬物投与速度と薬物除去速度が等しい状態である（式20）．

$$R_{inf} = C_{ss} \times CL \quad （式20）$$

$$C_{ss} = \frac{R_{inf}}{CL} \quad （式21）$$

従って，定常状態の薬物血中濃度は静脈内持続投与速度とクリアランスから算出できる．式19に式21を代入する（式22）．

$$C = \frac{R_{inf}}{CL} \times (1 - e^{-k_{el} \times t}) \quad （式22）$$

静脈内持続投与を中止した後の血中濃度推移は，静脈内投与時と同様に一次反応速度式に従って薬物血中濃度は減少するため，$e^{-k_{el} \times t}$を乗じることで表される（図10）．

図8 静脈内持続投与

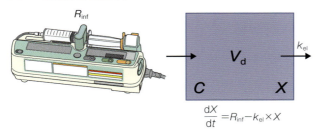

図9 静脈内持続投与における血中濃度推移

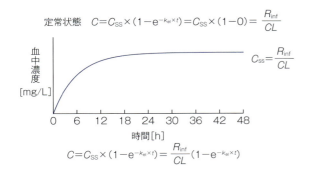

図10 静脈内持続投与後における血中濃度推移

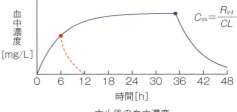

【定常状態到達前】
$$C = C_{ss} \times (1 - e^{-k_{el} \times t_1}) \times e^{-k_{el} \times t_2} \quad \text{(式23)}$$

【定常状態到達後】
$$C = \frac{R_{inf}}{CL} \times e^{-k_{el} \times t} \quad \text{(式24)}$$

次に，静脈内負荷投与と静脈内持続投与について考える（図11，式25）．

$$C = C_{ss} \times e^{-k_{el} \times t} + C_{ss} \times (1 - e^{-k_{el} \times t}) = C_{ss} \quad \text{(式25)}$$

静脈内負荷投与を組み合わせることで$e^{-k_{el} \times t}$が相殺され，迅速な定常状態薬物血中濃度への到達と維持が可能となる．初期負荷投与が設けられている医薬品として，てんかん重積発作治療薬ミダゾラムやα_2作動性鎮静薬デクスメデトミジンがある．ただし，デクスメデトミジンの初期負荷投与は副作用の低血圧リスクが高いため推奨されていない．

図11 静脈内負荷投与と静脈内持続投与における血中濃度推移

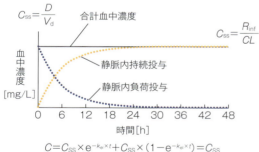

■ 経口投与

経口投与後の薬物量の推移は，消化管コンパートメントからの吸収過程を考慮して物質収支式を定義する（図12）．k_aは**吸収速度定数**，消化管コンパートメントの薬物量をX_a，体循環コンパートメントの薬物量をXとする．

【消化管コンパートメント】
$$\frac{dX_a}{dt} = -k_a \times X_a \quad \text{(式26)}$$

【体循環コンパートメント】
$$\frac{dX}{dt} = k_a \times X_a - k_{el} \times X \quad \text{(式27)}$$

消化管コンパートメントの物質収支式（式26）を積分し，変数分離法にて解析する（式28）．

$$\int \frac{1}{X_a} dX_a = -k_a \times \int dt \quad \text{(式28)}$$

$$\ln X_a = -k_a \times t + I \quad \text{(式29)}$$

Iを積分定数とする．$t=0$のX_aはX_{a0}であるため，$I = \ln X_{a0}$である．

$$\ln X_a = -k_a \times t + \ln X_{a0} \quad \text{(式30)}$$

$$\ln \frac{X_a}{X_{a0}} = -k_a \times t \quad \text{(式31)}$$

$$\frac{X_a}{X_{a0}} = e^{-k_a \times t} \quad \text{(式32)}$$

$$X_a = X_{a0} \times e^{-k_a \times t} \quad \text{(式33)}$$

式27に式33を代入する．

図12 経口投与

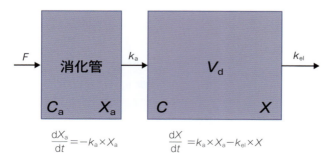

$$\frac{dX}{dt} = k_a \times X_{a0} \times e^{-k_a \times t} - k_{el} \times X \quad (式34)$$

式34の両辺に $k_{el} \times X$ を加える。

$$\frac{dX}{dt} + k_{el} \times X = k_a \times X_{a0} \times e^{-k_a \times t} \quad (式35)$$

ここで両辺に $e^{k_{el} \times t}$ を乗じる。

$$\frac{dX}{dt} \times e^{k_{el} \times t} + k_{el} \times X \times e^{k_{el} \times t} = k_a \times X_{a0} \times e^{-k_a \times t} \times e^{k_{el} \times t} \quad (式36)$$

左辺は積の微分の公式 $(f(t) \times g(t))' = f'(t) \times g(t) + f(t) \times g'(t)$ を用いて、$\dfrac{dXe^{k_{el} \times t}}{dt}$ と表記できる。

$$\frac{dXe^{k_{el} \times t}}{dt} = k_a \times X_{a0} \times e^{-k_a \times t} \times e^{k_{el} \times t}$$
$$= k_a \times X_{a0} \times e^{-(k_a - k_{el}) \times t} \quad (式37)$$

時間について積分する。

$$\int \frac{dXe^{k_{el} \times t}}{dt} dt = k_a \times X_{a0} \times \int e^{-(k_a - k_{el}) \times t} dt \quad (式38)$$

$$Xe^{k_{el} \times t} = k_a \times X_{a0} \times \frac{-1}{k_a - k_{el}} \times e^{-(k_a - k_{el}) \times t} + I \quad (式39)$$

$$Xe^{k_{el} \times t} = -\frac{k_a \times X_{a0}}{k_a - k_{el}} \times e^{-(k_a - k_{el}) \times t} + I \quad (式40)$$

I は積分定数である。ここで $A = \dfrac{k_a \times X_{a0}}{k_a - k_{el}}$ とする。

$$Xe^{k_{el} \times t} = -A \times e^{-(k_a - k_{el}) \times t} + I \quad (式41)$$

両辺を $e^{k_{el} \times t}$ で割る。

$$X = \frac{-A \times e^{-(k_a - k_{el}) \times t}}{e^{k_{el} \times t}} + \frac{I}{e^{k_{el} \times t}}$$
$$= -A \times e^{-k_a \times t} + I \times e^{-k_{el} \times t} \quad (式42)$$

$t=0$ のとき、$X=0$ であるため、

$$0 = -A \times e^{-k_a \times 0} + I \times e^{-k_{el} \times 0} = -A + I \quad (式43)$$

$$I = A \quad (式44)$$

$$X = -A \times e^{-k_a \times t} + A \times e^{-k_{el} \times t}$$
$$= A \times (e^{-k_{el} \times t} - e^{-k_a \times t}) \quad (式45)$$

$$X = \frac{k_a \times X_{a0}}{k_a - k_{el}} \times (e^{-k_{el} \times t} - e^{-k_a \times t}) \quad (式46)$$

ここで、X_{a0} に $F \times D$（体内に到達した薬物量）を代入し、式6に則して両辺を V_d で除すと式47が得られる。

$$C = \frac{F \times D \times k_a}{V_d \times (k_a - k_{el})} \times (e^{-k_{el} \times t} - e^{-k_a \times t}) \quad (式47)$$

すなわち、任意の時間における薬物血中濃度

図13 最高薬物血中濃度到達時間

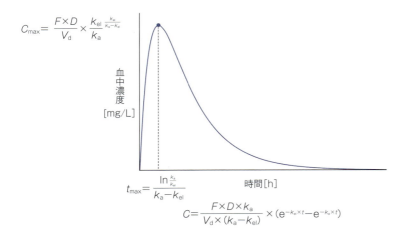

はバイオアベイラビリティ,投与量,分布容積,吸収速度定数(k_a)[h^{-1}],消失速度定数から算出が可能である.最高薬物血中濃度到達時間(t_{max})[h]は,式48の傾きが0となる(すなわち時間について微分したものが0と等しくなる)条件を満たす時間である(図13,式48).

$$\frac{dC}{dt} = \frac{F \times D \times k_a}{V_d \times (k_a - k_{el})} \times (-k_{el} \times e^{-k_{el} \times t_{max}} + k_a \times e^{-k_a \times t_{max}}) = 0 \quad (式48)$$

$$k_{el} \times e^{-k_{el} \times t_{max}} = k_a \times e^{-k_a \times t_{max}} \quad (式49)$$

$$\frac{k_a}{k_{el}} = \frac{e^{-k_{el} \times t_{max}}}{e^{-k_a \times t_{max}}} = e^{(k_a - k_{el}) \times t_{max}} \quad (式50)$$

両辺を自然対数とする.

$$\ln\frac{k_a}{k_{el}} = (k_a - k_{el}) \times t_{max} \quad (式51)$$

$$t_{max} = \frac{\ln\frac{k_a}{k_{el}}}{k_a - k_{el}} \quad (式52)$$

従って,最高薬物血中濃度到達時間は消失速度定数と吸収速度定数から算出できる.式47に式52を代入することで最高薬物血中濃度の算出式を得ることができる(図13,式53).

$$C_{max} = \frac{F \times D}{V_d} \times \left(\frac{k_{el}}{k_a}\right)^{\frac{k_a}{k_a - k_{el}}} \quad (式53)$$

最高薬物血中濃度はバイオアベイラビリティ,投与量,分布容積,吸収速度定数,消失速度定数を用いて算出できる.一般的に消失過程と比べて吸収過程は速やかであるため($k_a \gg k_{el}$),薬物投与から十分な時間が経過した場合は$e^{-k_a \times t}$を0に近似できるため,式47を変換できる(図14,式54).

$$C' = \frac{F \times D \times k_a}{V_d \times (k_a - k_{el})} \times e^{-k_{el} \times t} \quad (式54)$$

図14 残差法

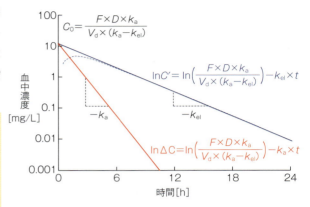

ここで,式47と式54から薬物血中濃度の残差を算出する(式55).

$$\Delta C = C' - C = \frac{F \times D \times k_a}{V_d \times (k_a - k_{el})} \times e^{-k_{el} \times t}$$
$$- \frac{F \times D \times k_a}{V_d \times (k_a - k_{el})} \times (e^{-k_{el} \times t} - e^{-k_a \times t}) =$$
$$\frac{F \times D \times k_a}{V_d \times (k_a - k_{el})} \times e^{-k_a \times t} \quad (式55)$$

自然対数をとる.

$$\ln\Delta C = \ln\left(\frac{F \times D \times k_a}{V_d \times (k_a - k_{el})} \times e^{-k_a \times t}\right)$$
$$= \ln\left(\frac{F \times D \times k_a}{V_d \times (k_a - k_{el})}\right) - k_a \times t \quad (式56)$$

薬物血中濃度の残差は体内に吸収されていない薬物濃度,すなわち消化管コンパートメント内薬物濃度に相当する.片対数プロットグラフにおける傾きは吸収速度定数と等しい.徐放性製剤は吸収過程を制御することで血中濃度推移の持続を狙った製剤である.しかし,理論上のクリアランスと分布容積は普通錠と同一であるのにもかかわらず,徐放性製剤の半減期は普通錠と比較して延長している(図15).この原因は,吸収速度定数が消失速度定数よりも十分に小さ

図15 フリップフロップ現象

	k_a[h^{-1}]	k_{el}[h^{-1}]	$t_{1/2}$[h]
普通錠	2.5	0.3	2.3
徐放錠	0.05	0.3	13.9

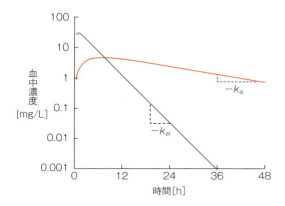

図16 繰り返し投与における血中濃度推移

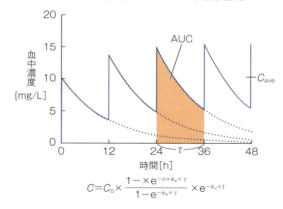

$$C = C_0 \times \frac{1 - \times e^{-n \times k_{el} \times \tau}}{1 - e^{-k_{el} \times \tau}} \times e^{-k_{el} \times t}$$

い場合（$k_a \ll k_{el}$），消失相の半減期は吸収速度定数を用いて近似値を算出することができる**フリップフロップ（flip-flop）現象**である（式57）。

$$t_{\frac{1}{2}} = \frac{\ln 2}{k_a} \quad （式57）$$

そのため，仮に徐放製剤のクリアランスに影響する併用薬や合併症があったとしても，吸収速度定数が消失速度定数よりも十分に小さい仮定が成立する場合（$k_a \ll k_{el}$），フリップフロップ現象が生じるため見かけ上の半減期は変化しない。フリップフロップ現象は，徐放性製剤に加えて吸収が遅い薬物でも観察されうる現象であることに留意しなければならない。

■ 繰り返し投与

薬物療法が単回投与で終わることはまれであり，反復投与にて薬物療法が行われる事例がほとんどである。一定の時間間隔（τ）で繰り返し静脈内投与からt時間後の薬物血中濃度は，1回目投与後からn回目投与までの血中濃度の合算となる（**図16**，式58〜62）。

$$C_1 = C_0 \times e^{-k_{el} \times [(n-1) \times \tau]} \times e^{-k_{el} \times t} \quad （式58）$$
$$C_2 = C_0 \times e^{-k_{el} \times [(n-2) \times \tau]} \times e^{-k_{el} \times t} \quad （式59）$$
$$C_3 = C_0 \times e^{-k_{el} \times [(n-3) \times \tau]} \times e^{-k_{el} \times t} \quad （式60）$$
$$\cdots$$
$$C_{n-1} = C_0 \times e^{-k_{el} \times \tau} \times e^{-k_{el} \times \tau} \quad （式61）$$
$$C_n = C_0 \times e^{-k_{el} \times t} \quad （式62）$$

従って，公比$e^{-k_{el} \times \tau}$の等比数列の和の公式より血中濃度を定義できる（式63）。

$$C = C_0 \times \frac{1 - \times e^{-n \times k_{el} \times \tau}}{1 - e^{-k_{el} \times \tau}} \times e^{-k_{el} \times t} \quad （式63）$$

定常状態では$e^{-n \times k_{el} \times t}$は0に近似できるため，式64となる。

$$C = C_0 \times \frac{1}{1 - e^{-k_{el} \times \tau}} \times e^{-k_{el} \times t} = C_0 \times R \times e^{-k_{el} \times t} \quad （式64）$$

蓄積係数（R）を用いることで定常状態の血中濃度を簡便に算出できる。薬物の投与間隔を半減期に設定すると蓄積係数は2に等しいため，定常状態の薬物血中濃度は単回投与時の薬物血中濃度の2倍となる。投与間隔を半減期に固定して投与量を0.5倍と2.0倍に変更すると薬物血中濃度はそれぞれ0.5倍と2.0倍になる（**図17**）。
次に投与量を固定し，投与間隔を半減期の0.5

図17 投与量と投与間隔に応じた血中濃度推移①

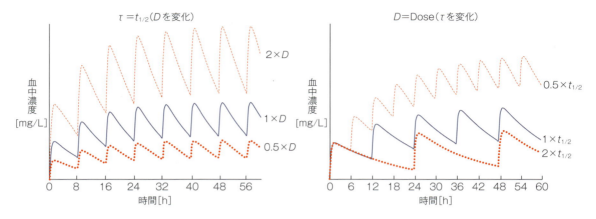

図18 投与量と投与間隔に応じた血中濃度推移②

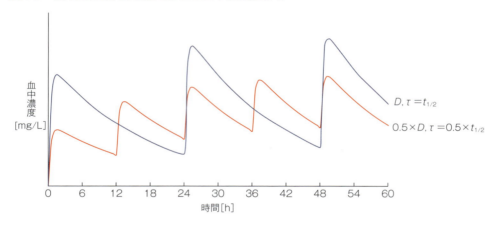

倍と2.0倍に設定すると，薬物血中濃度はそれぞれ2.0倍と0.5倍になる（**図17**）．さらに，投与量を0.5倍かつ投与間隔を半減期の0.5倍にすると，薬物血中濃度推移の振れ幅は小さくなる（**図18**）．

また**図16**より，定常状態の平均薬物血中濃度（C_{ave}）は，血中濃度時間曲線下面積（AUC）と投与間隔（τ）から算出できる（式65）．

$$C_{ave} = \frac{\int_0^\tau C_{ss}}{\tau} = \frac{AUC}{\tau} = \frac{F \times D/CL}{\tau} = \frac{F \times D/\tau}{CL}$$

（式65）

定常状態の平均薬物血中濃度はバイオアベイラビリティ，投与量，投与間隔，クリアランスを用いて算出できる．投与量と投与間隔は医療提供者が決定するため，平均薬物血中濃度は対象となる医薬品のバイオアベイラビリティとクリアランスに依存する．

投与経路・主要消失臓器・律速過程を考慮した臓器クリアランスの決定要因

■ 静脈内投与・静脈内持続投与

静脈内投与・静脈内持続投与時のバイオアベイラビリティは100％であるため，薬物総血中濃度ならびに薬物遊離形血中濃度のAUCは抽出率により場合分けできる．

* AUC：area under the curve

【抽出率が大きい薬物（$f_{u,p} \times CL_{int} >> Q$，式66，67）】

$$\text{AUC} = \frac{F \times D}{CL} = \frac{D}{CL} = \frac{D}{Q} \qquad \text{（式66）}$$

$$\text{AUC}_f = \frac{F \times D}{CL_f} = \frac{D}{\dfrac{Q}{f_{u,p}}} \qquad \text{（式67）}$$

【抽出率が小さい薬物（$f_{u,p} \times CL_{int} << Q$，式68，69）】

$$\text{AUC} = \frac{F \times D}{CL} = \frac{D}{CL} = \frac{D}{f_{u,p} \times CL_{int}} \qquad \text{（式68）}$$

$$\text{AUC}_f = \frac{F \times D}{CL_f} = \frac{D}{\dfrac{f_{u,p} \times CL_{int}}{f_{u,p}}} = \frac{D}{CL_{int}} \qquad \text{（式69）}$$

■ 経口投与
100％肝代謝（未変化体尿中排泄率0％）

肝細胞における薬物代謝を免れた割合（F_h）は抽出率の算出式から次式を得ることができる（式70）。

$$F_h = 1 - E_h = 1 - \frac{f_{u,p} \times CL_{inth}}{f_{u,p} \times CL_{inth} + Q_h}$$

$$= \frac{Q_h}{f_{u,p} \times CL_{inth} + Q_h} \qquad \text{（式70）}$$

$$F = F_a \times F_g \times F_h = F_a \times F_g \times \left(\frac{Q_h}{f_{u,p} \times CL_{inth} + Q_h} \right) \qquad \text{（式71）}$$

従って，AUCは次式にて得ることができる（式72）。

$$\text{AUC} = \frac{F \times D}{CL_h}$$

$$= F_a \times F_g \times \left(\frac{Q_h}{f_{u,p} \times CL_{inth} + Q_h} \right) \times \frac{D}{CL_h} \qquad \text{（式72）}$$

【抽出率が大きい薬物（$f_{u,p} \times CL_{inth} >> Q_h$，式73，74）】

$$\text{AUC} = \frac{F \times D}{CL_h} = F_a \times F_g \times \left(\frac{Q_h}{f_{u,p} \times CL_{inth}} \right) \times \frac{D}{Q_h}$$

$$= F_a \times F_g \times \frac{D}{f_{u,p} \times CL_{inth}} = \frac{F \times D}{f_{u,p} \times CL_{inth}} \qquad \text{（式73）}$$

$$\text{AUC}_f = \frac{F \times D}{CL_{hf}} = \frac{F \times D}{\dfrac{f_{u,p} \times CL_{inth}}{f_{u,p}}} = \frac{F \times D}{CL_{inth}} \qquad \text{（式74）}$$

【抽出率が小さい薬物（$f_{u,p} \times CL_{inth} << Q_h$，式75，76）】

$$\text{AUC} = \frac{F \times D}{CL_h} = F_a \times F_g \times \left(\frac{Q_h}{Q_h} \right) \times \frac{D}{f_{u,p} \times CL_{inth}}$$

$$= F_a \times F_g \times \frac{D}{f_{u,p} \times CL_{inth}} = \frac{F \times D}{f_{u,p} \times CL_{inth}} \qquad \text{（式75）}$$

$$\text{AUC}_f = \frac{F \times D}{CL_{hf}} = \frac{F \times D}{\dfrac{f_{u,p} \times CL_{inth}}{f_{u,p}}} = \frac{F \times D}{CL_{inth}} \qquad \text{（式76）}$$

すなわち，肝代謝型薬物（未変化体尿中排泄率 $\leq 30\%$）を経口投与した場合，抽出率を問わずAUCの決定要因は同じである。

100％腎排泄（未変化体尿中排泄率100％）

肝細胞における薬物代謝を免れた割合（F_h）は100％であるため，バイオアベイラビリティは F_a と F_g の積と等しい（式77）。

$$F = F_a \times F_g \times F_h = F_a \times F_g \qquad \text{（式77）}$$

従って，AUCは次式にて得ることができる（式78）。

$$\text{AUC} = \frac{F \times D}{CL_r} = F_a \times F_g \times \frac{D}{CL_r} \qquad \text{（式78）}$$

8章 薬物速度論

【抽出率が大きい薬物（$f_{u,p} \times CL_{intr} \gg Q_r$，式79，80）】

$$AUC = \frac{F \times D}{CL_r} = F_a \times F_g \times \frac{D}{Q_r} = F_a \times F_g \times \frac{D}{Q_r} = \frac{F \times D}{Q_r} \tag{式79}$$

$$AUC_f = \frac{F \times D}{CL_{rf}} = \frac{F \times D}{\dfrac{Q_r}{f_{u,p}}} \tag{式80}$$

【抽出率が小さい薬物（$f_{u,p} \times CL_{intr} \ll Q_r$，式81，82）】

$$AUC = \frac{F \times D}{CL_r} = F_a \times F_g \times \frac{D}{f_{u,p} \times CL_{intr}}$$
$$= F_a \times F_g \times \frac{D}{f_{u,p} \times CL_{intr}} = \frac{F \times D}{f_{u,p} \times CL_{intr}} \tag{式81}$$

$$AUC_f = \frac{F \times D}{CL_{rf}} = \frac{F \times D}{\dfrac{f_{u,p} \times CL_{intr}}{f_{u,p}}} = \frac{F \times D}{CL_{intr}} \tag{式82}$$

つまり，腎排泄型薬物（未変化体尿中排泄率＞70％）を経口投与した場合，抽出率に応じてAUCの決定要因は異なる。

投与経路・主要消失臓器・律速過程を考慮したクリアランス算出式をまとめた（**表1**）。遊離形分率の変動に伴う薬物総血中濃度の変化は，薬物遊離形血中濃度の変化と必ずしも一致しない。一般的に遊離形分率の変動が遊離形薬物血中濃度のクリアランスに影響するパターンは，①血流律速型薬物を静脈内投与・静脈内持続投与を

した場合，②腎排泄型薬物かつ血流律速型薬物を経口投与した場合に限られる。一部の添付文書や学術論文では，併用薬によるタンパク結合置換や低アルブミン血症による遊離形分率の増加に伴い薬物遊離形血中濃度が上昇し，薬理作用・毒性が増強すると論じているが，薬物動態学に立脚して薬物遊離形血中濃度の変動を正しく評価する必要がある。

臓器クリアランスの律速過程と分布容積の特徴に応じた半減期の決定要因

■ 分布容積

薬物の分布特性に応じて，細胞外液量（V_p）と細胞内液量（V_t）に則して分布容積が規定される。

【細胞外液に分布する薬物（式83，84）】

$$V_d = V_p \tag{式83}$$

$$V_{df} = \frac{V_d}{f_{u,p}} = \frac{V_p}{f_{u,p}} \tag{式84}$$

【細胞内液に分布する薬物（式85，86）】

$$V_d = \frac{f_{u,p}}{f_{u,t}} \times V_t \tag{式85}$$

$$V_{df} = \frac{V_d}{f_{u,p}} = \frac{1}{f_{u,t}} \times V_t \tag{式86}$$

■ 消失速度定数・半減期

薬物総血中濃度と薬物遊離形血中濃度の消失速度定数は等しい（式87，88）。

表1 臓器クリアランスの算出式

		血流律速 $f_{u,p} \times CL_{int} \gg Q$		臓器固有クリアランス律速 $f_{u,p} \times CL_{int} \ll Q$	
		総血中濃度	遊離形血中濃度	総血中濃度	遊離形血中濃度
静脈内投与・静脈内持続投与	腎排泄型薬物（$A_e > 70\%$）	Q_r	$Q_r / f_{u,p}$	$f_{u,p} \times CL_{intr}$	CL_{intr}
	肝代謝型薬物（$A_e \leqq 30\%$）	Q_h	$Q_h / f_{u,p}$	$f_{u,p} \times CL_{inth}$	CL_{inth}
経口投与	腎排泄型薬物（$A_e > 70\%$）	Q_r	$Q_r / f_{u,p}$	$f_{u,p} \times CL_{intr}$	CL_{intr}
	肝代謝型薬物（$A_e \leqq 30\%$）	$f_{u,p} \times CL_{inth}$	CL_{inth}	$f_{u,p} \times CL_{inth}$	CL_{inth}

$$k_{\text{elf}} = \frac{CL_{\text{f}}}{V_{\text{df}}} = \frac{\dfrac{CL}{f_{\text{u,p}}}}{\dfrac{V_{\text{d}}}{f_{\text{u,p}}}} = \frac{CL}{V_{\text{d}}} = k_{\text{el}} \qquad \text{(式87)}$$

$$t_{\frac{1}{2}\text{f}} = \frac{\ln 2}{k_{\text{elf}}} = \frac{\ln 2}{k_{\text{el}}} = \frac{V_{\text{d}}}{CL} \times \ln 2 = t_{\frac{1}{2}} \qquad \text{(式88)}$$

■ 臓器クリアランスの律速過程に応じた消失速度定数と半減期

【$CL = Q$（式89，90）】

$$k_{\text{el}} = \frac{CL}{V_{\text{d}}} = \frac{Q}{V_{\text{d}}} \qquad \text{(式89)}$$

$$t_{\frac{1}{2}} = \frac{\ln 2}{k_{\text{el}}} = \frac{V_{\text{d}}}{CL} \times \ln 2 = \frac{V_{\text{d}}}{Q} \times \ln 2 \qquad \text{(式90)}$$

【$CL = f_{\text{u,p}} \times CL_{\text{int}}$（式91，92）】

$$k_{\text{el}} = \frac{CL}{V_{\text{d}}} \times \frac{f_{\text{u,p}} \times CL_{\text{int}}}{V_{\text{d}}} \qquad \text{(式91)}$$

$$t_{\frac{1}{2}} = \frac{\ln 2}{k_{\text{el}}} = \frac{V_{\text{d}}}{CL} \times \ln 2 = \frac{V_{\text{d}}}{f_{\text{u,p}} \times CL_{\text{int}}} \times \ln 2 \qquad \text{(式92)}$$

消失速度定数と半減期の決定要因を**表2**に示す。対象薬の定常状態到達時間ならびに投与中断後の完全消失までに要する時間は，クリアランスと分布容積の規定要因により異なる。

2-コンパートメントモデル

2-コンパートメントモデルは，中心コンパートメントと末梢コンパートメントの2つのコンパートメント間の移行を速度定数（k_{12}, k_{21}）にて規定する。各コンパートメント内の濃度が瞬時に均一に分布するのは1-コンパートメントモデルと同じ扱いである（**図19**）。中心コンパートメントと末梢コンパートメントの薬物量をそれぞれ X_1 と X_2 とする。2-コンパートメントモデルの物質収支式は次式で定義できる。

$$\frac{\text{d}X_1}{\text{d}t} = -k_{\text{el}} \times X_1 + k_{21} \times X_2 - k_{12} \times X_1 \qquad \text{(式93)}$$

$$\frac{\text{d}X_2}{\text{d}t} = k_{12} \times X_1 - k_{21} \times X_2 \qquad \text{(式94)}$$

血中濃度の推移は，急激に血中濃度が減少する**分布相**（α相）と，コンパートメント間の薬物血中濃度が平衡状態に至り減少が乏しくなる**消失相**（β相）に大別される。薬物血中濃度の算出式は物質収支式の連立微分方程式を解くことで得られる（**図20**，式95）。

$$C = A \times \text{e}^{-\alpha \times t} + B \times \text{e}^{-\beta \times t} \qquad \text{(式95)}$$

各パラメータは次式にて定義できる（式96〜99）。

$$A = \frac{X \times (\alpha - k_{21})}{V_1 \times (\alpha - \beta)} \qquad \text{(式96)}$$

$$B = \frac{X \times (k_{21} - \beta)}{V_1 \times (\alpha - \beta)} \qquad \text{(式97)}$$

$$\alpha + \beta = k_{12} + k_{21} + k_{\text{el}} \qquad \text{(式98)}$$

$$\alpha \times \beta = k_{21} \times k_{\text{el}} \qquad \text{(式99)}$$

中心コンパートメントの分布容積（V_1）は分布容積の定義の式から算出できる（式100）。

$$V_1 = \frac{X}{C_0} = \frac{X}{A \times \text{e}^{-\alpha \times 0} + B \times \text{e}^{-\beta \times 0}} = \frac{X}{A + B} \qquad \text{(式100)}$$

表2　消失速度定数と半減期の算出式

		$CL = Q$	$CL = f_{\text{u,p}} \times CL_{\text{int}}$
$V_{\text{d}} = V_{\text{p}}$	k_{el}	Q/V_{p}	$(f_{\text{u,p}} \times CL_{\text{int}})/V_{\text{p}}$
	$t_{1/2}$	$(V_{\text{p}}/Q) \times \ln 2$	$[V_{\text{p}}/(f_{\text{u,p}} \times CL_{\text{int}})] \times \ln 2$
$V_{\text{d}} = (f_{\text{u,p}}/f_{\text{u,t}}) \times V_{\text{t}}$	k_{el}	$Q/[(f_{\text{u,p}}/f_{\text{u,t}}) \times V_{\text{t}}]$	$CL_{\text{int}}/[(1/f_{\text{u,t}}) \times V_{\text{t}}]$
	$t_{1/2}$	$\ln 2 \times [(f_{\text{u,p}}/f_{\text{u,t}}) \times V_{\text{t}}]/Q$	$\ln 2 \times [(1/f_{\text{u,t}}) \times V_{\text{t}}]/CL_{\text{int}}$

図19　2-コンパートメントモデル

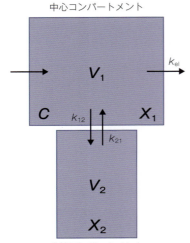

図20　2-コンパートメントモデルの血中濃度推移

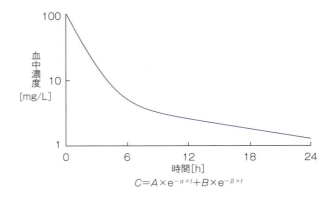

末梢コンパートメントの分布容積（V_2）は，次式にて定義できる（式101）。

$$V_2 = \frac{X_2}{C_0} \quad \text{(式101)}$$

末梢コンパートメントの物質収支式から定常状態到達時の末梢コンパートメント薬物量を算出できる（式102）。

$$\frac{dX_2}{dt} = k_{12} \times X_1 - k_{21} \times X_2 = 0 \quad \text{(式102)}$$

$$k_{12} \times X_1 = k_{21} \times X_2 \quad \text{(式103)}$$

$$X_2 = X_1 \times \frac{k_{12}}{k_{21}} \quad \text{(式104)}$$

式101に式104を代入する。

$$V_2 = \frac{X_1}{C_0} \times \frac{k_{12}}{k_{21}} = V_1 \times \frac{k_{12}}{k_{21}} \quad \text{(式105)}$$

定常状態の分布容積（V_{ss}）は，中心コンパートメントと末梢コンパートメントの分布容積の和と等しい（式106）。

$$V_{ss} = V_1 + V_2 = V_1 + V_1 \times \frac{k_{12}}{k_{21}} = V_1 \times \left(1 + \frac{k_{12}}{k_{21}}\right) \quad \text{(式106)}$$

AUCの算出式を導出する（式107）。

$$AUC = \int_0^\infty C dt = \int_0^\infty (A \times e^{-\alpha \times t} + B \times e^{-\beta \times t}) dt \quad \text{(式107)}$$

右辺は積分の公式（$\int e^{ax} dx = 1/a \cdot e^{ax} + I$）であることから，換算できる（式108）。

$$AUC = \left(\frac{A}{-\alpha} \times e^{-\alpha \times t} + \frac{B}{-\beta} \times e^{-\beta \times t}\right)_0^\infty$$

$$= 0 - \left(\frac{A}{-\alpha} + \frac{B}{-\beta}\right) = \frac{A}{\alpha} + \frac{B}{\beta} \quad \text{(式108)}$$

まとめ

● 半減期の算出式を求めよ（☞p.189）。 実習 試験
● 薬物遊離形血中濃度のAUCが遊離形分率の影響を受ける投与経路・主要消失臓器，律速過程を説明せよ（☞p.196）。 実習 試験

【引用文献】
1）LTLファーマ：セファゾリンナトリウム水和物（JAN）医薬品インタビューフォーム, 2023.

8章 薬物速度論

3 線形モデル・非線形モデル

1 線形モデル・非線形モデル

- 非線形性薬物動態となる主な原因は、トランスポーターや代謝酵素の飽和である。
- ミカエリス・メンテン式を応用して、最高消失速度、ミカエリス・メンテン定数、薬物血中濃度からクリアランスの濃度依存的変化を示す。

線形モデル

線形モデルは、薬物動態の基本的パラメータであるバイオアベイラビリティ、分布容積、遊離形分率、クリアランス、未変化体尿中排泄率が投与量(薬物血中濃度)によらず一定の値を示す。つまり、薬物血中濃度と投与量との間に比例関係が成立することから、投与量を X 倍にすれば薬物血中濃度も X 倍に変動する(図1)。

非線形モデル

薬物動態パラメータが用量依存的に変化することにより投与量と血中濃度との間に比例関係が成立しない薬物は、非線形モデルとして取り扱う。比例関係が成立しない主な原因として①薬物溶解度が乏しい、②タンパク結合の飽和、③代謝酵素・トランスポーターの飽和などがあり、特に処方用量の範囲が広い医薬品や抗体医薬品で非線形性薬物動態の挙動を示しやすい。用量と血中濃度との関係から非線形性を判断し、その次に非線形の原因について考察しなければならない(表1)。

消化管吸収に加担するトランスポーターが飽和すると、バイオアベイラビリティが低下する(図2)。例えば、帯状疱疹治療薬のアシクロビ

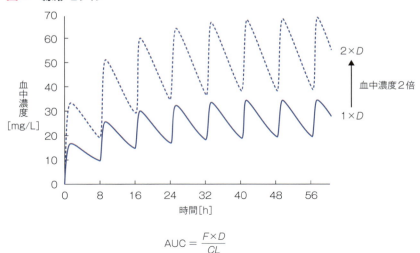

図1 線形モデル

$$AUC = \frac{F \times D}{CL}$$

表1 代表的な非線形薬物動態の原因

飽和が起こる箇所	薬物動態パラメータ
吸収	
トランスポーター	バイオアベイラビリティ↓ or ↑
初回通過効果	バイオアベイラビリティ↑
分布	
タンパク結合	遊離形分率↑
代謝	
肝代謝	肝クリアランス↓
排泄	
尿細管分泌	腎クリアランス↓
腎再吸収	腎クリアランス↑

ルは，消化管上皮細胞の刷子縁膜側に発現したオリゴペプチドトランスポーターPEPT1の認識を受けて吸収されるため，消化管吸収の飽和を起こす。アシクロビルのバリンエステル体であるバラシクロビルは，飽和を回避することでバイオアベイラビリティの改善に成功した（表2）。同様に，有機カチオン/カルニチントランスポーターの基質であるエルカルチンは，用量依存的にバイオアベイラビリティが低下する。一方，消化管管腔内への輸送を担うトランスポーターまたは初回通過効果，すなわち小腸粘膜上皮細

図2 消化管トランスポーターの輸送方向

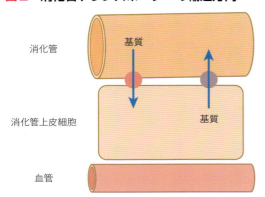

輸送方向	トランスポーター
細胞外排出	P-gp, MRP2, BCRP
細胞内取込	PEPT1, ASBT, OCTN

表2 アシクロビルのバイオアベイラビリティの改善

	200 mg	400 mg	600 mg
C_{max} [mg/L]	0.5±0.0	1.2±0.3	1.3±0.3
C_{trough} [mg/L]	0.3±0.1	0.6±0.2	0.8±0.3

a アシクロビルの血中濃度

（文献1を基に作成）

| パラメータ | 中央値(95%信頼区間) |||
	アシクロビル静注 (400 mg)	アシクロビル経口投与 (400 mg)	バラシクロビル経口投与 (500 mg)
C_{max} [μmol/L]	41.6(33.6-52.3)	2.5(2.1-3.1)	12.0(8.5-16.5)
バイオアベイラビリティ [%]	—	21.5(17.9-33.2)	70.1(58.5-78.4)

b バラシクロビルとアシクロビルのバイオアベイラビリティの比較

バラシクロビルにすることでバイオアベイラビリティが改善している。

（文献2を基に作成）

---

*MRP2：multidrug resistance-associated protein 2　*BCRP：breast cancer resistance protein
*ASBT：apical sodium-dependent bile acid transporter　*OCTN：organic cation transporter

胞の代謝酵素が飽和すると，バイオアベイラビリティが増大する。吸収過程の飽和はクリアランスや分布容積には一切影響しないため，半減期は不変である。

肝細胞内の薬物代謝酵素が飽和した結果，肝クリアランスの低下が起こることで半減期が延長する。肝代謝過程が飽和する薬物の代表例として，抗うつ薬のパロキセチン(**シトクロムP450 2D6基質**，**図3**)，抗てんかん薬のフェニトイン(シトクロムP450 2C9基質，**図4**)，抗真菌薬のボリコナゾール(**シトクロムP450 2C19基質**，**図5**)が挙げられる。これらは血中濃度が急激に上昇することで副作用の発現リスクが増加するため，投与設計に一層の注意を要する。

尿細管分泌が飽和することで腎クリアランスが低下し，その結果として半減期が延長する。一方，尿細管再吸収の飽和に伴う腎クリアランスの増大では半減期が短縮する。抗悪性腫瘍薬として用いる高用量メトトレキサートは，尿細管再吸収の飽和を起こす。

非線形モデルを扱うには，Michaelis-Menten式とLangmuir式を理解する必要がある。

ミカエリス・メンテン式

ミカエリス・メンテン式は酵素反応速度を扱う式である(**図6**，式1)。

$$v = \frac{F \times D}{\tau} = CL \times C = \frac{V_{max} \times C}{K_m + C} \quad (式1)$$

クリアランスは次式にて表現できる(式2)。

$$CL = \frac{v}{C} = \frac{V_{max}}{K_m + C} \quad (式2)$$

ミカエリス・メンテン定数(K_m)[mg/L]は，最高消失速度(V_{max})[mg/h]の半分の速度に到達

図3　単回経口投与時の血漿中パロキセチン濃度推移

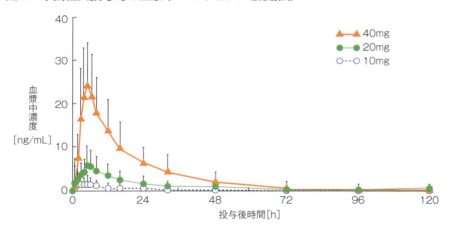

投与量	T_{max}[h]	C_{max}[ng/mL]	AUC$_{0-\infty}$[ng・h/mL]	$T_{1/2}$[h]
10 mg	4.61±1.04	1.93±1.38	—	—
20 mg	5.05±1.22	6.48±4.10	119.6±100.1	14.35±10.99
40 mg	4.58±0.96	26.89±11.00	447.2±254.8	14.98±11.51

—：算出不能
平均値±標準偏差(n=19)

(文献3を基に作成)

図4 フェニトインの血中濃度と投与量の関係

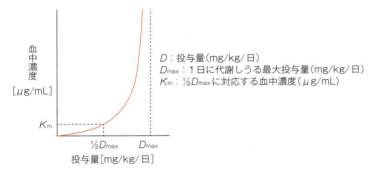

フェニトインの用量を2倍にすると、血中濃度は2倍とはならず急激に上昇する。

（文献4を基に作成）

図5 ボリコナゾールの血中濃度と投与量の関係

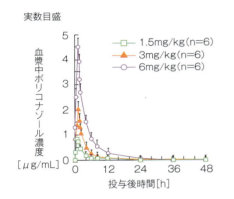
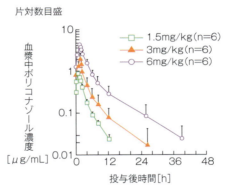

単回点滴静脈内投与時のボリコナゾールの薬物動態パラメータ

		ボリコナゾールの投与量		
		1.5mg/kg(n=6)	3mg/kg(n=6)	6mg/kg(n=6)
C_{inf}[a] [μg/mL]	幾何平均値 %CV	0.9 10	2.1 12	4.5 8
$AUC_{0-\infty}$ [μg・h/mL]	幾何平均値 %CV	2.4 9	6.4 35	18.1 27
T_{max} [h]	幾何平均値 %CV	1.0 0	1.0 0	1.0 0
$t_{1/2}$ [h]	幾何平均値 %CV	3.2 15	4.4 27	6.4 10
vd_{ss}[b] [L/kg]	幾何平均値 %CV	1.8 14	1.7 16	1.8 11
CL[c] [mL/min/kg]	幾何平均値 %CV	10.5 9	8.1 30	5.6 23

a) 点滴静注終了時の血漿中ボリコナゾール濃度
b) 定常状態における分布容積
c) 全身血漿クリアランス：本剤の薬物動態は非線形性を示すため、クリアランスは血漿中濃度とともに変化する。表中のクリアランス値は次の計算式より算出した。ボリコナゾールの投与量÷$AUC_{0-\infty}$

（文献5を基に作成）

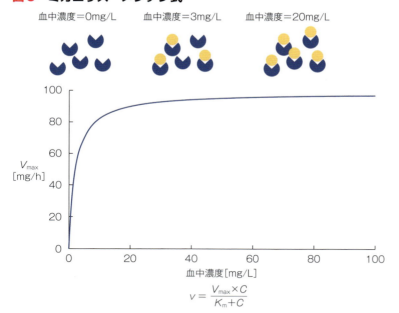

図6 ミカエリス・メンテン式

$$v = \frac{V_{max} \times C}{K_m + C}$$

K_mが2mg/Lの場合，薬物血中濃度が2mg/Lとなると最高消失速度の50％となる。薬物血中濃度がK_mを大幅に超えると，最高消失速度に近似できる。

するのに必要な薬物血中濃度である。ミカエリス・メンテン定数が薬物血中濃度より十分に大きい場合（$K_m \gg C$），最高消失速度をミカエリス・メンテン定数で除したものに薬物血中濃度を乗じると消失速度を算出することができる（式3）。

$$v = \frac{V_{max}}{K_m} \times C \qquad (式3)$$

一方，ミカエリス・メンテン定数と比較して薬物血中濃度が十分に大きい場合（$K_m \ll C$），消失速度は最高消失速度と等しい（式4）。

$$v = V_{max} \qquad (式4)$$

式2のとおりクリアランスは薬物血中濃度に応じて変動するため，半減期は分布容積，ミカエリス・メンテン定数，最高消失速度から算出できる（式5）。

$$t_{\frac{1}{2}} = \frac{\ln 2}{k_{el}} = \frac{V_d}{CL} \times \ln 2 = V_d \times \frac{K_m + C}{V_{max}} \times \ln 2 \qquad (式5)$$

ミカエリス・メンテン式を用いることで，消化管代謝の飽和，肝代謝ならびに尿細管分泌・再吸収の飽和を説明することが可能である。実際に手計算でミカエリス・メンテン式を用いてクリアランスを算出するためには，2点の薬物血中濃度の採血が必要である（式6～8）。

$$\frac{F \times D_1}{\tau_1} = \frac{V_{max} \times C_1}{K_m + C_1} \qquad (式6)$$

$$\frac{F \times D_2}{\tau_2} = \frac{V_{max} \times C_2}{K_m + C_2} \qquad (式7)$$

$$\frac{\frac{F \times D_1}{\tau_1}}{\frac{F \times D_2}{\tau_2}} = \frac{C_1 \times (K_m + C_2)}{C_2 \times (K_m + C_1)} \qquad (式8)$$

薬物血中濃度モニタリング対象薬のボリコナ

ゾールは，シトクロム P450 2C19 を介した肝代謝に飽和が起こり，ボリコナゾールの代謝能に個人差をもたらす原因となる．このため，個々の患者における至適投与量が大きく異なる．さらにボリコナゾールの主要代謝酵素であるシトクロム P450 2C19 には遺伝子多型が存在し，市販されている薬物血中濃度モニタリングのソフトウェアにもシトクロム P450 2C19 遺伝子多型に応じたミカエリス・メンテン定数が実装されている．

Langmuir式とタンパク結合

最大結合数（B_{max}）と解離定数（K_d）を用いた Langmuir 式にて結合形薬物濃度（C_b）の変化を表現できる（図7，式9）．

$$C_b = \frac{B_{max}}{K_d + C_u} \times C_u \quad (式9)$$

C_u は遊離形薬物濃度である．最大結合数は，タンパク質1分子あたりに結合できる薬物数をタンパク質濃度に乗じたものである．解離定数が薬物遊離形濃度よりも高いとき（$K_d >> C_u$），薬物結合形濃度は薬物遊離形濃度と比例関係にある（式10）．

$$C_b = \frac{B_{max}}{K_d} \times C_u \quad (式10)$$

一方，解離定数が薬物遊離形血中濃度よりも低いとき（$K_d << C_u$），薬物結合形血中濃度は最大結合定数に等しいと近似できる（式11）．

$$C_b = B_{max} \quad (式11)$$

遊離形分率の決定要因は，次式のように展開できる（式12）．

$$f_u = \frac{C_u}{C} = \frac{C_u}{C_u + C_b} = \frac{C_u}{C_u + \frac{B_{max}}{K_d + C_u} \times C_u}$$

$$= \frac{C_u}{\left(1 + \frac{B_{max}}{K_d + C_u}\right) \times C_u} = \frac{1}{1 + \frac{B_{max}}{K_d + C_u}} \quad (式12)$$

従って，遊離形分率は最大結合数，解離定数，薬物遊離形濃度により算出できる．

図7 ラングミュア式

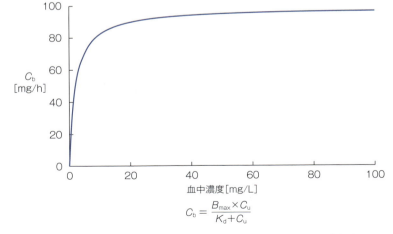

$$C_b = \frac{B_{max} \times C_u}{K_d + C_u}$$

K_d が2mg/L の場合，薬物遊離形血中濃度が2mg/L となると薬物結合形濃度が最大結合数の50%となる．薬物遊離形血中濃度が K_d を大幅に超えると，薬物結合形血中濃度が最大結合数に近似できる．

> **補足**
>
> **抗体医薬品のクリアランス**
>
> 　抗体医薬品の消失には，①標的分子-抗体薬複合体が標的細胞内への取り込みや免疫系細胞の貪食により分解される機構，②細網内皮系細胞の細胞内取り込み（エンドサイトーシス）後に分解される非特異的機構がある。特に前者は target-mediated drug disposition model といい，増量による標的分子-抗体薬複合体濃度の上昇に伴い分解速度，すなわちクリアランスが遅延するため，非線形性薬物動態を示す。

まとめ

- 尿細管分泌が飽和したときの腎クリアランスがどのように変動するのか説明せよ（☞ p.204）。 実習 試験
- ボリコナゾールが非線形性薬物動態を示す理由を述べよ（☞ p.204）。 実習 試験

【引用文献】

1) P de Miranda, et al. : Pharmacokinetics of acyclovir after intravenous and oral administration. J Antimicrob Chemother, 12(Suppl B) : 29-37, 1983.

2) H Steingrimsdottir, et al. : Bioavailability of aciclovir after oral administration of aciclovir and its prodrug valaciclovir to patients with leukopenia after chemotherapy.Antimicrob Agents Chemother, 44(1) : 207–209, 2000.

3) パキシル®インタビューフォーム（2023年6月改訂）.

4) アレビアチン®インタビューフォーム（2024年2月改訂）.

5) ブイフェンド®インタビューフォーム（2024年6月改訂）.

4 生理学的薬物速度論

1 クリアランスの概念

- 全身クリアランスは，全身における薬物の除去能力を示すパラメータである。
- 薬物の消失にかかわる各臓器におけるクリアランス（臓器クリアランス）の総和が全身クリアランスである。
- 固有クリアランスは，薬物の代謝や排泄が生じる場所において非結合形薬物を除去する能力を表すパラメータである。

クリアランス

投与された薬物は生体内で血流によって臓器に運ばれ，肝臓や腎臓などの代謝・排泄を担う臓器で除去される。生体内での代謝・排泄による消失は，各臓器における血流速度や臓器重量などの生理学的，解剖学的特性に基づいて行われる。クリアランスは，この生体内における薬物の消失を薬物速度論に基づいて記述するための重要な概念である。

クリアランスは，生体内からの薬物消失速度と薬物濃度を用いて，

クリアランス＝薬物消失速度/薬物濃度　　（式1）

として定義される。薬物の体内動態が線形の場合に，クリアランスは薬物濃度と時間に依存しない定数であり，薬物消失速度が薬物濃度に応じて経時的に変化することを表す。その単位は「容積/時間」（L/hなど）で表され，一定時間内に除去できる薬物が存在する溶液量を意味する。

表1にクリアランスの定義をまとめた。

全身クリアランス

全身クリアランス（CL_t）は，全身における薬物の除去能力を示すパラメータである。全身における単位時間当たりの薬物の除去量，すなわち薬物消失速度は，式1に基づき，CL_tと血中薬物濃度（C_B）を用いて，式2のように表される。

全身における薬物消失速度＝$CL_t \cdot C_B$　（式2）

式2を時間0から無限大時間まで積分すると，左辺は全身における薬物の全消失量，言い換えると薬物の単回静脈内投与における投与量（D）に，右辺はC_Bと時間の面積，すなわちAUC（血中濃度曲線下面積）とCL_tの積の式3となる。

$D = \text{AUC} \cdot CL_t$　　　　　　　　（式3）

単回経口投与時には，式3の左辺が全吸収量，すなわち投与量（D）とバイオアベイラビリティ（F）の積となり，式4で表される。

$F \cdot D = \text{AUC} \cdot CL_t$　　　　　　　（式4）

式3と式4を整理すると，単回静脈内投与および単回経口投与におけるCL_tはそれぞれ式5と式6で表される。

$CL_t = D/\text{AUC}$　　　　　　　　（式5）
$CL_t = F \cdot D/\text{AUC}$　　　　　　（式6）

表1 クリアランスの定義

	定義	計算式
全身クリアランス	全身における薬物の除去能力を示すパラメータ	【1-コンパートメントモデルに従う場合】 $CL_t = k_e \cdot V_d$ 【単回静脈内投与】 $CL_t = D/AUC$ 【単回経口投与】 $CL_t = F \cdot D/AUC$ 【臓器クリアランスの総和】 $CL_t = CL_h + CL_r$
臓器クリアランス	当該臓器での薬物除去能力を示すパラメータ	$CL_{org} = Q_{org} \cdot E_{org}$ $CL_{org} = \dfrac{Q \cdot f \cdot CL_{int}}{Q + f \cdot CL_{int}}$
固有クリアランス	薬物の代謝や排泄が生じる場所において非結合形薬物を除去する能力を示すパラメータ	$CL_{int} = \dfrac{Q(C_{in} - C_{out})}{f \cdot C_{out}}$

CL_t：全身クリアランス，CL_{org}：臓器クリアランス，CL_{int}：固有クリアランス，CL_h：肝クリアランス，CL_r：腎クリアランス，k_e：消失速度定数，V_d：分布容積，D：投与量，F：バイオアベイラビリティ，AUC：血中濃度時間曲線下面積，Q_{org}：臓器血流速度，E_{org}：臓器抽出率，f：血中非結合形分率，C_{in}：臓器に流入する動脈血中の薬物血中濃度，C_{out}：臓器から流出する静脈血中の薬物血中濃度

また，1-コンパートメントモデルに従う場合，CL_tは消失速度定数（k_e）と分布容積（V_d）の積となり，式7で表される。

$$CL_t = k_e \cdot V_d \qquad \text{(式7)}$$

■ 臓器クリアランス

体内からの薬物の消失には主に肝臓と腎臓が関与する。このような薬物の消失にかかわる各臓器におけるクリアランス（臓器クリアランス：CL_{org}）の総和が全身クリアランス（CL_t）である。CL_tが肝臓と腎臓の臓器クリアランスの総和となるとき，式8で表される。

$$CL_t = 肝クリアランス（CL_h）+ 腎クリアランス（CL_r） \qquad \text{(式8)}$$

CL_{org}は，当該臓器での薬物除去能力を示し，臓器で薬物が除去（代謝や排泄）される割合を抽出率（E_{org}）とすると，臓器の血流速度（Q_{org}）を乗じて式9で表される。

$$CL_{org} = Q_{org} \cdot E_{org} \qquad \text{(式9)}$$

E_{org}は，臓器に流入する動脈血中の薬物血中濃度（C_{in}）と臓器から流出する静脈血中の薬物血中濃度（C_{out}）を用いると式10で表される。

$$E_{org} = \frac{C_{in} - C_{out}}{C_{in}} \qquad \text{(式10)}$$

また，臓器に流入した薬物が除去されずに臓器を通り抜ける割合を示すアベイラビリティ（F_{org}）はE_{org}の残りであるため，E_{org}とF_{org}の和は1となり，式11で表される。

$$F_{org} = 1 - E_{org} \qquad \text{(式11)}$$

■ 固有クリアランス

臓器の組織において，細胞内でタンパク質に結合していない非結合形薬物が代謝や排泄を受けると考えられている。固有クリアランスは，薬物の代謝や排泄が生じる場所（組織中）において非結合形薬物を除去（代謝や排泄）する能力を

表すパラメータである。この固有クリアランスと臓器クリアランスの関係を表現するモデルは、組織に流入する血液中の薬物濃度と組織中薬物濃度の関連に基づいて定義され、主にwell-stirredモデルとparallel tubeモデルが知られている（**図1**）。

well-stirredモデルでは、組織に動脈血（薬物濃度：C_{in}）が流入すると、薬物が組織内で瞬時に拡散（瞬時平衡）し、薬物濃度が入り口側と出口側（C_{out}）で等しいと仮定している。そのため、固有クリアランス（CL_{int}）はC_{out}に対して定義され、組織での消失薬物量がC_{out}の非結合形濃度とCL_{int}の積で表される。非結合形分率（f）を用いて、組織での消失薬物量は式12で表される。

$$\text{組織での消失薬物量} = f \cdot C_{out} \cdot CL_{int} \quad \text{(式12)}$$

組織での消失薬物量は、組織に流入した動脈血の薬物量と組織から流出した薬物量の差となるため、血流速度（Q）を用いて式13が成り立つ。

$$f \cdot C_{out} \cdot CL_{int} = Q(C_{in} - C_{out}) \quad \text{(式13)}$$

式13をC_{out}について整理すると式14に変換できる。

$$C_{out} = \frac{Q \cdot C_{in}}{Q + f \cdot CL_{int}} \quad \text{(式14)}$$

臓器に流入した薬物が除去されずに臓器を通り抜ける割合を示すアベイラビリティ（F_{org}）は、式14を用いて式15で表される。

$$F_{org} = \frac{C_{out}}{C_{in}} = \frac{Q}{Q + f \cdot CL_{int}} \quad \text{(式15)}$$

式11から臓器で薬物が除去（代謝や排泄）される割合を示す抽出率（E_{org}）は式16で表される。

$$E_{org} = 1 - F_{org} = \frac{f \cdot CL_{int}}{Q + f \cdot CL_{int}} \quad \text{(式16)}$$

式9と式16から、臓器クリアランス（CL_{org}）は式17で表される。

$$CL_{org} = \frac{Q \cdot f \cdot CL_{int}}{Q + f \cdot CL_{int}} \quad \text{(式17)}$$

一方、parallel tubeモデルは、瞬時平衡を仮定せず、組織の入り口から流出する静脈血までに薬物の濃度勾配の存在を仮定している。つまり、組織に動脈血が流入すると、薬物濃度が入り口側から出口側に向けて指数関数的に減少する濃度勾配を仮定しており、C_{out}は式18で表される。

$$C_{out} = C_{in} \cdot e^{-\left(\frac{f \cdot CL_{int}}{Q}\right)} \quad \text{(式18)}$$

臓器に流入した薬物が除去されずに臓器を通り抜ける割合を示すF_{org}は式18を整理して式19で表されるため、CL_{org}は式20で表される。

$$F_{org} = \frac{C_{out}}{C_{in}} = e^{-\left(\frac{f \cdot CL_{int}}{Q}\right)} \quad \text{(式19)}$$

$$CL_{org} = Q\left[1 - e^{-\left(\frac{f \cdot CL_{int}}{Q}\right)}\right] \quad \text{(式20)}$$

図1　well-stirredモデルとparallel tubeモデル

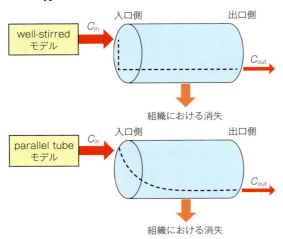

破線は組織内の薬物濃度を示す。

（文献1を基に作成）

2 血流律速と固有クリアランス律速

- 固有クリアランスが血流速度と比べて十分に大きいとき，臓器クリアランスは血流速度の影響を受け，血流速度律速となる。
- 固有クリアランスが血流速度と比べて十分に小さいとき，臓器クリアランスは非結合形分率と固有クリアランスの影響を受け，血流速度の影響をほとんど受けない。

臓器クリアランス

臓器クリアランス（CL_{org}）の式9において，臓器で薬物が完全に除去されるとき抽出率（E_{org}）が1となるため，CL_{org}は臓器の血流速度（Q_{org}）と等しくなり式21で表される。つまり，CL_{org}の最大値はQ_{org}である。

$$CL_{org} = Q_{org} \qquad (式21)$$

CL_{org}の式17とE_{org}の式16において，Q_{org}と臓器の固有クリアランス（CL_{int}）の関係を整理すると，薬物の性質に基づいて血流律速型薬物と固有クリアランス律速型薬物に分類できる。

■血流律速型薬物

CL_{org}の式17において，固有クリアランスが血流速度と比べて十分に大きい（$f \cdot CL_{int} \gg Q_{org}$）とき，式17右辺の分母は$f \cdot CL_{int}$に近似できるため，式17は式22となる。

$$CL_{org} \simeq Q_{org} \qquad (式22)$$

式22で表されるように，臓器クリアランスは血流速度の影響を受け，血流速度律速となる。この式は式21に近似する式となっており，臓器で薬物が完全に除去されるときの抽出率に近づくことを意味し（$E_{org} \simeq 1$），抽出率が非常に高い薬物ということになる。このような性質の薬物を血流律速型薬物という。

■固有クリアランス律速型薬物

CL_{org}の式17において，固有クリアランスが血流速度と比べて十分に小さい（$f \cdot CL_{int} \ll Q_{org}$）とき，式17右辺の分母は$Q_{org}$に近似できるため，式17は式23となる。

$$CL_{org} \simeq f \cdot CL_{int} \qquad (式23)$$

式23で表されるように，臓器クリアランスは非結合形分率と固有クリアランスの影響を受け，血流速度の影響をほとんど受けない。このような性質の薬物を固有クリアランス律速型薬物という。また，式16においても右辺の分母はQ_{org}に近似できるため，抽出率（E_{org}）は式24で表される。

$$E_{org} \simeq \frac{f \cdot CL_{int}}{Q} \qquad (式24)$$

この場合，$f \cdot CL_{int} \ll Q_{org}$であるため，固有クリアランス律速型薬物は抽出率が小さい薬物であることがわかる。

■肝抽出率と血清中タンパク結合率による肝代謝の分類

薬物の肝代謝は，式22，式23で表されるように，肝臓における血流速度と固有クリアランスの関係に基づいて血流律速型薬物と固有クリアランス律速型薬物に分類される（**表2**）。また，固有クリアランス律速型薬物のなかでも，血清中タンパク結合率が高い薬物は結合率の少しの変化でも非結合形分率が大きく変化するため，肝代謝への影響が大きい。よって，固有クリアランス律速型薬物は，さらにタンパク結合感受

性薬物と非感受性薬物に分類される。

　肝クリアランスは，肝臓の血流速度と肝抽出率により**図2**のように変化する。肝抽出率の高い薬物，すなわち血流律速型薬物は，肝クリアランスが肝臓の血流速度の変化の影響を大きく受けることがわかる。一方で，肝抽出率の低い薬物，すなわち固有クリアランス律速型薬物は，肝クリアランスが肝臓の血流速度の変化の影響を受けにくいことがわかる。

　肝抽出率が異なる2つの薬物をそれぞれ静注または経口投与したときの血中濃度推移に及ぼす肝臓の血流速度減少の影響を**図3**に示す。肝抽出率の低い（0.1）薬物は，肝臓の血流速度が半減しても肝クリアランスがほとんど変化しないため，その血中濃度推移も静注と経口ともにほ

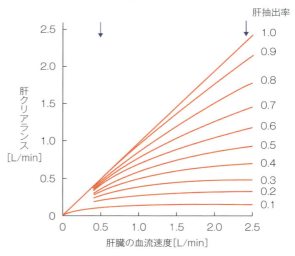

図2　肝クリアランスと肝臓の血流速度における肝抽出率の関係

矢印は肝臓の血流速度の正常な生理学的範囲を示す。肝抽出率は血流速度1.5L/minにおける値を示す。

（文献3を基に作成）

表2　肝抽出率と血清中タンパク結合率による肝代謝の分類

肝代謝の分類と薬物	肝抽出率	タンパク結合率[%]
血流律速型薬物		
リドカイン	0.83	45～80
プロプラノロール	0.60～0.80	93
ペチジン（メペリジン）	0.60～0.95	60
ペンタゾシン	0.80	—
プロポキシフェン	0.95	—
ノルトリプチリン	0.50	95
モルヒネ	0.50～0.75	35
固有クリアランス律速型薬物 **（タンパク結合感受性）**		
フェニトイン	0.03	90
ジアゼパム	0.03	98
トルブタミド	0.02	98
ワルファリン	0.003	99
クロルプロマジン	0.22	91～99
クリンダマイシン	0.23	94
キニジン	0.27	82
ジギトキシン	0.005	97
固有クリアランス律速型薬物 **（タンパク結合非感受性）**		
テオフィリン	0.09	59
ヘキソバルビタール	0.16	—
アモバルビタール	0.03	61
アンチピリン	0.07	10
クロラムフェニコール	0.28	60～80
チオペンタール	0.28	72
アセトアミノフェン	0.43	<5

（文献2を基に作成）

とんど変化しない．一方で，肝抽出率の高い(0.9)薬物は，肝クリアランスが血流律速であるため，肝臓の血流速度が半減すると肝クリアランスも半減して消失半減期が延長する．また，血流速度の変化により肝抽出率が0.9から0.95に変化すると，経口投与後の肝臓におけるアベイラビリティが0.1から0.05に大きく低下するため，最高血中濃度が大きく減少する．

　肝抽出率が異なる2つの薬物をそれぞれ静注または経口投与したときの血中濃度推移に及ぼす肝固有クリアランス増加の影響を**図4**に示す．

肝抽出率の低い(0.1)薬物は，固有クリアランス律速型であるため，肝固有クリアランスが約2倍に増加すると，消失半減期が短くなる．一方で，肝抽出率の高い(0.9)薬物は，肝固有クリアランスが増加しても消失半減期は変化しない．しかし，式16で示されたように抽出率は固有クリアランスの変化の影響を受けるため，肝抽出率が0.9から0.95に変化して経口投与後の肝臓におけるアベイラビリティが大きく低下するため，最高血中濃度が大きく減少する．

図3 肝抽出率が異なる2つの薬物をそれぞれ静注または経口投与したときの血中濃度推移に及ぼす肝臓の血流速度減少の影響

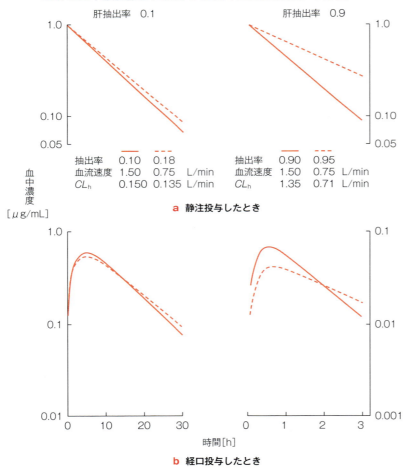

（文献3を基に作成）

図4 肝抽出率が異なる2つの薬物をそれぞれ静注または経口投与したときの血中濃度推移に及ぼす肝固有クリアランス増加の影響

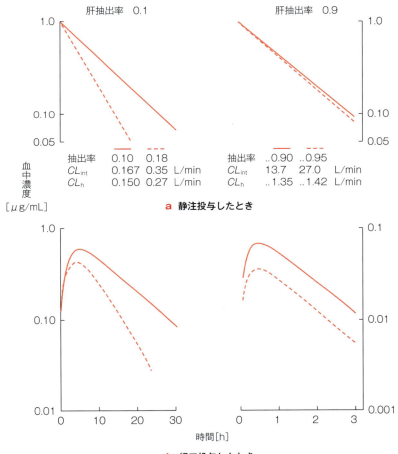

a 静注投与したとき

b 経口投与したとき

―――：肝固有クリアランスが増加する前，-----：肝固有クリアランスが約2倍に増加した後．
CL_{int}：肝固有クリアランス，CL_h：肝クリアランス

（文献3を基に作成）

3 バイオアベイラビリティ

- バイオアベイラビリティとは，投与された薬物のうち，全身循環血に到達した薬物の量と速度の指標である。
- 経口投与後のバイオアベイラビリティは，消化管からの吸収，初回通過効果（消化管および肝臓における代謝）の影響を受ける。

バイオアベイラビリティの定義

投与された薬物は全身循環血に到達し，さらに作用部位に分布して薬効や副作用を示す。静脈内投与された薬物は，そのすべてが全身循環血に到達する。一方で，経口投与された薬物は全身循環血に到達するまでに消化管からの吸収，消化管および肝臓における代謝の影響，すなわち初回通過効果を受ける（**図5**）。バイオアベイラビリティとは，投与された薬物のうち，全身循環血に到達した薬物の量（extent of bioavailability）と速度（rate of bioavailability）の指標であり，それぞれ生物学的利用率と生物学的利用速度とよぶ。

生物学的利用率と生物学的利用速度

経口投与後のバイオアベイラビリティ（F）は，投与された薬物がすべて全身循環血に到達する静脈内投与後の血中濃度曲線下面積（AUC_{iv}）を100％の利用率（$F=1$）として，経口投与後のAUC_{po}と比較して算出できる。静脈内および経口投与の投与量をそれぞれD_{iv}とD_{po}とすると，式25のように算出できる。

$$F = \frac{AUC_{po}/D_{po}}{AUC_{iv}/D_{iv}} \quad (式25)$$

このように計算されるFを絶対的バイオアベイラビリティという。また，同一薬物を成分として含有する標準製剤と試験製剤についてAUCを比較したときには，相対的バイオアベイラビリティという。

生物学的利用速度としては，薬物の最高血中濃度（C_{max}）と投与後にC_{max}に到達するまでの時

図5　経口投与後のバイオアベイラビリティと初回通過効果

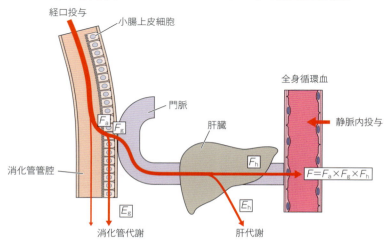

F：バイオアベイラビリティ，F_a：消化管吸収率，F_g：消化管アベイラビリティ，
F_h：肝アベイラビリティ，E_g：消化管抽出率，E_h：肝抽出率

＊AUC：area under the curve

間（T_{max}）が用いられる。

経口投与後のバイオアベイラビリティと初回通過効果

経口投与後のバイオアベイラビリティは，消化管からの吸収，初回通過効果（消化管および肝臓における代謝）の影響を受ける。消化管管腔から膜透過して消化管上皮細胞に取り込まれる割合（吸収率：F_a），消化管上皮細胞（主に小腸）における代謝を回避して門脈血に到達する割合（消化管アベイラビリティ：F_g），門脈から肝臓に流入した薬物が代謝・排泄を回避して全身循環血に到達する割合（肝アベイラビリティ：F_h）を用いて，経口投与後のバイオアベイラビリティ（F）は式26で表される（**図5**）。

$$F = F_a \cdot F_g \cdot F_h \quad (式26)$$

従って，吸収率が高い薬物であっても，消化管アベイラビリティと肝アベイラビリティのどちらかまたは両方，すなわち初回通過効果の大きい薬物は，バイオアベイラビリティが小さくなる。例えば，ある薬物100 mgを経口投与した場合，吸収率が90％であれば消化管上皮細胞に取り込まれるのは90 mgとなる。さらに消化管バイオアベイラビリティが50％とすると，門脈血に到達するのは45 mgとなる。続いて，肝アベイラビリティが20％とすると，全身循環血に到達するのは9 mgとなる。これを式26に当てはめると，以下のようになる。

$$F = 0.9 \times 0.5 \times 0.2 = 0.09 \quad (式27)$$

すなわち，初回通過効果が大きいため，この薬物の経口投与後のバイオアベイラビリティは9％と低いことを意味する。

臨床に役立つアドバイス

静注製剤から経口製剤に変更する場合

バイオアベイラビリティは，静注製剤から経口製剤に変更するときの投与量設定において目安となる。生物学的利用率が高ければ（例えば90％以上），経口製剤に変更しても理論的には静注製剤と同じ投与量で同様の効果が得られる。一方，生物学的利用率が低ければ，経口製剤に変更する際に投与量を増加する必要性を検討する。

4 生理学的薬物速度論モデル

- 生理学的薬物速度論モデルは，生理学的・解剖学的な情報に基づいた生体の特性と，薬物固有の特性が統合されたモデルである。
- *in vitro* 実験の結果から生体内における薬物の吸収・分布・代謝・排泄のような *in vivo* 現象を予測するためには，*in vitro-to-in vivo* 補外の手法が用いられる。

生理学的薬物速度論モデル

コンパートメントモデル解析では，仮想のコンパートメントを設定して，そのなかの薬物濃度の時間推移を記述する。生理学的薬物速度論モデルは，生理学的・解剖学的な情報に基づいて臓器の血流や重量などが臓器ごとに記述され，それらの臓器が血流によって連結された生体の特性と，薬物固有の特性（物理化学的特性や *in vitro* 実験から得られた情報など）が統合されたモデルである（**図6**）。コンパートメントモデル解析は，臨床薬物動態試験から得られた血中薬物濃度の時間推移を良好に説明できるパラメー

図6 生理学的薬物速度論モデルの例

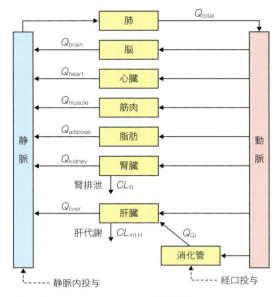

CL_R：腎クリアランス，$CL_{int,H}$：肝代謝固有クリアランス，Q：血流速度

 専門分野へのリンク

生理学と物理化学・生化学

生理学は，生体の機能とその機構を研究する学問である．生理学に基づく生体の特性は，薬物固有の特性と統合して生理学的薬物速度論モデル解析に用いられる．薬物固有の特性を理解するためには，物質の構造や性質を扱う物理化学や，生体内における酵素反応のような生命現象を扱う生化学に関する知識が必要である．

生理学的薬物速度論モデルの構築

生理学的薬物速度論モデルでは，動脈血が臓器に流入して薬物が組織に移行し，残りが静脈血に流出する過程，そして薬物の消失が起きる臓器ではさらに薬物の一部が代謝・排泄で消失する過程が記述される（図7）．well-stirredモデルを仮定すると，組織に移行した薬物は組織内で瞬時平衡するため，組織血管中薬物濃度（C_{TV}）と組織から流出する出口の静脈血中薬物濃度（C_V）は等しいと考えることができる．組織では，受動拡散により薬物が細胞外から細胞内へ，そして細胞内から細胞外へ膜透過すると仮定したとき，膜透過クリアランスが血流速度と比べて非常に速ければ（血流速度律速），細胞内と細胞外の薬物分布が瞬時に平衡となる．このような条件において，薬物消失の起きない臓器における薬物の分布過程は，細胞内液の分布容積（V_T），細胞内の薬物濃度（C_T），動脈血の薬物濃度（C_A），血流速度（Q）を用いて式28で表される．

$$V_T \frac{dC_T}{dt} = Q(C_A - C_{TV}) \qquad (式28)$$

組織-血液間分配係数（K_P）を式29として定義し，式27に代入すると式30のように表される．

$$K_P = \frac{C_T}{C_{TV}} \qquad (式29)$$

$$V_T \frac{dC_T}{dt} = Q\left(C_A - \frac{C_T}{K_P}\right) \qquad (式30)$$

タを探索する，いわゆるtop-downアプローチの解析である．一方，生理学的薬物速度論モデル解析は，in vitro実験から得られた情報から薬物の体内動態を予測する，いわゆるbottom-upアプローチの解析であるが，必要に応じて一部のパラメータの推定にtop-downアプローチを用いることもある．bottom-upアプローチにおいて，in vitro実験の結果から生体内における薬物の吸収・分布・代謝・排泄のようなin vivo現象を予測するためには，後述するin vitro-to-in vivo補外の手法が用いられる．生理学的薬物速度論モデルは，生体と薬物固有の特性に基づいて薬物動態パラメータ，そして薬物の生体内挙動を予測する．従って，生体の特性を表わす生理学的パラメータが変化したとき，例えば，加齢や体重，肝障害，腎障害，遺伝子多型のような内因性の要因，薬物間相互作用や食事，喫煙のような外因性の要因により変化したときにみられる薬物の生体内挙動への影響を説明できる．

図7 臓器における薬物の組織への分布過程

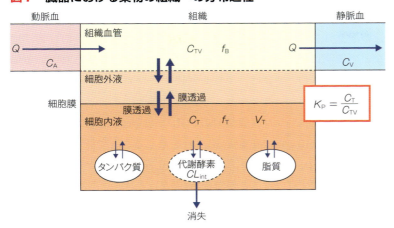

C_A：動脈血の薬物濃度，C_V：静脈血の薬物濃度，C_{TV}：組織血管中薬物濃度，C_T：細胞内の薬物濃度，V_T：組織内液の分布容積，f_B：血中の非結合形分率，f_T：細胞内非結合形分率，K_P：組織-血液間分配係数，CL_{int}：代謝固有クリアランス，Q：血流速度

- well-stirred モデルにおける組織に移行した薬物の組織内での瞬時平衡を仮定すると，$C_{TV}=C_V$となる。
- 膜透過クリアランスが血流速度と比べて非常に速ければ血流速度律速となり，細胞内と細胞外の薬物分布が瞬時に平衡となる。

式30で表されるように，各臓器の組織への薬物の分布は臓器ごとの組織-血液間分配係数によって特徴づけられる。組織-血液間分配係数は，当該臓器における細胞内のタンパク質への結合，脂質への溶解，リソソームへの蓄積等による対象薬物の組織への蓄積の程度を表す指標である。

また，薬物消失の起きる臓器における薬物の分布過程では，式30に薬物の消失過程がさらに記述される。肝代謝が起こる肝臓を例として挙げると，細胞内でタンパク質に結合していない非結合形薬物が代謝を受けると考えられているため，組織中の細胞内非結合形分率(f_T)と固有クリアランス(CL_{int})を用いて，式31で表される。

$$V_T \frac{dC_T}{dt} = Q\left(C_A - \frac{C_T}{K_P}\right) - CL_{int} \cdot f_T \cdot C_T \quad \text{(式31)}$$

組織における膜透過が受動拡散のみ（能動輸送がない）で血流速度律速の場合，組織血管中と細胞内のタンパク非結合形薬物濃度が等しいため，血中の非結合形分率(f_B)を用いて式32が成立する。

$$f_B \cdot C_{TV} = f_T \cdot C_T \quad \text{(式32)}$$

従って，式31は式29の組織-血液間分配係数(K_P)を用いて式33で表される。

$$V_T \frac{dC_T}{dt} = Q\left(C_A - \frac{C_T}{K_P}\right) - CL_{int} \cdot f_B \cdot \frac{C_T}{K_P} \quad \text{(式33)}$$

in vitro-to-*in vivo* 補外

in vitro-to-*in vivo* 補外（IVIVE）は，*in vitro* 実験から得られた情報を適切なスケーリングファクターを用いることで，ヒトの組織や臓器レベルでの薬物の生体内挙動へとスケールアップする方法である。IVIVEを臓器レベルに適用する際には，臓器の重量や血流速度などの生理学的，解剖学的特徴や，薬物の代謝反応，膜透過性，臓器分布のような生化学的，生物薬剤学的特徴を考慮したスケーリングファクターが用いられる。

*IVIVE：*in vitro*-to-*in vivo* extrapolation

in vitro 実験から得られた情報を用いた薬物動態パラメータへのIVIVEは，肝代謝クリアランスやバイオアベイラビリティ，胆汁排泄クリアランス，尿細管分泌クリアランスなどの予測に用いられる．本項目では，肝代謝クリアランスのIVIVEを取り上げる．

肝代謝クリアランスのIVIVEは，ヒト肝ミクロソームや遺伝子組み換え（リコンビナント）によるヒト薬物代謝酵素の発現系を用いた*in vitro*実験から得られたヒト肝組織の代謝活性に関する情報を肝代謝クリアランスにスケールアップする手法が主に利用されている．肝代謝クリアランスのIVIVEの基本的な考え方は，肝細胞のミクロソーム分画に存在する薬物代謝酵素，例えばシトクロムP450（CYP）の各分子種の代謝活性を，肝ミクロソームタンパク量当たり，肝臓1g当たり，そして肝臓全体の代謝固有クリアランスにスケールアップしていくことである（図8）．肝代謝固有クリアランスが推定できれば，肝臓の血流速度や血清中タンパク非結合形分率の情報を用いて，臓器クリアランスを表す式17で肝代謝クリアランスを予測できる．

ヒト肝ミクロソームを用いた*in vitro*実験から肝ミクロソームタンパク質量当たりの代謝活性 $CL_{int,mic}$ [μL/min/mg protein]が得られている場合は，単位を変換するためのスケーリングファクターとして肝臓1g当たりのミクロソームタンパク質量（MPPGL）[mg protein/g liver]とヒトの肝重量 W_H [g]を乗じることで肝代謝固有クリアランス（$CL_{int,H}$）[mL/min]へスケールアップすることができる（図8）．

リコンビナント薬物代謝酵素発現系を用いた*in vitro*実験では，特定のCYP分子種の代謝活性 $CL_{int,rhCYP}$ [μL/min/pmol CYP]を得ることができる．単位を変換するためのスケーリングファクターとして肝ミクロソームタンパク質量当たりのCYP分子種の酵素発現量CYP abundance [pmol CYP/mg protein]を用いて，式34のように肝ミクロソームタンパク質量当たりの代謝活性 $CL_{int,mic}$ [μL/min/mg protein]へスケールアップすることができる．

図8　肝代謝固有クリアランスの *in vitro-to-in vivo* 補外

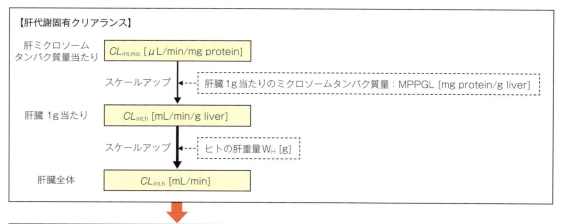

* MPPGL：microsome protein per gram of liver

$$CL_{\text{int,mic}} = C_{\text{Lint,rhCYP}} \times \text{CYP abundance} \quad (式34)$$

各CYP分子種による代謝固有クリアランスを足し合わせることにより，それらの全体としての肝代謝固有クリアランスを推定できる。しかし，リコンビナント薬物代謝酵素発現系は，発現系ごとに薬物代謝酵素の発現量や酵素単位当たりの活性が異なるため，それぞれの固有酵素活性はヒト肝臓における実際の固有酵素活性と一致しない。そこで，発現系と肝ミクロソームの違いを補正するためのスケーリングファクターとして，発現系とヒト肝ミクロソームとの間における固有酵素活性の補外係数（ISEF）が用いられる。

母集団生理学的薬物速度論モデル解析

IVIVEを用いて構築した生理学的薬物速度論モデルは，ヒトの生理学的，解剖学的特徴に基づいて薬物の生体内挙動を予測できる。しかし，特定の母集団（例えば，西洋人の健康青年男性）における平均値情報に基づいてIVIVEを行った場合，生理学的薬物速度論モデルによるシミュレーション結果には個人差の情報は含まれない。

医薬品を投与される実臨床の患者は，西洋人の健康青年男性でも，特定の対象集団における平均的な患者でもなく，生理学的パラメータといった患者背景が個々の患者において異なる。母集団に基づく生理学的薬物速度論モデル解析では，この個人差の情報を考慮してモデルが構築される。

特定の対象集団における人口統計学的特性（性別，人種，年齢など）や生理学的パラメータ（臓器重量，臓器血流速度，代謝酵素の発現量など）の平均値や分散，頻度をモデルに組み込むことで，コンピューター上に仮想被験者集団（バーチャルポピュレーション）を構築し，仮想被験者の個人差を考慮した解析を行うことができる。文献情報などの既知情報に基づいて人口統計学的特性や生理学的パラメータの平均値と分散を適切に組み合わせることで，小児集団，高齢者集団，日本人集団，臓器障害患者集団，妊婦集団，薬物代謝酵素の遺伝的欠損集団，肥満集団のようなバーチャルポピュレーションを構築できる。

母集団生理学的薬物速度論モデルは，モデルの利用目的に応じた信頼性が確認された範囲で，さまざまな条件におけるシミュレーションに使用される。シミュレーション条件は，解析対象となる薬物の投与条件，被験者集団の属性，試験デザインに大きく分けられる。薬物の投与条件としては，投与経路や用法・用量，剤型，製剤特性，併用薬などが挙げられる。被験者集団の属性としては，年齢や性別，体重，臓器障害，薬物代謝酵素の遺伝子多型などが挙げられる。試験デザインとしては，被験者数や試験の試行回数，投与条件（空腹時投与，食後投与など），投与期間などである。母集団生理学的薬物速度論モデルは，理論的にはさまざまな条件の組み合わせでシミュレーションを実施することが可能であり，そのシミュレーション結果は医薬品開発において用法・用量の調節，注意喚起の要否の判断およびそれらの設定根拠として用いられている。

---

* ISEF : inter-system extrapolation factor

まとめ

- 全身クリアランスの計算方法について説明せよ（☞ p.209）。 試験
- well-stirredモデルについて説明せよ（☞ p.211）。 試験
- 臓器クリアランスの血流律速と固有クリアランス律速について説明せよ（☞ p.212）。 試験
- バイオアベイラビリティと初回通過効果について説明せよ（☞ p.216）。 試験
- *in vitro-to-in vivo*補外について説明せよ（☞ p.219）。 試験
- 生理学的薬物速度論モデルの特徴について説明せよ（☞ p.221）。 試験

【引用文献】

1) Mehvar R：Clearance Concepts: Fundamentals and Application to Pharmacokinetic Behavior of Drugs. J Pharm Pharm Sci, 21(1s)：88s-102s, 2018.
2) Blaschke TF：Protein binding and kinetics of drugs in liver diseases. Clin Pharmacokinet, 2(1)：32-44, 1977.
3) Wilkinson GR, et al.：Commentary: a physiological approach to hepatic drug clearance. Clin Pharmacol Ther, 18(4)：377-390, 1975.

【参考文献】

1. Benet LZ, et al.：There is Only One Valid Definition of Clearance: Critical Examination of Clearance Concepts Reveals the Potential for Errors in Clinical Drug Dosing Decisions. AAPS J, 23(3)：67, 2021.
2. Rowland M, et al.：In Defense of Current Concepts and Applications of Clearance in Drug Development and Therapeutics. Drug Metab Dispos, 50(2)：187-190, 2022.
3. Pang KS, et al.：Hepatic clearance concepts and misconceptions: Why the well-stirred model is still used even though it is not physiologic reality?. Biochem Pharmacol, 169：113596, 2019.
4. 杉山雄一 ほか編：分子薬物動態学, 南山堂, 2008.
5. Jones H, et al.：Basic concepts in physiologically based pharmacokinetic modeling in drug discovery and development. CPT Pharmacometrics Syst Pharmacol, 2(8)：e63, 2013.
6. Choi GW, et al.：Interpretation of Non-Clinical Data for Prediction of Human Pharmacokinetic Parameters: In Vitro-In Vivo Extrapolation and Allometric Scaling. Pharmaceutics, 11(4)：168, 2019.
7. Barter ZE, et al.：Scaling factors for the extrapolation of in vivo metabolic drug clearance from in vitro data: reaching a consensus on values of human microsomal protein and hepatocellularity per gram of liver. Curr Drug Metab, 8(1)：33-45, 2007.
8. Rostami-Hodjegan A, et al.：Simulation and prediction of in vivo drug metabolism in human populations from in vitro data. Nat Rev Drug Discov, 6(2)：140-148, 2007.
9. Shebley M, et al.：Physiologically Based Pharmacokinetic Model Qualification and Reporting Procedures for Regulatory Submissions: A Consortium Perspective. Clin Pharmacol Ther, 104(1)：88-110, 2018.
10. 厚生労働省：「生理学的薬物速度論モデルの解析報告書に関するガイドライン」薬生薬審発1221 第1号, 令和2年12月21日.

5 モーメント解析

1 モーメントの定義

POINT
- モデルに依存しない解析法である非コンパートメント解析法の代表的な解析法としてモーメント解析法がある。
- 平均滞留時間(MRT)は,薬物分子が体内から消失する前に体内で滞留する平均的な時間を表わす。

モーメントの定義

コンパートメントモデルや生理学的薬物速度論モデルのようなモデルに依存した薬物動態データの解析法に対して,モデルに依存しない解析法である非コンパートメント解析法(non-compartment model analysis)があり,その代表的な解析法としてモーメント解析法(moment analysis)がある。モーメント解析は薬物の体内動態を確率論的に取り扱って解析するもので,薬物投与後の血中薬物濃度の時間推移を確率分布とみなしたときにその確率分布の特徴(平均や分散)を記述した統計量がモーメント(積率)である。n次のモーメントは,式1で定義される。

$$S_n = \int_0^\infty x^n f(x)\,dx \qquad (式1)$$

血中薬物濃度(C)の時間推移の場合,0次,1次および2次モーメントは式2~4で表される。

$$S_0 = \int_0^\infty C\,dt = \mathrm{AUC} \qquad (式2)$$
$$S_1 = \int_0^\infty tC\,dt = \mathrm{AUMC} \qquad (式3)$$
$$S_2 = \int_0^\infty t^2 C\,dt \qquad (式4)$$

S_0の0次モーメント曲線下面積AUCは式2で示されるように血中濃度時間曲線下面積であり,S_1の1次モーメント曲線下面積AUMCは式3で示されるように血中濃度と時間の積と,時間の曲線下面積である(**図1**)。

0次と1次モーメントから平均滞留時間(MRT)を式5から算出できる。

$$\mathrm{MRT} = \frac{\int_0^\infty tC\,dt}{\int_0^\infty C\,dt} = \frac{\mathrm{AUMC}}{\mathrm{AUC}} \qquad (式5)$$

このMRTは,薬物分子が体内から消失する前に体内で滞留する平均的な時間を表わしており,この値が小さければ体内に存在する時間が短いことを意味する。また,MRTは静脈内投与された薬物の63.2%が体内から消失した時間を示す(消失半減期は,50%が体内から消失した時間を示す)。急速静脈内投与後の1-コンパートメントモデルにおける消失速度定数(k_e)を用いて,式6のようにMRTを表わすことができる。

$$\mathrm{MRT} = \frac{1}{k_e} \qquad (式6)$$

---

*MRT: mean residence time

図1 血中薬物濃度時間曲線下面積（AUC）および採血時間と血中薬物濃度の積と時間の曲線下面積（AUMC）

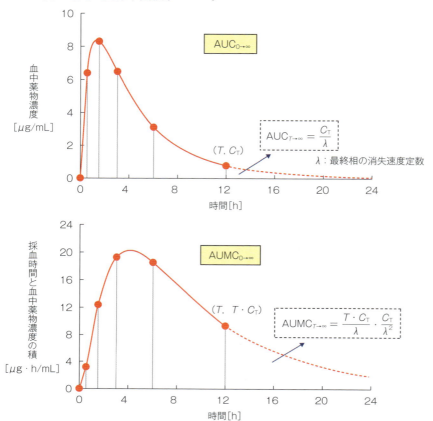

2 モーメント解析法

- 血中濃度時間曲線下面積AUCは，血中薬物濃度Cとその測定時間tのデータを台形公式で積分することにより算出する。
- 最終測定時間Tから無限時間までのAUC$_{T→∞}$は，最終測定時間Tにおける血中薬物濃度C_Tと最終相の消失速度定数λを用いて算出できる。

モーメント解析法

　0次モーメント血中濃度時間曲線下面積AUCと1次モーメント曲線下面積AUMCは，血中薬物濃度Cとその測定時間tのデータを台形公式で積分することにより算出する。どちらも無限時間までの値を算出する必要がある。つまり，無限時間までのAUC$_{0→∞}$は，最終測定時間TまでのAUC$_{0→T}$とTから無限時間までのAUC$_{T→∞}$の和であり式7で表される。

$$AUC_{0→∞} = AUC_{0→T} + AUC_{T→∞} \quad (式7)$$

　AUC$_{0→T}$は，n回採血したとき，各採血点の間

での時間と血中薬物濃度の面積を台形公式で求め，n回目の採血時間$t_n(=T)$までの面積を足し合わせた面積となる。例えば，1回目と2回目の採血時間t_1とt_2における血中薬物濃度C_1とC_2の面積を求める場合，式8のようになる。

$$\int_{t_1}^{t_2} C\,dt = \frac{(t_2-t_1)\cdot(C_1+C_2)}{2} \quad (式8)$$

最終測定時間Tから無限時間までのAUC$_{T\to\infty}$は，最終測定時間Tにおける血中薬物濃度C_Tと最終相の消失速度定数λを用いて，式9で算出できる。

$$AUC_{T\to\infty} = \frac{C_T}{\lambda} \quad (式9)$$

AUMCについてもAUCと同様に計算することが可能で，無限時間までのAUMC$_{0\to\infty}$は，最終測定時間TまでのAUMC$_{0\to T}$とTから無限時間までのAUMC$_{T\to\infty}$の和であり式10で表される。

$$AUMC_{0\to\infty} = AUMC_{0\to T} + AUMC_{T\to\infty} \quad (式10)$$

AUMC$_{0\to T}$は，n回採血したとき各採血点の間での時間と，時間と血中薬物濃度の積の面積を台形公式で求め，n回目の採血時間$t_n(=T)$までの面積を足し合わせた面積となる。例えば，1回目と2回目の採血時間t_1とt_2における血中薬物濃度C_1とC_2を用いる場合，式11のようになる。

$$\int_{t_1}^{t_2} tC\,dt = \frac{(t_2-t_1)\cdot(t_1\cdot C_1+t_2\cdot C_2)}{2} \quad (式11)$$

最終測定時間Tから無限時間までのAUMC$_{T\to\infty}$は，最終測定時間Tにおける血中薬物濃度C_Tと最終相の消失速度定数λを用いて，式12で算出できる。

$$AUMC_{T\to\infty} = \frac{T\cdot C_T}{\lambda} \cdot \frac{C_T}{\lambda^2} \quad (式12)$$

3 デコンボリューション

- 薬物を経口投与したときと急速静注したときの平均滞留時間（MRT）の差の時間を平均吸収時間（MAT）という。
- 薬物溶液と経口投与製剤のMRTの差の時間を平均溶出時間（MDT）という。

デコンボリューション

薬物を経口投与したときの平均滞留時間（MRT$_{po}$）は，消化管からの吸収過程を含むため，急速静注したときの平均滞留時間（MRT$_{iv}$）より長い値を示す。MRT$_{po}$とMRT$_{iv}$が得られるとき，これらの差の時間を平均吸収時間（MAT）とよぶ。このような計算をモーメントによるデコンボリューションといい，式13で表される。

$$MAT = MRT_{po} - MRT_{iv} \quad (式13)$$

吸収過程のある1-コンパートメントモデルにおける吸収速度定数k_aを用いて，MATを式14で表すことができる。

$$MAT = \frac{1}{k_a} \quad (式14)$$

ここで示したMRT$_{po}$は，薬物溶液の経口投与時のMRTを意味している。医療現場で経口投与製剤として用いられる錠剤やカプセル剤などのMRTが得られるとき，薬物溶液のMRTとの差から，各経口投与製剤の平均溶出時間（MDT）を計算できる。

＊MAT : mean absorption time　　＊MDT : mean dissolution time

まとめ

- 平均滞留時間（MRT）の計算方法について説明せよ（☞ p.223）。 試験
- 血中濃度時間曲線下面積AUCの求め方について説明せよ（☞ p.224）。 試験
- 平均吸収時間（MAT）の計算方法について説明せよ（☞ p.225）。 試験

【参考文献】

1. Yamaoka K, et al. : Statistical moments in pharmacokinetics. J Pharmacokinet Biopharm, 6(6) : 547-558, 1978.
2. Riegelman S, et al. : The application of statistical moment theory to the evaluation of in vivo dissolution time and absorption time. J Pharmacokinet Biopharm, 8(5) : 509-534, 1980.
3. Mayer PR, et al. : Application of statistical moment theory to pharmacokinetics. J Clin Pharmacol, 28(6) : 481-483, 1988.
4. 杉山雄一 ほか編：分子薬物動態学, 南山堂, 2008.
5. 荻原琢男 ほか：わかりやすい生物薬剤学 第5版, 廣川書店, 2014.

8章 薬物速度論

6 PK-PD解析の臨床応用

1 PDモデル

- 薬理作用・毒性と薬物血中濃度の関係は，最大効果モデル，線形モデル，対数線形モデル，シグモイド型最大効果モデルで表現できる。
- 特に薬理作用・毒性と薬物血中濃度の関係に時間的乖離が生じる場合，間接反応モデルや薬効コンパートメントモデルを用いて表現する。

PDモデル

作用部位近傍の薬物濃度と薬理作用との関係を扱うPDモデルは2つに大別され，酵素・受容体と薬物が結合した結果として薬理作用が直接発現する薬物に適応する**直接反応モデル**と，薬物血中濃度に応じた薬理作用の発生に遅延が生じる薬物に適応する**間接反応モデル**および**薬効コンパートメントモデル**がある（**図1**）。薬理作用の遅延が生じる原因として，①酵素・受容体の解離が遅い，②薬物の標的部位への移行性が低い，③活性代謝物による薬理作用，④複数の標的部位の存在，⑤生体内恒常性に由来する代償反応が挙げられる。この場合，薬理作用と血中濃度との間に反時計回りのヒステリシスの関係を認める。

直接反応モデル

酵素・受容体への結合を介した薬理作用は薬物血中濃度の関数として記述され，**最大効果モデル**，**線形モデル**，**対数線形モデル**，**シグモイド型最大効果モデル**の4つに細分化される。

■ 最大効果モデル

受容体理論に基づいて最大効果モデルの式を導出する。薬理作用（E）は比例定数（α）と薬物-受容体（酵素）複合体濃度（DR）の積と等しい（**図2**，式1）。

$$E = \alpha \times [DR] \quad (式1)$$

次に受容体（酵素）とその近傍の薬物濃度（D）の平衡状態は，**質量作用の法則**から解離定数（k）を算出できる（式2）。Rは受容体（酵素）濃度である。

$$k = \frac{[D] \times [R]}{[DR]} \quad (式2)$$

受容体（酵素）総濃度（R_{total}）は，非結合形受容体（酵素）濃度と薬物-受容体（酵素）複合体濃度の総和である（式3）。

$$[R_{total}] = [R] + [DR] \quad (式3)$$

最大薬理作用が得られるのはすべての受容体（酵素）に薬物が結合したときであるため，薬物濃度は受容体総濃度と等しい。従って，最大薬理作用（E_{max}）は次式にて示すことができる（式4）。

$$E_{max} = \alpha \times [R_{total}] \quad (式4)$$

ここで薬理作用と最大薬理作用の比を算出する（式5）。

---

* PK：pharmacokinetics　　* PD：pharmacodynamics

図1 PDモデル

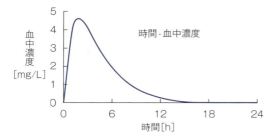
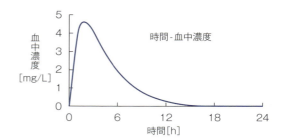
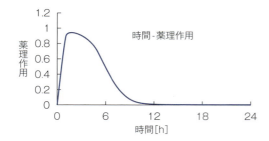
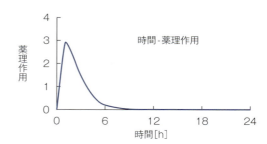
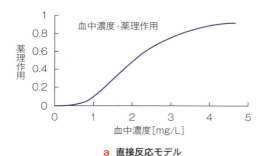
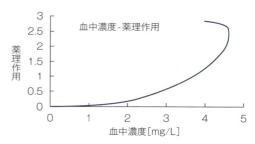

a 直接反応モデル　　　　　　　　　　　　**b** 間接反応モデル・薬効コンパートメントモデル

図2 最大効果モデル

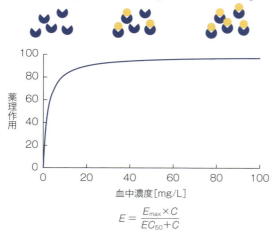

$$E = \frac{E_{max} \times C}{EC_{50} + C}$$

EC_{50} が 2 mg/L の場合，薬物血中濃度が 2 mg/L となると最大薬理作用の 50 %となる。薬物血中濃度が EC_{50} を大幅に超えると，最大薬理作用に近似できる。

$$\frac{E}{E_{\max}} = \frac{\alpha \times [\text{DR}]}{\alpha \times [\text{R}_{\text{total}}]} = \frac{[\text{DR}]}{[\text{R}_{\text{total}}]} = \frac{[\text{DR}]}{[\text{R}]+[\text{DR}]} \quad (\text{式}5)$$

ここで，式2を変換する。

$$[\text{DR}] = \frac{[\text{D}] \times [\text{R}]}{k} \quad (\text{式}6)$$

式5に式6を代入する。

$$\frac{E}{E_{\max}} = \frac{[\text{DR}]}{[\text{R}]+[\text{DR}]} = \frac{\frac{[\text{D}] \times [\text{R}]}{k}}{[\text{R}] + \frac{[\text{D}] \times [\text{R}]}{k}}$$

$$= \frac{[\text{D}] \times [\text{R}]}{k \times [\text{R}] + [\text{D}] \times [\text{R}]} = \frac{[\text{D}]}{k+[\text{D}]} \quad (\text{式}7)$$

$$E = \frac{E_{\max} \times [\text{D}]}{k+[\text{D}]} \quad (\text{式}8)$$

最大薬理作用の50％を発揮する薬物濃度 (EC_{50}) を算出する (式9)。

$$\frac{1}{2} \times E_{\max} = \frac{E_{\max} \times EC_{50}}{k+EC_{50}} \quad (\text{式}9)$$

$$\frac{1}{2} = \frac{EC_{50}}{k+EC_{50}} \quad (\text{式}10)$$

$$k+EC_{50} = 2 \times EC_{50} \quad (\text{式}11)$$

$$k = EC_{50} \quad (\text{式}12)$$

$$E = \frac{E_{\max} \times [\text{D}]}{EC_{50}+[\text{D}]} \quad (\text{式}13)$$

一般的に，薬物血中濃度を薬理作用の指標とすることから，Dを薬物血中濃度 (C) に置換する (式14)。

$$E = \frac{E_{\max} \times C}{EC_{50}+C} \quad (\text{式}14)$$

薬物非投与時の内因性生体反応 (E_0) を薬理作用により増強または減弱のいずれを起こすため，薬理作用は以下のように定義できる (式15，16)。

$$E = E_0 + \frac{E_{\max} \times C}{EC_{50}+C} \quad (\text{式}15)$$

$$E = E_0 - \frac{E_{\max} \times C}{EC_{50}+C} \quad (\text{式}16)$$

■ 線形モデル

薬物血中濃度がEC_{50}よりも十分に低い場合 ($C \ll EC_{50}$)，薬理作用と薬物血中濃度との間に比例関係が成立するとみなすことができる (図3，式17)。

$$E = \frac{E_{\max}}{EC_{50}} \times C + E_0 = \alpha \times C + E_0 \quad (\text{式}17)$$

薬物血中濃度の上昇 (低下) に伴い薬理作用も増強 (減弱) する最も単純なPDモデルである。

■ 対数線形モデル

対数線形モデルは，薬理作用が対数薬物血中濃度に比例する場合に適応できるモデルである (図4，式18)。

$$E = \alpha \times \log C + E_0 \quad (\text{式}18)$$

ただし，$-\alpha \times \log C > E_0$の場合は，$E = 0$となる。薬理作用の頭打ちがないため，一定の薬物血中

図3　線形モデル

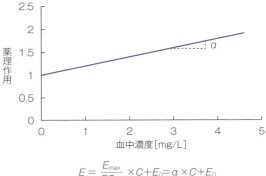

$$E = \frac{E_{\max}}{EC_{50}} \times C + E_0 = \alpha \times C + E_0$$

図4 対数線形モデル

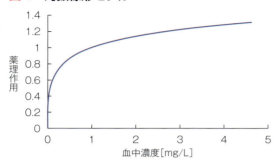
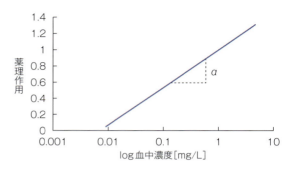

$$E = a \times \log C + E_0$$

濃度域にて取り扱うことができるモデルである。

シグモイド型最大効果モデル

薬物濃度とEC_{50}にヒル係数(γ)を導入し、最大効果モデルを拡張したモデルである（**図5**、式19）。

$$E = \frac{E_{\max} \times C^\gamma}{EC_{50}{}^\gamma + C^\gamma} \quad (式19)$$

ヒル係数は、1つの受容体（酵素）当たりに結合できる薬物の個数を示し、受容体（酵素）のアロステリック効果の指標ととらえることができる（**図5**）。ヒル係数が大きいほど、EC_{50}近傍の薬物血中濃度域での傾きが大きくなる。すなわちEC_{50}近傍の薬物血中濃度域では、軽微な薬物血中濃度変化でさえ急激な薬理作用の出現・消失が観察される。

間接反応モデル

対象となる生理活性物質の合成・消失が薬物により促進・阻害することで薬理作用が発揮する薬物に適応される（**図6**）。作用部位と促進・阻害のパターンから、①合成阻害、②合成促進、③分解阻害、④分解促進の4つに分類される。近年、生理活性物質に限らず血圧などのバイタルサインの解析にも応用されている。本項目では最大効果モデルを用いた生理活性物質の合成量（R）の微分方程式を例示するが、線形モデル、対数線形モデル、シグモイド型最大効果モデルの応用も可能である（**図6**、式20〜23）。$I_{\max}$は最大阻害作用、IC_{50}は最大阻害作用の50％を発揮する薬物濃度である。

図5 シグモイド型最大効果モデル

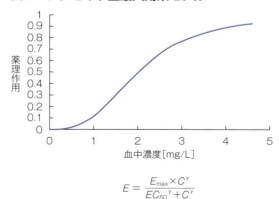

$$E = \frac{E_{\max} \times C^\gamma}{EC_{50}{}^\gamma + C^\gamma}$$

【合成阻害】

$$\frac{dR}{dt} = k_{in} \times \left(1 - \frac{I_{\max} \times C}{IC_{50} + C}\right) - k_{out} \times R \quad (式20)$$

【合成促進】

$$\frac{dR}{dt} = k_{in} \times \left(1 + \frac{E_{\max} \times C}{EC_{50} + C}\right) - k_{out} \times R \quad (式21)$$

図6　間接反応モデル

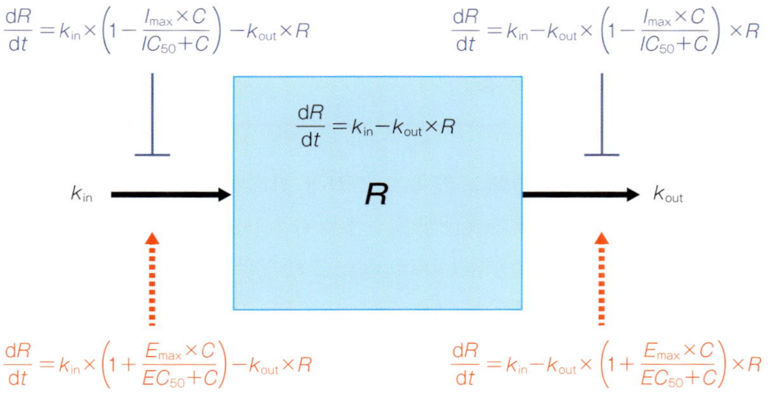

$$\frac{dR}{dt} = k_{in} \times \left(1 - \frac{I_{max} \times C}{IC_{50} + C}\right) - k_{out} \times R \qquad \frac{dR}{dt} = k_{in} - k_{out} \times \left(1 - \frac{I_{max} \times C}{IC_{50} + C}\right) \times R$$

$$\frac{dR}{dt} = k_{in} - k_{out} \times R$$

R

k_{in} →　　→ k_{out}

$$\frac{dR}{dt} = k_{in} \times \left(1 + \frac{E_{max} \times C}{EC_{50} + C}\right) - k_{out} \times R \qquad \frac{dR}{dt} = k_{in} - k_{out} \times \left(1 + \frac{E_{max} \times C}{EC_{50} + C}\right) \times R$$

【分解阻害】

$$\frac{dR}{dt} = k_{in} - k_{out} \times \left(1 - \frac{I_{max} \times C}{IC_{50} + C}\right) \times R \qquad (式22)$$

【分解促進】

$$\frac{dR}{dt} = k_{in} - k_{out} \times \left(1 + \frac{E_{max} \times C}{EC_{50} + C}\right) \times R \qquad (式23)$$

薬効コンパートメントモデル

　間接反応モデルは薬理作用の機序に基いたモデルであるのに対して，薬効コンパートメントモデルは未知の作用機序を有する薬物を対象に薬物血中濃度に応じた薬理作用の発現に時間差が生じる場合に用いられる（**図7**）。薬効コンパートメントを導入することで薬物血中濃度に対する薬理作用の発現遅延の表現を可能にする。薬効コンパートメントモデルは①薬効コンパートメントの分布容積が十分に小さいとみなして，中心コンパートメントから薬効コンパートメントへの薬物濃度の移行が微量，②薬効コンパートメントと中心コンパートメントの薬物濃度は等しいという2点を仮定する。

図7　薬効コンパートメントモデル

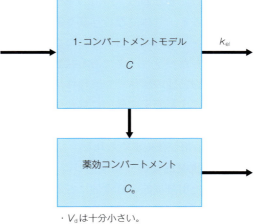

・V_dは十分小さい。
・$C = C_e$

8章　薬物速度論

2 PK-PDモデル

- PK-PDモデルは薬効・副作用の経時的推移を示し，実臨床において具体的な投与量や薬効・毒性の評価ポイントの提案に応用できる。

PK-PDモデル

　任意の薬物投与量における血中濃度に応じた薬理作用の経時的推移を記述するモデルを指す。**PK-PDモデル**は，コンパートメントモデルや**生理学的薬物動態モデル**などのPKモデルと本項目で紹介したPDモデルから構成される。PK-PDモデルの長所の1つとして，薬理作用・毒性の経時的推移を定量的に描写できることが挙げられる（図8）。すなわち，PK-PDモデルを実臨床に応用すると，具体的な投与量や薬効・毒性の評価ポイントを提案することにつながる。モデルに実装したパラメータである**共変量**は，対象薬物の薬物動態の個体差や薬理作用・毒性の感受性に及ぼす影響を定量的に解釈することを可能にし，臨床現場における個別化薬物療法に向けた有効活用が強く求められる。

　例えば，抗凝固薬のワルファリンはPT-INRを指標とした用量調節が日常的に行われている。ワルファリンの抗凝固効果における変動要因は多岐に渡り，これまでの研究から年齢，体型，薬物代謝酵素シトクロムP450 2C9遺伝子多型などが挙げられる。これだけではただの定性的な評価に留まるが，PK-PDモデル化することで患者背景に応じた個別投与量の予測が可能になる。実際，ワルファリン投与時のPT-INR推移を予測するモデルが開発されており，年齢，シトクロムP450 2C9ならびにVKORC1の遺伝子多型情報が実装されている[1]。しかし，ワルファリンの薬効には人種差があり，日本人を対象にこのモデルを用いても十分な予測精度の確保は困難であった[2]。そこで，このPK-PDモデルを日本人患者向けに改変したところ，体表面積，推定糸球体濾過量，血清アルブミン値が変動要因として検出されている[3]。

図8　PK-PD理論に基づいた個別薬物療法

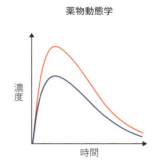
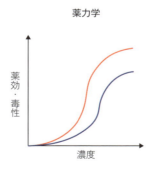
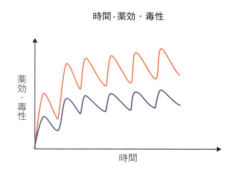

まとめ

● 最大効果モデルについて説明せよ（☞ p.227）。 実習 試験
● 間接反応モデルの微分方程式を示せ（☞ p.230）。 実習 試験

【引用文献】
1）Clin Pharmacol Ther. ; 87 : 727-734, 2010.
2）Biol Pharm Bull. ; 45 : 136-142, 2022.
3）Br J Clin Pharmacol. ; 90 : 828-836, 2024.

第 9 章

薬物投与設計

9章 薬物投与設計

1 治療薬物モニタリング(TDM)

1 TDMの意義

● 体内における薬物濃度を測定することで臨床効果や毒性を判断する材料となり，有効かつ安全な薬物療法を行うことができる。

治療薬物モニタリング

　日常臨床で医療用医薬品を用いて治療する場合，添付文書の用法用量に従って投与量が選択されている。しかし，添付文書に基づいた用量を使用しても有効性を得られない症例や副作用を経験する症例もある。一般的に薬物を投与後に効果が発揮されるためには，ある程度の薬物濃度（量）が必要であるため，有効性が得られていない場合には添付文書に基づき増量される。安全域の広い薬であれば毒性発現リスクまで幅があるため，医師の裁量に基づく増量は臨床上問題とならないことが多い（**図1a**）。一方で，抗がん薬など安全域が狭い薬剤においては効果と毒性の発現が近接しており，毒性が出現しやすい（**図1b**）。これらは投与量と濃度が直線的に関係する場合にイメージしやすいが，薬物動態の個体間・個体内変動が大きい薬剤や，相互作用を受けやすい薬剤，投与量と薬物濃度が直線的な関係にない薬剤においては予測が困難であり，投与量の設定が難しい。そこで，治療効果や副作用に関するさまざまな因子をモニタリングし，患者個別の薬物投与を行うことが推奨されている。日常臨床では効果の指標の1つとして，血中の薬物濃度が測定されており，濃度と効果・毒性のバランスを評価しながら治療計画が立てられている。研究レベルでは唾液や尿など非侵襲的な体液のサンプリングにより薬物の体内動態を把握する取り組みも進みつつあり，必ずしも血液中の薬物濃度に限られない。このように薬物治療を個別最適化するためのツールが治療薬物モニタリングである。

図1　効果・毒性と濃度の関係

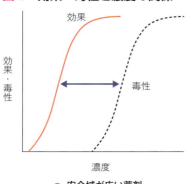

a　安全域が広い薬剤

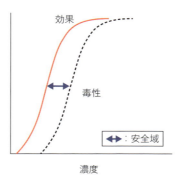

b　安全域が狭い薬剤

*TDM：therapeutic drug monitoring

2 TDMが効果的な状況と有効な薬物

- 安全域が狭く，血中薬物濃度と効果・毒性に関連があり，血中濃度測定以外の指標がない場合にTDMは最大の効果を発揮する。

TDMが効果的な状況

前述のように既知のTDM対象薬剤は一般的な医療用医薬品と比較し安全域が狭い。従って，添付文書どおりに使用したとしても体格が小さい場合や臓器機能障害がある場合など，血中濃度上昇に起因した副作用や中毒症状が出現する可能性がある。TDMが効果的な状況を**表1**に示す。副作用や中毒症状が出現しており，血中濃度が高値であれば被疑薬としての判断材料となる。また，血中濃度が安定しないときや検出されないときなど，患者のアドヒアランス不良を把握することができる。一方で血中濃度が安定していることが確認されていたとしても，長期管理が必要な場合は定期的に血中濃度測定を行うべきである。特に，摂食障害や著しい体重増減，肝障害や腎障害などが新たなイベントとして起きてきた場合には薬物動態が変化する可能性もある。

TDM対象薬物に選定されるにはいくつかの特徴がある（**表2**）。そのなかで特定薬剤治療管理料1の対象薬剤と認められるためには，TDMの有用性に関するエビデンスが蓄積されていることが条件となる。代表的なTDM対象薬物の採血タイミングと目標血中濃度に関して**表3**に示す。

表1　TDMが効果的な状況の例

背景	対応
初回負荷投与治療継続時	血中濃度測定 → 副作用予防と効果の確認
副作用や中毒症状	血中濃度測定 → 投与の中止や減量／他薬への切り替え
薬物治療が無効	血中濃度測定 → 血中濃度に問題なし → 薬剤変更／血中濃度が不十分 → 増量または投与方法の変更
病態の変化	血中濃度測定 → 投与量の調節
相互作用の疑い	血中濃度測定 → 薬剤ごとに対応を検討
アドヒアランス不良疑い	血中濃度測定 → 血中濃度に問題なし → 服薬指導／血中濃度が不十分
投与方法の変更時（剤形，ルートなど）	血中濃度測定 → 投与量の調節

表2　TDMが有用な薬物の特徴

- 薬物血中濃度と効果および毒性に相関がある。
- 投与量だけでは薬物の効果・毒性を評価しにくい。
- 投与量と血中濃度が非線形の関係にある。
- 血中有効濃度域が狭く，治療域と毒性域が近接している。
- 体内動態に個人差が大きい。
- 食品などの摂取や，併用薬剤により相互作用を受けやすい。
- 血中濃度に基づいた投与スケジュールの設定が求められている。

臨床に役立つアドバイス

目標濃度のとらえ方
　血中濃度は末梢血中の濃度を示し，作用標的部位での濃度と等しいとの仮定されている。しかも，エビデンスの基となった論文の多くはタンパク結合形と非結合形の両者が合計された総濃度で測定されたものである。

表3　代表的なTDM対象薬の目標濃度域

分類	薬物名	測定試料	採血タイミング	測定時期	目標濃度	備考
抗てんかん薬	フェニトイン	血清または血漿	トラフ	投与開始5～7日後以降	8～15μg/mL（新生児）	総濃度
					10～20μg/mL（小児・成人）	
					1～2μg/mL	遊離形濃度
	フェノバルビタール	血清または血漿	トラフ	投与開始2～3週間後以降	10～40μg/mL	
	カルバマゼピン	血清または血漿	トラフ	投与開始時は代謝酵素の自己酵素誘導が完了する2週間以降。その後の投与量変更時は1週間以降。	4～12μg/mL	
	バルプロ酸ナトリウム	血清または血漿	トラフ	投与開始3～5日後以降	50～100μg/mL	総濃度
					5～15μg/mL	遊離形濃度
	ゾニサミド	血清または血漿	トラフ	投与開始2週間後以降	10～30μg/mL	
	クロバザム	血清または血漿	トラフ	投与開始3週間後以降	30～300ng/mL	クロバザム
					300～3000ng/mL	N-デスメチルクロバザム（活性代謝物）
	クロナゼパム	血清または血漿	トラフ	投与開始2～3週間後以降	20～70ng/mL	
	ラモトリギン	血清または血漿	トラフ	投与開始1週間後以降	2.5～15μg/mL	
	ガバペンチン	血清または血漿	トラフ	投与開始2日後以降	12～20μg/mL	
					≧2μg/mL（部分発作）	
	レベチラセタム	血清または血漿	トラフ	投与開始2日後以降	12～46μg/mL	
	トピラマート	血清または血漿	トラフ	投与開始5日後以降	5～20μg/mL	
抗躁うつ病薬	リチウム	血清または血漿	トラフ	投与開始4日後以降	0.4～1.2mEq/L	
テオフィリン製剤	テオフィリン	血清または血漿	トラフ	投与開始3日後以降	10～20μg/mL	
免疫抑制薬	シクロスポリン	全血	トラフ	疾患，時期により異なる	50～400ng/mL	
			C2	疾患，時期により異なる	600～1200ng/mL	
			AUC	疾患，時期により異なる	1500～3500ng・h/mL	
	タクロリムス水和物	全血	トラフ	疾患，時期により異なる	5～20ng/mL	
	エベロリムス	全血	トラフ	投与開始3～4日後以降	3.0～8.0ng/mL	

分類	薬物名	測定試料	採血タイミング	測定時期	目標濃度	備考
	ミコフェノール酸モフェチル	血清または血漿	AUC_{0-12}	投与開始1週間後以降	30〜60 ng・h/mL	HPLC-UV法
					30〜60 ng・h/mL	Enzyme-mimicking assay法
					37〜70 ng・h/mL	EMIT法
					37〜70 ng・h/mL	PENTIA法
抗菌薬	バンコマイシン	血清または血漿	トラフ	投与開始3日後以降	10〜20 μg/mL（トラフ）	
			トラフ/ピーク	投与開始3日後以降	400〜600 μg・h/mL（AUC0-24）	
	テイコプラニン	血清または血漿	トラフ	投与開始4日後以降	15〜30 μg/mL	
	トブラマイシン	血清または血漿	トラフ/ピーク	投与開始翌日後以降	<2 μg/mL（トラフ）	分割投与
					5〜10 μg/mL（ピーク）	
					<1 μg/mL（トラフ）	1日1回投与
					16〜24 μg/mL（ピーク）	
	ゲンタマイシン	血清または血漿	トラフ/ピーク	投与開始翌日後以降	<2 μg/mL（トラフ）	分割投与
					5〜10 μg/mL（ピーク）	
					<1 μg/mL（トラフ）	1日1回投与
					16〜24 μg/mL（ピーク）	
	アミカシン	血清または血漿	トラフ/ピーク	投与開始翌日後以降	<4 μg/mL（トラフ）	分割投与
					20〜30 μg/mL（ピーク）	
					<1 μg/mL（トラフ）	1日1回投与
					40〜60 μg/mL（ピーク）	
	アルベカシン	血清または血漿	トラフ/ピーク	投与開始翌日後以降	<1〜2 μg/mL（トラフ）	1日1回投与
					15〜20 μg/mL（ピーク）	
	ボリコナゾール	血清または血漿	トラフ	投与開始3〜5日後以降	1.0〜4.0 μg/mL	
抗がん薬	メトトレキサート	血清または血漿		投与開始後24時間	<10 μM	
				投与開始後48時間	<1 μM	
				投与開始後72時間	<0.1 μM	
	イマチニブ	血漿	トラフ	投与開始4日後以降	1000〜1500 ng/mL	
	スニチニブ	血漿	トラフ	投与開始2〜3週間後以降	50〜100 ng/mL	スニチニブ＋N-デスエチルスニチニブ

（次頁に続く）

（前頁からの続き）

分類	薬物名	測定試料	採血タイミング	測定時期	目標濃度	備考
抗不整脈薬	ブスルファン	血漿	AUCまたはCss	投与日または投与翌日	600～900 ng/mL	Css
					45～65 mg・h/L	AUC（試験ごとに異なる）
	プロカインアミド	血清または血漿	トラフ	投与開始翌日以降	4～10 μg/mL	プロカインミド
					5～30 μg/mL	プロアインアミド+N-アセチルプロカインアミド
	ジソピラミド	血清または血漿	トラフ	投与開始翌日以降	2～5 μg/mL	
	キニジン	血清または血漿	トラフ	投与開始翌日以降	2～5 μg/mL	
	アプリンジン	血清または血漿	トラフ	投与開始10日以降	0.25～1 μg/mL	
	リドカイン	血清または血漿	トラフ	投与開始翌日以降	2～5 μg/mL	
	ピルシカイニド塩酸塩	血清または血漿	トラフ	投与開始翌日以降	0.2～0.9 μg/mL	
	プロパフェノン	血清または血漿	トラフ	投与開始翌日以降	0.05～1 μg/mL	
	メキシレチン	血清または血漿	トラフ	投与開始3日後以降	0.5～2 μg/mL	
	フレカイニド	血清または血漿	トラフ	投与開始4日後以降	0.2～1 μg/mL	
	シベンゾリンコハク酸塩			投与開始2日後以降	60～250 ng/mL（トラフ）	
					200～750 ng/mL（ピーク）	
	ピルメノール	血清または血漿	トラフ	投与開始3日後以降	>0.4 μg/mL	
	アミオダロン	血清または血漿	トラフ	投与開始3日後以降	0.5～2 μg/mL	
	ソタロール塩酸塩	血清または血漿	トラフ	投与開始3日後以降	不明	
	ベプリジル塩酸塩	血清または血漿	トラフ	投与開始2週間後以降	0.2～0.8 μg/mL	
リンパ管腫薬	シロリムス	全血	トラフ	投与開始10日目以降	5～15 ng/mL	
統合失調症薬	クロザピン	血清または血漿	トラフ	投与開始4日後以降	350～600 ng/mL	

3 サンプル採取と採取ポイント

POINT
- 定常状態時のトラフ採血が基本である。しかし、血中濃度測定結果に基づいて入手したい情報により採血タイミングや採血回数は異なる。

サンプル採取

　TDMを行うための体液サンプルとして多くの場合血液が用いられ、臨床試験においても経時的な多数回の採血を実施して薬物動態が推定されている。薬物動態の推定精度を担保するため、多数回の採血が求められるが日常臨床においては採血回数は少ないことが望ましい。一般的には内服前（点滴投与前）の1ポイント（トラフ値）および服用後（点滴後）の1ポイント（ピーク値）など1～2点の血中濃度を用いて体内動態の予測が行われている。このように限られた測定点から臨床的に有用な情報を算出するためには内服（投与）時刻、採血時刻に関する情報、採取部位、採血管など採血時においても注意すべき点がある。

■ 採血タイミング

　採血タイミングの選択は薬物動態を推定するうえで重要である。内服を例にとると、服用した後に早期に採血すると血中濃度は薬物の吸収とともに組織への分布の影響を大きく受けた濃度となり、多くの要因によって変動しやすい。一方で、薬物の組織への分布が完了し消失相にある次回の投与直前（トラフ）は、安定しており比較的再現性も高い採血タイミングとされている（**図2**）。推奨される採血タイミングや採血点数は、各薬剤の薬物動態学的特性やPK-PD（薬物動態学-薬力学）パラメータ、TDMの目的などにより異なってくる。

　薬効や毒性は薬物血中濃度時間曲線下面積

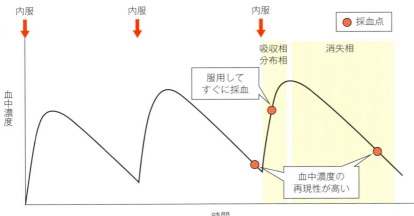

図2　内服後の血中濃度推移と採血タイミングのイメージ

医療現場での採血
　薬剤師は理想的な採血のタイミングを考えることができるが、採血することはできない。医師や看護師および患者に、タイミングの重要性について説明できるようにしておこう。

＊AUC：area under the curve

図3　腸管循環する薬物の血中濃度のイメージ

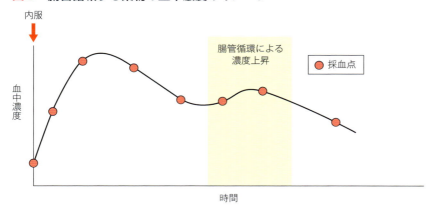

図4　点滴投与部位と異なる部位からの採血

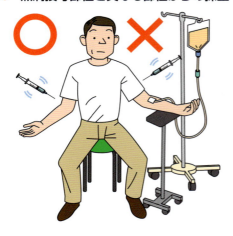

図5　点滴刺入部からの採血

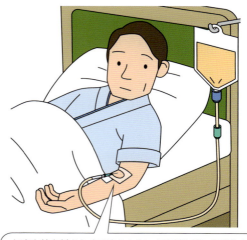

何度も針を刺さなくて済むように点滴刺入部に留置針を設置していることがある。この部分から採血してしまうと高濃度の薬液を検出してしまうことがある。

（AUC）と関連する。そこで，AUCの代替指標となり得る採血タイミングが検討されてきた。しかし，腸管循環する薬物（図3）や1点採血よりもAUCが薬効や毒性を反映する場合には，日常臨床においても多数回採血が必要な状況にある。

■ 採取部位

持続点滴投与された薬物の血中濃度を測定する際には採取部位の確認が必要となる。図4のように末梢の腕から点滴が投与されていた場合を考えてみる。点滴された薬剤が全身循環に乗る前に採取されてしまう場合には全身に分布する前の薬物を検出することとなり，高濃度となってしまう。また，入院患者においては，1日数回の点滴が必要な場合に点滴ルートを確保する目的で留置針を設置することがある。点滴投与ルートと同一部位からの採血は，投与した薬液がそのまま残存している可能性があり体内の状況を反映していない（図5）。従って，TDM用の採血前に実施する際には採血者に注意喚起が必要であるとともに，点滴投与時にはどのような経路で投与され，どこから採取されたのかを知ることで検出された濃度を解釈することができる。

■ 採血管

　血液を採取する際に用いられる採血管にはさまざまな種類があり，検査項目によって使い分けられている（**図6**）。血清や血漿中の薬物濃度測定を行う検査においては，凝固促進剤や分離剤が入った採血管が用いられることが多い。採血後に速やかに遠心分離することで，血球成分と血清または血漿成分と分離できることが利点である（**図7**）。一方で，タクロリムスやシクロスポリンなど赤血球への移行性が高い薬剤では全血を用いた測定が行われる。採血管の中には壁面に抗凝固薬（EDTAなど）が付着しており（**図8**），採血後に速やかに混和しない場合に血液成分が凝固してしまうことがある。採血管の選択を間違えると正確な値が得られない場合があるため注意が必要である。

　血清分離剤のなかには薬物を吸着する性質のあるものがある。吸着の程度は薬剤ごとに異なり，血液の用量や保存時間によっても異なることが報告されている（**図9**）。従って，血液採取後は速やかに測定することが望ましい。

図6　採血管の種類

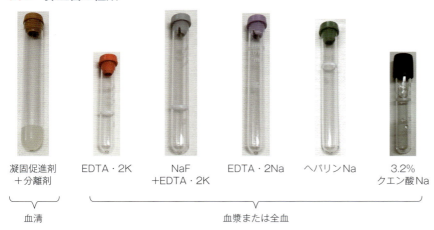

凝固促進剤＋分離剤　｜　EDTA・2K　｜　NaF＋EDTA・2K　｜　EDTA・2Na　｜　ヘパリンNa　｜　3.2%クエン酸Na

血清　｜　血漿または全血

図7　分離剤入りの採血管

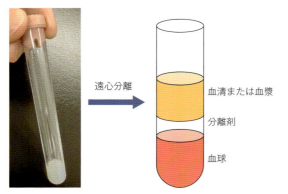

遠心分離により血球成分とその他の成分を分けることができる。

図8　採血管の壁面に付着した抗凝固薬（EDTA・2K）

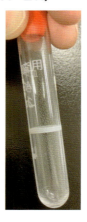

* EDTA：ethylenediaminetetraacetic acid

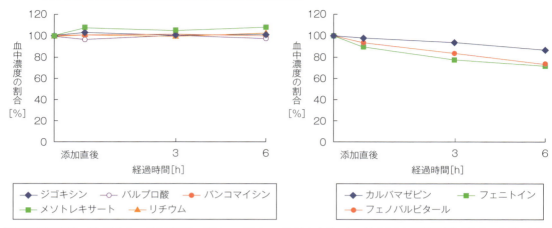

図9 血清分離剤入りBD マイクロティナ®微量採血管BD マイクロガード™(日本ベクトン・ディッキンソン)を使用した場合の各種薬剤の濃度変化

各種薬剤を添加後、ジゴキシン、バルプロ酸、バンコマイシン、メソトレキサート、リチウムには濃度変化がなかったが、カルバマゼピン、フェニトイン、フェノバルビタールは経時的に濃度が低下した。

(文献1を基に作成)

4 血中濃度測定

● 血中濃度測定機器や測定方法にはさまざまなものがある。血中濃度の解釈にはそれぞれの特徴の理解が必要となる。

測定方法と測定機器

　TDM実施にあたり、血中濃度測定には高い測定精度と患者の病態変化に対応するための迅速性が求められる。一方で、血中濃度測定は各施設の状況により病院外の外注業者、病院内検査部門、薬剤部門などさまざまな場所で実施されている。日常臨床で血中濃度測定を行う際には簡便性や迅速性などの観点から免疫学的測定方法が汎用されているが、他に分離分析法なども用いられている。

　免疫学的測定は免疫反応のみを利用した免疫測定法と免疫反応後に酵素反応を組み合わせた酵素免疫測定法があり、いずれも市販の測定キットを用いた測定が主流である。このような免疫学的測定は、さまざまな測定機器や測定試薬を用いて実施されており(**図10**)、反応様式だけでなく薬物との交差反応性(基質特異性)が異なることがある。従って、同一施設内(測定法)で測定されていれば問題となることは少ないが、患者の転院などで施設が移った場合などでは血中濃度が大きく変化することがあるため注意が必要である。

　分離分析法は自動分析器を用いた免疫学的測定法と比較して操作が煩雑であることが多い(**図11、表4**)。一方で、選択性が高く、多数の薬

臨床に役立つアドバイス

血液検体の取り扱い
　病院内では血液はバイオハザードとして扱われる。血液を採取後に運搬し、測定し保管されるいずれの過程においても環境汚染や曝露のないよう気を付ける。

図10 免疫学的測定法による薬物血中濃度測定機器の例

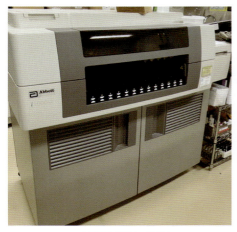
a　i1000（Abbott社）

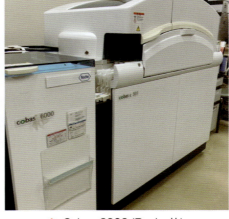
b　Cobas 6000（Roche社）

図11 分離分析装置の例

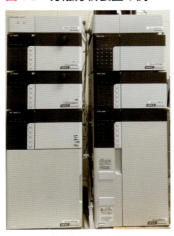
a　高速液体クロマトグラフィ
（Shimadzu社）

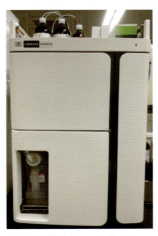
b　高速液体クロマトグラフィ
（日立ハイテク社）

> **実践!! 臨床に役立つアドバイス**
>
> **品質管理**
>
> 　分析機器による血中濃度測定の妥当性を担保するために測定現場では日々，キャリブレーションやスタンダードの測定を行っている。また，未知の検体を測定し外部評価を受審するコントロールサーベイ事業に参加する施設も増加傾向にある。

表4　代表的な薬物測定方法の特徴

	免疫学的測定法	HPLC	LC-MS/MS
専門知識の必要性	あまり必要としない	中程度	高度
測定時間	短時間	長時間	中程度
選択性	中程度/低い	中程度	高い
自動化の程度	高い	低い	低い
機器導入費用	低い	中程度	高い
試薬・消耗品費用	高い	安い/中程度	安い/中程度
機器分類	医療機器	実験機器	実験機器

9章　薬物投与設計

物の同時定量に適している。さらに，新規薬物の測定を行うことや代謝物まで測定することができるなど応用が可能である。近年，特定薬剤治療管理料1に保険収載されたボリコナゾールやクロザピン，ブスルファンなどは，いずれも血中濃度測定用の市販キットはない。さまざまな施設で臨床研究が行われ，分離分析法を用いた測定が行われた結果としてTDMの有用性に関するエビデンスが蓄積されてきた。このように，日常業務で使用する場合や研究業務への応用など各施設が採用している測定方法はさまざまであり，それぞれの特徴を整理しておく必要がある。

各測定方法の精度管理は日常的に行うべきであり，平成30年12月より施行された改正医療法では，これまで取り扱いのなかった「血中薬物濃度検査」が検体検査項目に含まれ，内部精度管理に加えて外部精度管理への参加が求められるようになった。

まとめ

- ●TDMが有用な薬剤の特徴を挙げよ（☞p.237）。 実習 試験
- ●TDM用の採血を行う際の注意事項について説明せよ（☞p.241～244）。 実習

【引用文献】
1) 福島紘子 ほか：血中薬物濃度測定における血清分離剤入り採血管の検討, 医学検査 71(2)：263-269, 2022.

【参考文献】
1. 抗菌薬TDM臨床実践ガイドライン2022. 公益社団法人日本化学療法学会/一般社団法人日本TDM学会. 2022
2. 抗てんかん薬TDM標準化ガイドライン 2018. 一般社団法人日本TDM学会. 2018.
3. 2015年版 循環器薬の薬物血中濃度モニタリングに関するガイドライン. 日本循環器学会/日本TDM学会合同ガイドライン, 2015. (https://www.j-circ.or.jp/cms/wp-content/uploads/2020/02/JCS2015_aonuma_d.pdf)
4. 免疫抑制薬TDM標準化ガイドライン2018[臓器移植編] 第2版. 日本TDM学会/日本移植学会. 2018.

9章 薬物投与設計

2 薬物血中濃度に基づく投与設計

1 治療薬物モニタリング(TDM)に基づく投与設計

● 薬物動態パラメータを整理し，理解することでTDMを活用した投与設計ができる。

定常状態での投与設計

最も推奨される採血時期が定常状態である。定常状態時の血中濃度C_{ss}と投与量の関係は，R（薬物注入速度）＝ $C_{ss} \cdot CL$で表され，投与量と血中濃度は比例関係にある。従って，定常状態において採血された測定結果を用いて血中濃度（曝露量）を増減したい場合の投与量は比例すると考えればよい。ただし，この条件が成り立つのはCLが一定である場合である。従って，薬物の吸収や分布，代謝・排泄過程が変化しない状況であるか，または変動しても臨床的に許容される範囲内であればこの考え方を用いた投与設計で問題ない。

投与設計を行う場合に決定すべきこととして，投与量および投与間隔の設定が挙げられる。基本的には添付文書に記載された範囲を大きく逸脱することのないように計画を立てる。ある薬物を投与量(D)，投与間隔(τ)で繰り返し経口投与した場合の薬物血中濃度を示す（**図1**）。半減期ごとに投与 ($\tau = t_{1/2}$) として考えると4～5回目の投与で定常状態となり，その濃度は1回当たりの投与量に比例する。**図1a**は投与間隔を一定として投与量を2倍量($2D$)または半量($1/2D$)とした場合である。定常状態において$2D$ではDと比較して，血中濃度は2倍に上昇し，$1/2D$ではDと比較して血中濃度は1/2に減少する。**図1b**はDを固定しτを変化させてみる。投与間隔を$t_{1/2}$から$1/2\, t_{1/2}$に短縮すると血中濃度は2倍になり，投与間隔を$t_{1/2}$の2倍に延長すると定常状態の血中濃度は1/2に減少する。投与間隔を変化させた場合の最高血中濃度と最低血中濃度の変動幅は，投与間隔を長くした場合に大きく，投与間隔を短縮した場合に小さくなる。**図1c**は投与量と投与間隔をともに1/2にした場合の血中濃度を示す。定常状態における平均血中濃度は同じまま血中濃度の変動幅は1/2に小さくなる。**図1d**は初回投与のみ維持投与量Dの2倍の投与量($2D$)を与え（初回負荷投与），半減期ごとに投与した場合の血中濃度を示す。半減期の長い薬剤においては定常状態に到達するまで長期間を要するが，初回負荷投与を早期に行うことで定常状態に到達させるまでの時間を短縮できる。

■ Sawchuck-Zaske法

Sawchuck-Zaske法は0次吸収1コンパートメントモデルで説明可能な薬剤について適応され，投与設計に応用されている。定常状態における3点の血中濃度を用いて患者の分布容積や消失速度定数を算出する方法であり，推奨される採血点はトラフ(C_{pre})と点滴投与1～2時間後のピーク値(C_1)，次回の点滴直前(C_2)である。**図2**に原理の概念図を示す。消失速度は消失相における2点の採血C_1およびC_2から以下の式で算出される。

＊TDM : therapeutic drug monitoring

図1　投与量（D）と投与間隔（τ）が繰り返し経口投与の血中濃度推移に与える影響

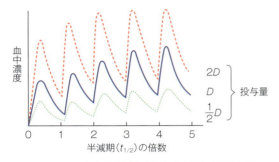

a　$\tau = t_{1/2}$とし投与量を変化させた場合の濃度推移

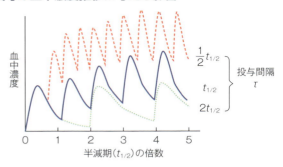

b　投与量をDに固定し，τを変化させた場合の濃度推移

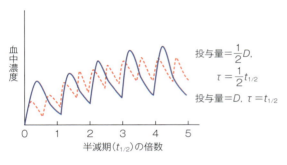

c　投与量とτを1/2にした場合の濃度推移

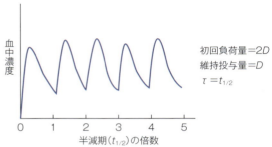

d　初回負荷量を$2D$にした場合の濃度推移

図2　Sawchuck-Zaske法の原理

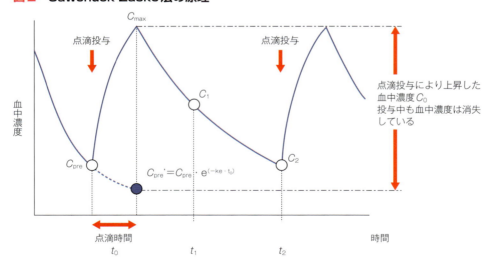

> **実践!!　臨床に役立つアドバイス**
>
> **C_{max}とピーク**
>
> 　C_{max}は点滴直後の濃度を示し，ピークは点滴終了30分〜1時間後を示すことが多い．薬剤ごとに異なるため整理しておこう．

臨床に役立つアドバイス

Sawchuck-Zaske法

3点の血中濃度データを用いた解析を基本とするため，採血が困難な患者においては選択しにくい解析法である。

$$k_e = \frac{\ln C_1 - \ln C_2}{t_1 - t_2} \cdot (-1)$$

点滴終了1時間後をC_1とするとt_1は1時間となる。ここで，C_{max}は以下の式より求めることができる。

$$C = C_{max} \cdot e^{(-k_e \cdot t)} より$$
$$C_{max} = C_1 \cdot e^{-k_e}$$

続いて分布容積を算出する。まず，トラフ(C_{pre})は点滴時間(t_0)中にも1次消失しているため，t_0時点においてC_{pre}'は以下の式により求めることができる。

$$C_{pre}' = C_{pre} \cdot e^{(-k_e \cdot t_0)}$$

従って，薬物の投与により上昇した濃度C_0は以下のようになる。

$$C_0 = C_{max} - C_{pre} \cdot e^{(-k_e \cdot t_0)} \quad (式1)$$

また，一般に点滴静注の場合，点滴時間(t_0)，点滴速度(R_0)で点滴した場合に上昇する血中濃度(C_0)は式2のように表すこともできる。

$$C_0 = \frac{R_0}{k_e \cdot V_d}(1 - e^{-k_e \cdot t_0}) \quad (式2)$$

これら式1と式2を組み合わせた式3をSawchuck-Zaske式という。

$$C_0 = \frac{R_0}{(C_{max} - C_{pre}) \cdot k_e}(1 - e^{-k_e \cdot t_0}) \quad (式3)$$

フェニトインの投与設計

フェニトインは主にCYP2C19およびCYP2C9で代謝される肝代謝型の抗てんかん薬である。フェニトインの投与量が一定量以上となると，有効濃度域でも代謝が飽和することが知られており，非線形性の血中濃度上昇を示す。このように非線形性薬物動態を示す薬剤では血中濃度と投与量の関係はMichaelis–Menten式（ミカエリス・メンテン）で近似される。投与量をD［mg/kg/day］，血中濃度をC［μg/mL］，みかけの最大消失速度定数V_{max}［mg/kg/day］，K_mをみかけのMichaelis定数とすると以下の式で表される。

$$D = \frac{V_{max} \cdot C}{K_m + C} \quad (式4)$$

Michaelis定数はV_{max}の半分の投与量に対応する血中濃度であり，この量を超えるあたりから血中濃度は急激に上昇する（**図3**）。式4でK_mとV_{max}は患者固有の定数であり，これらの値を算出することで**図3**のような曲線を描くことができる。さらに，式4を変形すると以下のようになる。

$$D = -K_m \frac{D}{C} + V_{max} \quad (式5)$$

図3 Michaelis-Menten式で近似された血中濃度

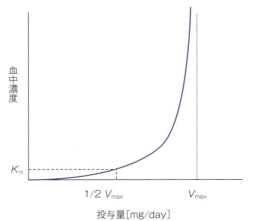

図4　V_{max}とK_mの求め方

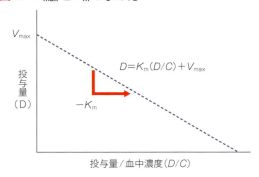

図4のように縦軸にD，横軸にD/Cをプロットすると切片がV_{max}，傾きが$-K_m$の直線を描くことができるため，K_mとV_{max}を算出するためには定常状態における2点以上の投与量と血中濃度が必要となる。

■非定常状態での投与設計

日常臨床ではTDMの目的に応じてさまざまなタイミングで採血され，得られた情報を基に投与設計に用いられることがある。TDMを実施する際には，患者の負担を少なくし，できるだけ少ない採血回数で血中濃度推移や薬物曝露量を推定することが望ましい。さらに，臨床的に許容できる予測性（効果や有害事象）が得られるとよい。投与設計精度を高めるためには，薬物の特徴だけでなく患者背景の評価（投与時刻や採血時刻の関係など）が重要である。

■定常状態到達前の採血に基づく投与設計

一般的には定常状態において採血され，評価される。しかし，有害事象が予測される場合や，早期に有効性の確認が必要な場合などは定常状態前でも採血して評価しなければならない。投与開始後の経過時間と血中濃度の推移は図5のようになる。投与開始後の経過時間が$t_{1/2}$の4〜5倍を経過するとC_{ss}に到達するため，$t_{1/2}$時間だけ経過した場合にはC_{ss}の50％に達し，$t_{1/2}$の2倍の時間が経過すると75％，$t_{1/2}$の3倍の時間経過すると88％，$t_{1/2}$の4倍の時間経過すると92％となる。つまり，投与開始からの経過時間がt時間の場合定常状態到達率は以下の式で表すことができる。

> t時間後の定常状態到達率$= 1 - e^{-k_e \cdot t}$

対象薬物の消失半減期に実測した薬物血中濃度があるとC_{ss}に到達するまでに，あとどの程度血中濃度が上昇するかを算出することができる。

図5　投与開始後の経過時間と血中濃度の推移（持続点滴静注モデル）

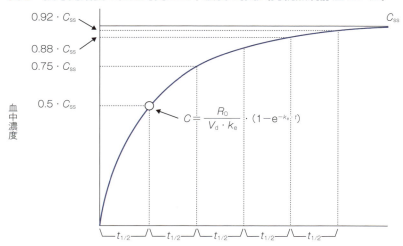

2 母集団薬物速度論

- 患者集団における薬物動態パラメータの平均値や個体間変動・個体内変動を評価する。

母集団薬物動態

　医薬品の効果や毒性は患者個々にさまざまである。その要因として，対象となる患者集団の血中濃度の多様さが挙げられる。医薬品は疾患を抱えた患者群に投与されるが，年齢や生理機能，疾患の重症度などの背景が異なり，このような背景の違いが薬物体内動態を大きく変動させている。そこで，対象となる患者集団における薬物動態・薬効に関するモデルパラメータの平均値や変動（個体差）を評価し，パラメータを変動させる要因を特定するのが母集団薬物動態学（PPK）である。さらに，薬物濃度と薬効や毒性の関連について結びつけるのが薬力学（PD）であり，これらを組み合わせたPPK/PD解析が実施されることもある。PPKを実施する際に非線形混合効果モデル（NONMEM）に基づく薬物動態解析が行われる。母集団薬物速度論は臨床現場において薬物投与設計を行う際に活用されるだけでなく，医薬品開発や特殊集団での薬物動態を解釈する際にも活用されている。

■ 母集団薬物動態モデルの概要とパラメータ

　母集団薬物動態モデル解析を行うことで3つの要素を評価する。第一に集団の平均的なPKプロファイルを評価することで母集団平均値（母平均）を推定する。第二に母平均と個体パラメータの差から個体間変動を推定する。第三に測定誤差など個体予測値と実測値の差から個体内変動をパラメータの平均値を推定する（図6）。

母集団薬物薬物動態パラメータの構築手順

　母集団薬物動態パラメータ構築の流れは大きく5つのステップに分かれている（図7）。
① 探索的解析
- PPKモデル解析の事前準備：解析したい集団の背景情報の整理
② 母集団の基本（共変量を含まない）モデルの構築
- コンパートメントモデル構造の探索：コンパートメント数などモデルの骨組み
- 個体内変動を説明するモデルの検討

図6　母平均，個体間変動，個体内変動

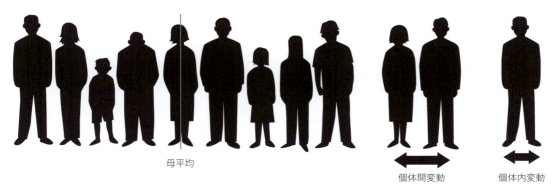

用語解説　共変量　薬物動態の変動要因となり得る候補。共変量とPK（あるいはPD）パラメータ間に関連があったとしても，そこに何らかの生理学的な意味を説明できるかが重要となる。

＊PPK：population pharmacokinetics　＊PD：pharmacodynamics　＊NONMEM：nonlinear mixed effects model

図7 母集団薬物動態モデルの構築ステップ

- 母集団基本モデルの構築
- 共変量の検討による母集団最終モデルの構築
- モデルの適格性評価

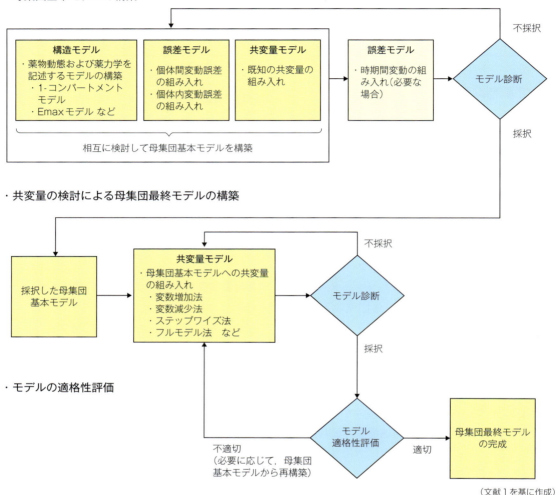

（文献1を基に作成）

臨床に役立つアドバイス

母集団パラメータの選択

論文を検索するとさまざまな母集団パラメータを探すことができる。適したパラメータを選択しないと投与設計精度が低下してしまう可能性があるため注意しよう。

- 個体間変動を説明するモデルの検討
③共変量モデルの探索
- ②で構築した基本モデルの解析結果に基づき、候補となる共変量モデルの探索
④母集団最終モデルの決定
- PPKモデル構造の詳細な調整
- 共変量を追加または、除去することにより最も適したモデルを構築
⑤モデルの適格性評価
- 構築したモデルの妥当性が高いものであるかの内部データを用いた検証または外部データを用いた検証

3 母集団薬物速度論の活用

- ベイジアン法は事前情報（母集団パラメータ）に血中濃度データを加味することにより，患者個別の薬物動態パラメータを得る方法である。

ベイジアン法

　患者個々の状態に応じた投与スケジュールの設定は，薬物治療の目標の1つである。そのためには，患者の体内動態パラメータをいかに精度よく得ることができるかがポイントとなる。しかし，投与開始時点では患者個々の薬物動態パラメータを事前に得ることはできない。そのときどきの患者のパラメータ値を知るためには，すでに報告されている対象薬剤の母集団平均パラメータで代用するか，または患者の体重，年齢，クレアチニンクリアランス，血中濃度などの情報を活用するかの手法をとる。母集団パラメータとこれらの情報を組み合わせることによる推定方法はこれまでに数多く提示されてきた。しかし，これらの推定方法はあくまで母平均との関係により得られたものであり，予測精度に問題がある場合も多い。

　これらの欠点を補うべく，統計学のBayes理論に基づく予測法が提示された。ベイズ理論はGoogleの検索エンジン，日本語の変換予測などで広く応用されている。まず，事前情報としての母集団パラメータと投与設計したい患者に関する情報（1点以上の血中濃度あるいは体内動態の変動を説明する臨床検査値など）をパラメータの分散や測定値の誤差なども考慮して，最も妥当な薬物動態パラメータを予測するというものである。この方法を適用するためには，平均的な体内動態パラメータ（母集団パラメータ）およびその分散，測定値の誤差などがあらかじめ必要である。高い予測精度を得るためには対象となる患者群に適した母集団パラメータを選択することが重要となる。ベイズ推定を行う際には，事前情報の選択時点ですべての薬物動態パラメータを取得済みであり，血中濃度1点の追加事象が加わっただけで，理論的には対象患者の薬物動態パラメータの算出が可能である（図8）。

図8　ベイジアン法による解析のイメージ

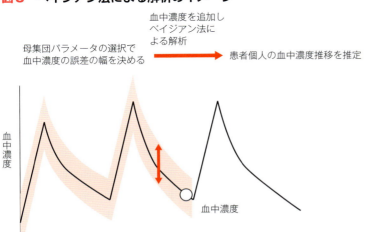

■バンコマイシンの投与設計

バンコマイシンはグリコペプチド系のメチシリン耐性黄色ブドウ球菌治療薬（抗MRSA薬）であり、2コンパートメントモデルの薬物動態を示す。日常臨床ではトラフ濃度を指標とした投与設計が行われてきたが、近年のガイドラインではトラフは薬物血中濃度時間曲線下面積（AUC）の代替とならないとされ、AUCを指標としたTDMを実践することが推奨されている。バンコマイシンのTDMを行う場合、安全性および有効性を期待するための指標としてAUC/MICが用いられるため、TDMを実践する際にAUCを算出する必要がある。AUCの算出方法として日常臨床で汎用されているのが、母集団パラメータが搭載されたシミュレーションソフトを用いた計算方法である。シミュレーションソフトでは患者の背景情報（体重や腎機能など）、薬剤の投与スケジュール、血中濃度などを入力し、ベイジアン解析を行うことで薬物動態パラメータ（クリアランスやAUC）が算出される。また、血中濃度推移を視覚的に表示させることにより、経時的な濃度変化を把握することができる。図9に日本化学療法学会が提供するバンコマイシンTDMソフトウエアであるPATを使用した際の出力結果を一部加工して示す。

図9　PATを用いた際の濃度推移と出力される薬物動態パラメータの例

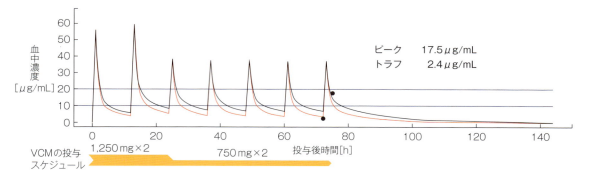

体重50kgの患者にVCM 1,250mgを12時間ごとに2回投与し、その後750mgを12時間ごとに投与している。投与開始72時間後にトラフ2.4μg/mL、ピーク17.5μg/mLであった。黒線が患者の血中濃度推移、赤線が母集団における血中濃度推移、青線がトラフ推奨濃度域を示す。

まとめ

- 定常状態における投与設計方法について説明せよ（☞p.247）。 実習 試験
- 母集団薬物動態モデルを構築する際の5つのステップについて説明せよ（☞p.251）。 実習 試験

---

*MRSA：methicillin-resistant Staphylococcus aureus　*AUC：area under the curve
*MIC：minimum inhibitory concentration　*PAT：practical AUC-guided TDM for vancomycin

【引用文献】

1) 厚生労働省：「母集団薬物動態／薬力学解析ガイドライン」について（令和01年05月15日薬生薬審発第515001号）

【参考文献】

1. 加藤基浩：薬物動態の基礎. はじめての薬物速度論, 南山堂, 2008.
2. 伊賀立二 ほか：薬剤師・薬学生のための実践TDMマニュアル. じほう. 2004.
3. 臨床薬理学, 第4版. 安藤仁, ほか編. 一般社団法人日本臨床薬理学会. 2017.
4. Michael E.Winter：新訂 ウィンターの臨床薬物動態学の基礎－投与設計の考え方と臨床に役立つ実践法－. 篠崎公一, ほか編. じほう. 2013.
5. 緒方宏泰：医薬品開発ツールとしての母集団PK-PD解析－入門からモデリング＆シミュレーション－, 朝倉書店, 2010.
6. 奥村勝彦：Q&Aで学ぶTDM活用ガイド, 南山堂. 2004.
7. 「母集団薬物動態/薬力学解析ガイドライン」について（令和01年05月15日薬生薬審発第515001号）（https://www.pmda.go.jp/files/000229625.pdf）

9章 薬物投与設計

3 特殊病態下の薬物投与設計

1 各種病態時の投与設計

- 薬物動態パラメータの変化を把握し，投与設計を行う。

肥満患者における投与設計

著しい肥満患者において体重増加に伴う薬の分布容積，臓器機能の変化は薬物動態に影響を与えると考えられている。

アミノグリコシドの分布容積

アミノグリコシド系抗菌薬は水溶性が高く，細胞膜の脂質二重膜層を通過することができない。アミノグリコシドの分布容積は0.1〜0.5 L/kgであり，平均で0.25 L/kgとされている。これは細胞外液量＋αに相当する（図1）。また脂肪組織中にはほとんど分布せず，肥満患者において総体重から脂肪を除いた体重のほうがより合理的に分布容積を算出できると考えられている。細胞外液量は脂肪組織ではその重量の約10％，その他の組織では約25％とされており，肥満患者におけるアミノグリコシドの分布容積は以下のように表される。

> 肥満患者におけるアミノグリコシドの分布容積＝0.25（L/kg）×理想体重＋0.1×（総体重−理想体重）

分布容積の補正を行わなかった場合には過量投与となり，血中濃度が予測より高く観測される可能性があるため注意が必要である（図2）。

腎機能障害患者における投与設計

■ **Giusti-Hayton法**

尿中排泄率を用いた考え方としてGiusti-Hayton（グスト・ハイトン）法を示す。腎機能障害時には腎排泄型薬剤の半減期が延長する。投与量の目安として投与補正係数をRとする場合，k_eや$t_{1/2}$のデータがあれば以下のように考えることができる。

図1 アミノグリコシドの分布領域

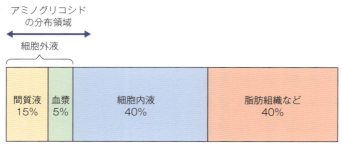

肥満患者におけるアミノグリコシドの分布容積＝0.25[L/kg]×理想体重＋0.1×（総体重−理想体重）

臨床におけるアミノグリコシドの位置付け

緑膿菌などのグラム陰性桿菌感染症に対して用いられるが，腎毒性が強いためTDMが推奨される。低濃度での曝露が継続すると，細菌が耐性化する可能性があるため注意が必要である。

図2 肥満患者における分布容積の補正有無での血中濃度推移

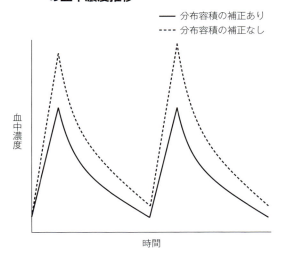

$$投与補正係数(R) = \frac{腎機能障害患者のk_e}{腎機能正常者のk_e}$$

ただし，$k_e = \frac{0.693}{t_{1/2}}$であることから反比例の関係にあるため，以下のようになる。

$$投与補正係数(R) = \frac{腎機能正常者のt_{1/2}}{腎機能障害患者のt_{1/2}}$$

尿中排泄率が高い薬剤において，全身クリアランスに占める腎クリアランスの寄与が高い。Giusti-Hayton法は薬物の腎クリアランスの変化がクレアチニンクリアランスの変化に比例することに基づく理論である。従って，腎機能障害患者では減量または投与間隔を延長しない場合に血中濃度が上昇し，副作用が現れやすくなる。これを用いることにより，腎機能に応じた至適投与量や至適投与間隔を設定することができる。

$$投与補正係数(R) = 1 - 尿中未変化体排泄率 \times \left(1 - \frac{腎機能障害患者のクレアチニンクリアランス}{腎機能正常者のクレアチニンクリアランス}\right)$$

Rを用いることで腎機能障害患者への薬物投与量を以下のように計算できる。

$$腎機能障害患者への投与量 = 腎機能正常者への投与量 \times R$$

さらに，投与量を変えずに投与間隔を変更する場合は以下の式で算出する。

$$投与間隔 = \frac{腎機能正常者の投与感覚}{R}$$

Giusti-Hayton法では，①尿中排泄率データの信頼性に投与設計精度が依存してしまう，②母化合物以外に活性代謝物がある薬物では不向きである，③腎障害時に腎外クリアランスや分布容積が変化しないという仮定に基づいた理論であるという点に注意する。

■ TDMを用いた投与設計の例
ゲンタマイシンの投与設計

ゲンタマイシンはアミノグリコシド系の抗菌薬であり，1コンパートメントモデルの薬物動態を示す薬剤である。腎排泄型薬剤として知られており，腎機能障害がなければ消失半減期は1.5〜2時間程度，分布容積は0.25 L/kgとされている。ゲンタマイシンは腎機能障害リスクを低減する目的でトラフ濃度を可能な限り低下させ（1日複数回投与の場合：<2 μg/mL，1日1回投与の場合：<1 μg/mL），臨床効果を期待するためにはピーク濃度とMIC（最小発育阻止濃度）の比（ピーク濃度/MIC）≧8〜10を目標とすることが推奨されている。グラム陰性桿菌感染症に罹患した体重60 kg，CL_{cr} 40 mL/min/bodyの患者に対し，1日2回12時間ごとにゲンタマイシン120 mgを投与した場合の濃度を考えてみる。投与開始から24時間後にトラフとピーク（投与終了1時間後）の採血が行われたとする。ここで，まず採血時点で定常状態に到達しているか考えてみる。本患者のCL_{cr}が40 mL/min/bodyであ

ることから，腎機能正常時のCL_{cr}を100 mL/min/bodyにおいて消失半減期2時間と仮定すると，以下のようになる．

$$\text{患者の}t_{1/2}\text{の推定} = \frac{\text{腎機能正常時の}t_{1/2} \times \text{腎機能正常時の}CL_{cr}}{\text{患者の}CL_{cr}}$$
$$= \frac{2[h] \times 100}{40}$$
$$= 5[h]$$

つまり，本患者のゲンタマイシン消失半減期は5時間程度と考えられ，投与開始24時間後である採血時点ではほぼ定常状態であると考えられる．次に，トラフ血中濃度が1.8 μg/mL，ピーク血中濃度が9 μg/mLであった場合を考えてみる．本患者は2回/日の分割投与が行われておりトラフとしては<2 μg/mLを満たすものの，トラフ推奨濃度域の上限付近を推移していることとなる．一方でピーク濃度の評価は有効性の指標となるので，患者の感染症の状況（体温や感染症に関する検査値など）と併せて考える．対象菌のMICの情報があればMICを踏まえたうえで投与設計するべきである．MIC≦1 μg/mLであれば現時点でPK/PDパラメータであるピーク≧8～10 μg/mLを満たす．従って，腎機能の悪化なく感染症が改善しているようであれば，このまま継続投与も可能かもしれない．ただし，さらに腎機能が悪くなるようであればトラフは上昇することが予測され，投与スケジュールの変更を検討する．腎障害リスクを軽減することのみに着目し投与量を半量（60 mg）にした場合は**図3a**のパターン1のようになる．トラフは0.9 μg/mLに低下させることができるが，ピーク濃度も低下し治療効果も下がってしまう可能性がある．一方，**図3b**のパターン2は240 mgを1日1回投与とした場合である．トラフは下がり，ピークも上昇させることができる．上記と同様の方法で，ピークやトラフ濃度の計算を行うことにより濃度推移の予測が可能である．

図3　腎機能障害患者におけるゲンタマイシンの濃度予測

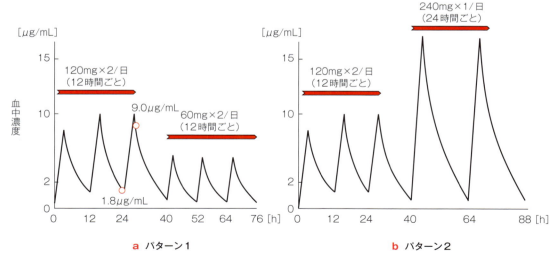

a　パターン1　　　　b　パターン2

症例：身長168 cm，体重60 kg，CL_{cr} 40 mL/min/body，浮腫なし，グラム陰性菌による軟部組織感染症

＊MIC：minimum inhibitory concentration

肝機能障害患者における投与設計

　肝機能障害患者において注意すべき薬剤は肝代謝薬剤である。一方で，肝臓が薬物動態に与える影響は複雑であり腎臓のような便利な投与設計手法は確立されていない。これは肝臓において酸化・還元・抱合などのさまざまな化学反応にかかわる酵素が存在していることや，胆汁排泄にかかわる多種のトランスポーターが存在していることが関係している。さらに，これらの酵素やトランスポーターの活性には健常人においても個人差が大きく，肝機能障害時には投与設計手法の構築が困難であると考えられている。

　肝機能障害は急性かつ重症でない限り，代謝酵素活性はあまり低下しないが，慢性になり，肝硬変が重度になるに従い明らかに肝クリアランスは低下する。肝硬変が薬物の代内動態に及ぼす影響として，肝の薬物酵素活性の減少，肝血流量の減少，タンパク合成能低下による薬物のタンパク結合の減少，胆道系からの排泄障害が挙げられる。

■ 肝の薬物酵素活性の減少

　CYP系の活性は急性肝疾患時にはほとんど変化しないか，または軽度の低下を示す。しかし，慢性になり肝硬変が重度になるに従い，明らかな低下を示す。特にChild-PughスコアB，Cになると多くの薬の代謝が低下する。一方，CYP以外の活性の低下は一般的に軽度といわれている。例えば，グルクロン酸抱合能，硫酸抱合能，アルコール脱水素酵素活性などは慢性疾患でもその低下は比較的軽度である。

■ 肝血流量の減少

　肝硬変症の患者では，肝細胞数の減少，肝の線維化および肝内血管系の変性による門脈−全身循環の副血行路の形成による薬物の肝通過回避により肝の血流量は減少する。

■ タンパク合成能低下による薬物のタンパク結合率の減少

　慢性肝疾患時，特に肝硬変症例においては，肝でのタンパク合成能の低下により血漿タンパク，特にアルブミンが減少する。アルブミンの血漿中濃度が3.0 g/dLくらいまでは血漿の非結合形分率はそれほど増加しないが，血漿アルブミン濃度が3.0 g/dL以下になると非結合形は次第に増加する。組織に移行するのは非結合形薬物であり，タンパク結合率の減少は薬物の分布・代謝に影響を及ぼす。タンパク結合率の高い薬物ほど影響は大きくなり，薬効の増大につながる。

■ 胆道系からの排泄障害

　肝障害時に胆道系が障害される場合に黄疸として症状に現れることがある。黄疸の原因となるビリルビンはアルブミンに対する親和性が高く，高ビリルビン血症は非結合形薬物濃度を上昇させる。

肝機能低下による用量調節の指標

　腎機能障害におけるクレアチニン・クリアランス測定と同じ役割をもつ，肝機能低下時の肝クリアランスの指標はいまだ確立されていないが，FDAのガイダンス「肝機能障害患者の薬物動態検討試験における試験デザイン，データ解析，用法・用量および添付文書への記載に関する企業向けガイダンス」では，PK変化と相関性の高い肝機能の指標を明確にするのは困難であるが，

臨床に役立つアドバイス

添付文書における肝障害患者

　重度肝障害患者に対する臨床試験のデータを実施することは困難なことが多く，古い添付文書にはChild-Pugh分類の記載も少ない。一方，最近の添付文書にはChild-Pugh分類に基づいた投与量調節が記載されていることがあるため探してみよう。

＊CYP：cytochrome P450　＊FDA：food and drug administration

表1 Child-Pugh 分類

		1点	2点	3点
脳症		ない	Ⅰ～Ⅱ（軽度）	Ⅲ以上（昏睡）
腹水		ない	軽度/管理容易	中等度以上/管理困難
血清ビリルビン値[mg/dL]		＜2.0	2.0～3.0	＞3.0
血清アルブミン値[g/dL]		＞3.5	2.8～3.5	＜2.8
プロトロンビン時間（いずれかで評価）	延長時間[秒]	＜4	4～6	＞6
	活性値[%]	＞70	40～70	＜40
	INR	＜1.7	1.7～2.3	＞2.3

各ポイントを合算し，合計点で分類〔グレードA（軽度）：5～6点，グレードB（中程度）：7～9点，グレードC（重度）：10～15点〕

図4 薬物動態学的相互作用

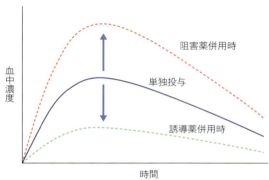

吸収，分布，代謝，排泄のいずれかが誘導薬や阻害薬の影響を受け血中濃度が変動する。

Child-Pughスコアによる重症度分類を指標とすることが妥当とされている（表1）。添付文書の「用法及び用量に関連する使用上の注意」の欄にChild-Pughスコアで分類された肝機能障害のある患者に対しての用量調節の記載が増えてきているが，その数はまだ少ない。Child-Pugh分類でB以上においては副作用モニタリングを重点的に行い，増量する際には臨床反応を見ながら慎重に行う。

肝障害時の薬物療法を行う際には，その薬の特性を十分に理解して用いることや，同効薬があるのであれば肝代謝の寄与が低い薬剤を用いることが望ましい。また，上記のような薬物動態の変化を考慮してTDMを行うことで安全性や有効性を高める可能性がある。

代謝酵素阻害・誘導薬併用時の投与設計

多剤併用の薬物療法が必要となる場合に，薬物間相互作用が起こることがある。薬物動態学的相互作用として，図4に示すように吸収・分布・代謝・排泄のいずれかに影響を与えることにより血中濃度を上昇させたり低下させたりすることがある。薬物間相互作用の約40％が代謝にかかわるものであり，シトクロムP450を介した機序とされている。近年，臨床試験データからCYP分子種の基質薬のクリアランスへの寄与率CRと阻害薬の阻害率IRを算出することで基質薬の血中濃度の変化を予測する方法が示され，日常臨床でも活用されている。

CYP3A4阻害薬による相互作用を例に挙げる。基質薬の未変化体としての尿中排泄率が低いとき，阻害剤がない場合を$AUC_{control}$とすると阻害薬の併用による内服投与時の基質薬のAUCの変化率（$R_{inhibition}$）は以下のように表すことができる。

$$R_{inhibition} = \frac{AUC_{+inhibitor}}{AUC_{control}}$$

$$= \frac{1}{1 - CR(\text{CYP3A4}) \cdot IR(\text{CYP3A4})}$$

CR(CYP3A4)は in vivo におけるCYP3A4基

＊CR：contribution ratio ＊IR：inhibition ratio

質薬の経口クリアランスの寄与率，IR(CYP3A4)は阻害薬のCYP3A4の阻害率を示す。この方法はCYP3A4だけでなく，CYP2D6やCYP2C9などの相互作用に関しても適応可能とされている。一方で，根拠とされる臨床試験データの精度が乏しい場合には，その予測精度が低下するため注意が必要である。

　薬物代謝酵素の強力な誘導薬としてはリファンピシンやカルバマゼピン，フェニトインなどがある。考え方は阻害薬併用時の相互作用予測と同様であり，誘導薬によるクリアランスの増加をICとする。予測式は以下のようになる。

$$R_{\text{induction}} = \frac{AUC_{+\text{inducer}}}{AUC_{\text{control}}}$$

$$= \frac{1}{1 + CR(\text{CYP3A4}) \cdot IC(\text{CYP3A4})}$$

　主なシトクロムP450の基質・誘導薬・阻害薬については「7章 薬物動態の変動要因」(p.143)を参照して欲しい。薬物間相互作用薬に注意が必要な薬剤が併用された際，基質薬の血中濃度変化にはタイムラグが存在し，血中濃度の変動度合いには個人差が大きい。上記の理論に基づいて，変動の度合いを予測し，薬剤の併用後には薬効や副作用のモニタリングが必要となる。

まとめ

- 臓器障害患者における薬物投与設計時の注意点を説明せよ（☞ p.256〜259）。 実習 試験
- 薬物代謝酵素阻害薬や誘導薬が併用された場合のAUC変化率を説明せよ（☞ p.260〜261）。 実習

【引用文献】
1) 篠崎公一 ほか訳：薬物動態学と薬力学の臨床応用,メディカル・サイエンス・インターナショナル, 2009.

【参考文献】
1. 加藤隆一：臨床薬物動態学-臨床薬理学・薬物療法の基礎として-改訂第2版. 南江堂. 1999.

9章 薬物投与設計

4 治療薬物モニタリング(TDM)の診療報酬

1 TDMの診療報酬

- TDMを活用した薬物療法が診療報酬として認められていることは，TDMの重要性が認知されていることである。

特定薬剤治療管理料1について

　TDMを活用することにより副作用の重篤化回避や治療を最適化することができる。しかし，診療報酬の観点ではすべての医療用医薬品に認められている訳ではなく，TDMの有用性についてエビデンスが蓄積され，厚生労働省が承認した薬剤に限られている。TDMを活用した診療報酬は医学管理料に含まれ，特定薬剤治療管理料1に定められている。令和6年4月時点において保険請求が認められている薬剤と対象疾患について表1に示す。薬剤によっては添付文書上の適応から使用されていても，TDMが有用である充分なエビデンスがない疾患は対象から外れているため注意が必要である。診療報酬上の算定を行うためには「薬物血中濃度を測定して計画的な治療管理を行った場合に算定」することが求められており，診療録に「薬剤の血中濃度と治療計画の要点」を記載する必要がある。特定薬剤治療管理料1の算定の基本は月1回470点(4700円)である。しかし，急性心不全に対してジギタリス製剤の急速飽和療法を行った場合や，てんかん重積状態など，頻回に血中濃度を測定し，投与量調節が必要な状況では740点(7400円)として算定可能である。また，臓器移植後の患者に対して免疫抑制剤の投与を行った場合においても，急性拒絶予防のため連日の血中濃度モニタリングが必要となる。この場合には臓器移植を行った月を含めて所定の点数に3カ月間に限って2740点(27400円)を加算することができる。このように，頻回のモニタリングが必要な時期には所定の点数より高い点数が設定されているものの，TDMは必要時に効果的に行うべきである。

　特定薬剤治療管理料1の算定対象は定期的に見直されている。令和2年度診療報酬では抗菌薬のバンコマイシンと免疫抑制薬の算定方法が改訂された。バンコマイシンはこれまでトラフ1点採血によるTDMが主流であったが，ガイドラインが改訂され，複数点採血による薬物血中濃度時間曲線下面積(AUC)の算出が推奨されるようになった。この改定に伴い，バンコマイシンの血中濃度を複数回測定した場合に加算が設置された。さらに，臓器移植後の患者はカルシニューリン阻害薬(タクロリムスやシクロスポリン)とステロイドを中心に治療が行われカルシニューリン阻害薬に対するTDMが行われてきた。しかし，一部の患者ではカルシニューリン阻害薬の副作用回避や免疫抑制の強化が必要となり

> **実践!!**
>
> **臨床に役立つアドバイス**
>
> **TDMを診療報酬の観点から考える**
> 　診療報酬上の基本は月1回となっており，毎日測れば赤字にもなる。経営的な観点からは，可能な限り効果的な条件を考えてTDMを実施しなければならない。

*TDM : therapeutic drug monitoring   *AUC : area under the curve

表1 主な特定薬剤治療管理料1の対象薬剤（2024年4月現在）

対象疾病等	分類	対象薬の一般名
心疾患	ジギタリス製剤	ジゴキシン メチルジゴキシン
てんかん	抗てんかん剤	バルプロ酸ナトリウム カルバマゼピン ゾニサミド ラモトリギン トピラマート フェニトイン レベチラセタム ペランパネル クロバザム エトスクシミド フェノバルビタール クロナゼパム スチリペントール ルフィナミド エトトイン スルチアム ガバペンチン アセチルフェネトライド ジアゼパム ニトラゼパム ラコサミド プリミドン ホスフェニトインナトリウム水和物 ミダゾラム トリメタジオン
臓器移植後の免疫抑制	免疫抑制剤	シクロスポリン タクロリムス水和物 エベロリムス ミコフェノール酸モフェチル
気管支喘息，喘息性（様）気管支炎，慢性気管支炎，肺気腫，未熟児無呼吸発作	テオフィリン製剤	テオフィリン
不整脈	不整脈用剤	プロカインアミド ジソピラミド キニジン アプリンジン リドカイン ピルシカイニド塩酸塩 プロパフェノン メキシレチン フレカイニド シベンゾリンコハク酸塩 ピルメノール アミオダロン ソタロール塩酸塩 ベプリジル塩酸塩
統合失調症	ハロペリドール製剤	ハロペリドール
	ブロムペリドール製剤	ブロムペリドール

（次頁に続く）

（前頁からの続き）

対象疾病等	分類	対象薬の一般名
統合失調症	治療抵抗性統合失調症治療薬	クロザピン
躁うつ病	リチウム製剤	炭酸リチウム
躁うつ病または躁病	バルプロ酸ナトリウム	バルプロ酸ナトリウム
	カルバマゼピン	カルバマゼピン
片頭痛	バルプロ酸ナトリウム	バルプロ酸ナトリウム
ベーチェット病（活動性・難治性眼症状を有するもの），その他の非感染性ぶどう膜炎（既存治療で効果不十分で，視力低下のおそれのある活動性の中間部または後部の非感染性ぶどう膜炎に限る），再生不良性貧血，赤芽球癆，尋常性乾癬，膿疱性乾癬，乾癬性紅皮症，関節症性乾癬，全身型重症筋無力症，アトピー性皮膚炎（既存治療で十分な効果が得られない患者に限る），ネフローゼ症候群，川崎病の急性期	シクロスポリン	シクロスポリン
全身型重症筋無力症，関節リウマチ，ループス腎炎，潰瘍性大腸炎または間質性肺炎（多発性筋炎又は皮膚筋炎に合併するものに限る）	タクロリムス水和物	タクロリムス水和物
若年性関節リウマチ，リウマチ熱，慢性関節リウマチ	サリチル酸系製剤	アスピリン エテンザミド サリチル酸ナトリウム
リンパ脈管筋腫症	シロリムス製剤	シロリムス
結節性硬化症	エベロリムス	エベロリムス
入院患者	アミノ配糖体抗生物質	トブラマイシン ストレプトマイシン ゲンタマイシン カナマイシン アルベカシン アミカシン ジベカシン フラジオマイシン イセパマイシン スペクチノマイシン パロモマイシン
	グリコペプチド系抗生物質	バンコマイシン テイコプラニン
	トリアゾール系抗真菌剤	ボリコナゾール
重症または難治性真菌感染症または造血幹細胞移植（造血幹細胞移植の患者にあっては，深在性真菌症の予防を目的とするものに限る）	トリアゾール系抗真菌剤	ボリコナゾール
悪性腫瘍	メトトレキサート	メトトレキサート
慢性骨髄性白血病，KIT＜CD117＞陽性消化管間質腫瘍，フィラデルフィア染色体陽性急性リンパ性白血病，FIP1L1-PDGFRa陽性の好酸球増多症候群，FIP1L1-PDGFRa陽性の慢性好酸球性白血病	イマチニブ	イマチニブメシル酸塩
腎細胞癌	スニチニブ（抗悪性腫瘍剤）	スニチニブ
造血幹細胞移植の前治療	ブスルファン	ブスルファン

ミコフェノール酸モフェチルもしくはエベロリムスが併用投与されていた。これまで，診療報酬上は免疫抑制薬を併用していても1剤分しか請求できなかったが，エビデンスの蓄積によりミコフェノール酸モフェチルもしくはエベロリムスが別途請求可能となった。さらに，令和4年度診療報酬改定では「治療抵抗性統合失調症治療薬を投与している患者」に対するクロザピンが追加され，令和6年度診療報酬改定では「ブスルファン注射液が造血幹細胞移植の前治療として投与される患者」に対するブスルファンが新たに追加されるなど，増加しつつある。

まとめ

● どのような薬剤が特定薬剤治療管理料1の対象であるか例を挙げて説明せよ（☞ p.262〜264）。
  実習
● 特定薬剤治療管理料1を算定するための要件を説明せよ（☞ p.262）。 実習

【参考文献】
1. 診療点数早見表2022年4月/2023年4月増補版[医科]，医学通信社

索 引

あ

アザチオプリン代謝	112
アシルグルクロニド	94
アシル抱合	96
アセチル抱合	96
アセチル CoA	108
アセトアミノフェン代謝	110
アセトアミノフェン中毒	111
アゾール系抗真菌薬	180
アミノグリコシド	256
アミノ酸抱合	96
アミノ配糖体抗生物質	264
アルコール脱水素酵素	91, 103
アルデヒド脱水素酵素	91, 103
アルブミン	181
アロステリック効果	230
安定性	48

い

胃	33
イオントラッピング効果	86
一塩基多型	183
一次性能動輸送	16
遺伝子多型	23, 172
イトラコナゾール	116
胃内容排出時間	44
胃内容排出速度	44, 168
胃内 pH	45
イマチニブ	264
イミダゾール環	115
イリノテカン代謝	111

え

栄養状態	171
エキソサイトーシス	18
エネルギー要求性	13
エベロリムス	264
エポキシド	94
エポキシドヒドロラーゼ	94
エリスロマイシン	117
遠心分離法	100
エンドサイトーシス	18

か

界面活性剤	49
外用液剤	30
外用固形剤	30
解離定数	207
解離度	47
化学ポテンシャル差	14
可逆的阻害	114, 115
拡散	14
角質透過	57
加水分解	90, 97, 104
加水分解反応	93
ガスティ・ハイトン法	183
下腸間膜動脈	38
活性代謝物	184
カテコールアミン	106
カプセル剤	30
可溶性画分	103
顆粒剤	30
カルシニューリン阻害薬	262
カルバマゼピン	264
カルボキシルエステラーゼ	93, 104
カルボン酸エステル	93
肝機能障害患者	259
肝機能低下	165
肝クリアランス	166, 182, 213
肝血流量	259
還元	90, 97
還元反応	93, 100
肝硬変	165
肝細胞	20, 133
肝細胞壊死	111
肝障害	111
肝小葉	133
肝初回通過効果	39, 44
間接反応モデル	227, 230

266

索引

肝臓 ……………… 38, 133, 150	グルクロン酸抱合 …………… 94, 110
肝抽出率 ……………… 213	グルタチオン …………… 107
眼軟膏剤 ……………… 30	グルタチオン抱合 …………… 95, 110
眼粘膜 ……………… 62	グルタチオン S-転移酵素 …… 95, 107
	グルタミン …………… 96
	クレアチニンクリアランス …… 124

き

気管支 ……………… 55	
基質特異性 ……………… 244	
拮抗作用 ……………… 160	
基底膜 ……………… 11	
逆輸送 ……………… 17	
ギャップ結合 …………… 11, 35	
吸収 ……………… 2, 13, 30	
吸収上皮細胞 …………… 36, 46	
吸収速度定数 …………… 194	
吸着 ……………… 148	
吸入剤 ……………… 30	
共結晶化製剤 …………… 48	
競合阻害 ……………… 114	
競合置換 ……………… 75	
凝固促進剤 ……………… 243	
共変量 ……………… 232, 251	
共輸送 ……………… 17	
協力作用 ……………… 160	
極性 ……………… 12	
キレート形成 …………… 148	
筋肉内注射 ……………… 61	
筋肉内投与 ……………… 3	

け

経口液剤 ……………… 30	
経口ゼリー剤 …………… 30	
経口投与 …… 3, 32, 51, 178, 192, 197	
経口フィルム剤 …………… 30	
経細胞輸送 ……………… 11	
経皮吸収 ……………… 58	
経皮吸収型製剤 …………… 179	
経皮治療システム …………… 58	
血液検体 ……………… 244	
血液脳関門 ……………… 80	
血液脳脊髄液関門 …………… 80	
結晶形 ……………… 48	
血漿タンパク結合 …………… 69, 74	
血漿中濃度 ……………… 131	
血中濃度曲線下面積 …… 147, 216	
血中濃度測定 …………… 244	
血中薬物濃度曲線 …………… 3	
結腸 ……………… 37	
結膜 ……………… 63	
結膜嚢 ……………… 63	
血流速度 ……………… 210	
血流律速 ……………… 212	
解毒 ……………… 90	
ゲル剤 ……………… 30	
限外濾過法 ……………… 76	
ゲンタマイシン …………… 257	

く

グスト・ハイトン法 …………… 256	
駆動力 ……………… 13	
クリアランス …… 182, 186, 209	
クリアランス比 …………… 131	
クリーム剤 ……………… 30	
繰り返し投与 …………… 195	
グリコカリックス …………… 41	
グリコペプチド系抗生物質 …… 264	
グリシン ……………… 96	
グルクロニド ……………… 94	

こ

抗悪性腫瘍剤 …………… 264	
抗がん薬 ……………… 239	
交換輸送 ……………… 17	
抗凝固薬 ……………… 243	

267

抗菌薬	239	細胞内液量	198
口腔	52	細胞内物質濃度	12
口腔粘膜	52	細胞膜	13
交差反応性	244	坐剤	30
恒常的アンドロスタン受容体	119	刷子縁膜	12, 36, 125
合成阻害	230	サリチル酸系製剤	264
合成促進	230	サリドマイド	84
抗躁うつ病薬	238	酸アミド	93
酵素免疫測定法	244	酸化	90, 103
抗てんかん薬	238, 249	酸化反応	91, 100
抗不整脈薬	240	散剤	30
高分子	12	残差法	194
合胞体栄養膜細胞層	83	サンプル採取	241
呼気中排泄	141		
個人差	5		

し

個体間変動	251	ジギタリス製剤	263
個体内変動	251	糸球体	122
固体分散体	49	糸球体濾過	126
コッククロフト・ゴールトの式	124, 167	糸球体濾過速度	123, 167
コデイン含有医薬品	87	シグモイド型最大効果モデル	227
固有クリアランス	210	シクロスポリン	262, 264
固有クリアランス律速	212	脂質	42
コンパートメントモデル	187	脂質二重層	10
		持続点滴静注モデル	250

さ

		質量作用の法則	227
再吸収	37	自動分析器	244
採血管	243	シトクロムP450	91, 93, 100
採血タイミング	241	シヌソイド	134
最高血中濃度	166	集合管	123
細孔内拡散	15	絨毛	35
最高薬物血中濃度到達時間	193	受動輸送	13
採取部位	242	瞬時平衡	211
最大結合数	207	消化	32
最大血中濃度	147	消化管	32
最大効果モデル	227	消化管吸収	32, 178
サイトカイン	171	消化管コンパートメント	192
細胞外液量	198	消化管トランスポーター	203
細胞間隙	15	錠剤	30
細胞間隙輸送	11	消失相	199
細胞質	103	消失速度定数	187, 198

消失薬物量 …………………………… 211
脂溶性 ………………………………… 46
小腸 ……………………………… 34, 150
小腸上皮細胞 ……………………… 17, 20
小児 …………………………………… 168
上皮細胞 ……………………………… 11
小分子 ………………………………… 12
小胞体膜 ………………………… 102, 104
静脈内持続投与 ………………… 191, 196
静脈内注射 …………………………… 61
静脈内投与 ……………… 3, 187, 196
初回通過効果 ……… 2, 41, 44, 150, 178, 217
初回負荷投与 ………………………… 247
初回薬物血中濃度 …………………… 190
耳浴 …………………………………… 64
シロップ剤 …………………………… 30
シロリムス製剤 ……………………… 264
腎機能障害患者 ……………………… 256
腎機能低下 …………………………… 167
腎近位尿細管 ………………………… 26
腎近位尿細管上皮細胞 ……………… 20
腎クリアランス ………… 124, 129, 182
シンシチオトロホブラスト細胞 ……… 83
浸透圧効果 …………………………… 37
腎排泄 ………………………………… 122
心拍出量低下 ………………………… 167
真皮 …………………………………… 57
診療報酬 ……………………………… 262

す

水素結合 ……………………………… 47
スキャッチャード式 ………………… 74
スコアリングシステム ……………… 185
ステロイド ………………… 106, 262
スニチニブ …………………………… 264
スプレー剤 …………………………… 30
スルファターゼ ……………………… 97
スルホトランスフェラーゼ ………… 106

せ

制限拡散 ……………………………… 15
生体内運命 …………………………… 2
生体膜 …………………………… 10, 13
生物学的利用速度 …………………… 216
生物学的利用率 ………………… 150, 216
生理学的薬物速度論 ………………… 209
生理学的薬物速度論モデル ………… 217
生理学的薬物動態モデル …………… 232
舌下投与 ………………………… 3, 52
セファゾリン ………………………… 188
線形モデル ……………………… 202, 227
全身クリアランス …………………… 209

そ

臓器機能 ……………………………… 165
臓器クリアランス ……… 182, 198, 210, 212
臓器血流量 …………………………… 182
ソーチャック・ザスケ法 …………… 247
側細胞膜 ……………………………… 11
促進拡散 ……………………………… 15
測定試薬 ……………………………… 244
側底膜 …………………………… 11, 125
組織血流量 …………………………… 68
組織分布 ……………………………… 68
ソリブジン事件 ……………………… 144

た

対向輸送 ……………………………… 17
胎児 …………………………………… 83
代謝 …………………………… 2, 41, 150
代謝的活性化 ………………………… 90
代謝反応 ……………………………… 97
体循環コンパートメント …………… 192
対数線形モデル ……………………… 227
大腸 …………………………………… 37
タイトジャンクション …………… 11, 35
胎盤 …………………………………… 83
胎盤合胞体栄養膜細胞 ……………… 20

269

第Ⅰ相反応 …………………………… 90, 151
第Ⅱ相反応 …………………………… 90, 151
タウリン …………………………………… 96
唾液中排泄 …………………………………… 139
タクロリムス …………………………… 180, 262
タクロリムス水和物 ……………………… 264
脱アミノ化 …………………………………… 91
脱アルキル化 ………………………………… 91
胆汁酸 ……………………………………… 46
胆汁中排泄 ………………………………… 133
単純拡散 …………………………………… 14
タンパク結合置換 ………………………… 156
タンパク質 …………………………………… 42
単輸送 ……………………………………… 17

ち

蓄積係数 …………………………………… 195
腔 …………………………………………… 65
腔錠 ………………………………………… 30
遅発性下痢 ………………………………… 111
チャイルド・ピュー分類 ……………… 166, 185
チャネル・トランスポーター ……………… 10
注射剤 ………………………………… 30, 60
注射部位 …………………………………… 60
抽出率 ……………………………………… 183
中心コンパートメント …………………… 200
注腸剤 ……………………………………… 30
腸管 ………………………………………… 35
腸肝循環 …………………………… 98, 111, 137
腸管神経 …………………………………… 38
腸管免疫 …………………………………… 36
頂端膜 ……………………………………… 11
腸内細菌 …………………………………… 97
腸内細菌叢 ………………………………… 38
貼付剤 ……………………………………… 30
直接反応モデル …………………………… 227
直腸 ………………………………………… 38
直腸内投与 ………………………………… 3
治療抵抗性統合失調症治療薬 …………… 264
治療薬物モニタリング ………… 139, 236, 247, 262

沈着率 ……………………………………… 55

て

定常状態 …………………………… 191, 247
テープ剤 …………………………………… 59
テオフィリン製剤 ………………… 238, 263
デコンボリューション …………………… 225
デスモソーム …………………………… 11, 35
電解質 ……………………………………… 37
点眼剤 ……………………………………… 30
電気化学ポテンシャル差 …………………… 14
電気的ポテンシャル差 ……………………… 14
点耳剤 ……………………………………… 30
電子伝達系 ………………………………… 102
点鼻剤 …………………………………… 30, 54

と

透過機構 …………………………………… 13
統合失調症薬 ……………………………… 240
糖鎖 ………………………………………… 41
糖質 ………………………………………… 42
同種同効薬 ………………………………… 162
到達性 ……………………………………… 55
投与経路 …………………………………… 3
投与補正係数 ……………………………… 257
特定薬剤治療管理料 ……………………… 262
トランスサイトーシス …………………… 18
トランスポーター ……… 20, 42, 135, 158
トリアゾール環 ……………………………… 115
トリアゾール系抗真菌剤 ………………… 264

な

内腸骨動脈 ………………………………… 38
内皮細胞 …………………………………… 11
軟膏剤 ……………………………………… 30

に

二次性能動輸送 …………………………… 17
乳児相対摂取量 …………………………… 86
乳汁 ………………………………………… 85

索引

乳汁中排泄 ……………………… 140
乳汁-母体血漿中濃度比 ………… 140
乳腺上皮細胞 …………………… 85
尿細管 …………………………… 125
尿細管再吸収 …………………… 126
尿細管分泌 ……………………… 126
尿酸輸送 ………………………… 26
尿中排泄率 ……………………… 256
妊婦 ……………………………… 170

ね

ネフロン ……………………… 122, 126
粘膜筋板 ………………………… 36
粘膜固有層 ……………………… 36

の

脳 ………………………………… 80
脳血管内皮細胞 ………………… 20
脳腸相関 ………………………… 38
能動輸送 ………………………… 16
脳毛細血管内皮細胞 …………… 80

は

肺 ………………………………… 55
配位結合 ………………………… 115
バイオアベイラビリティ ……… 44, 178, 216
肺サーファクタント …………… 55
肺胞 ……………………………… 55
バッカル投与 …………………… 52
馬尿酸 …………………………… 96
バルプロ酸ナトリウム ………… 264
ハロペリドール製剤 …………… 263
半減期 ………………………… 189, 198
バンコマイシン ……………… 254, 262

ひ

非攪拌水層 ……………………… 41
皮下組織 ………………………… 57
皮下注射 ………………………… 61
皮下投与 ………………………… 3

非競合置換 ……………………… 75
鼻腔 ……………………………… 53
非コンパートメント解析法 …… 223
微絨毛 ………………………… 11, 35
非線形モデル …………………… 202
非定常状態 ……………………… 250
非特異的阻害 …………………… 115
鼻粘膜 …………………………… 54
皮膚 ……………………………… 57
肥満 ……………………………… 172
肥満患者 ………………………… 256
表在タンパク質 ………………… 10
表皮 ……………………………… 57
品質管理 ………………………… 245

ふ

フェニトイン …………………… 249
不可逆的阻害 …………………… 116
不活性化 ………………………… 41
副作用 ………………………… 6, 68
ブスルファン …………………… 264
不整脈用剤 ……………………… 263
物質収支式 ……………………… 192
プラチナ系抗がん薬 …………… 27
プラバスタチン ………………… 138
フリップフロップ現象 ………… 195
プレグナンX受容体 …………… 119
不連続内皮 ……………………… 69
プロドラッグ製剤 ……………… 179
ブロムペリドール製剤 ………… 263
分解 ……………………………… 41
分解阻害 ………………………… 231
分解促進 ………………………… 231
分子量 …………………………… 46
分泌 ……………………………… 13
分布 ……………………………… 2
分布相 …………………………… 199
分布容積 ……………………… 72, 180, 186
分離剤 …………………………… 243
分離分析法 ……………………… 244

271

へ

平均吸収時間	225
平均滞留時間	223, 225
平均溶出時間	225
平衡状態	15
平衡透析法	76
ベイジアン法	253
変数分離法	192

ほ

抱合	90
芳香族炭化水素受容体	118
抱合反応	94
包接化合物	50
ボウマン嚢	122
飽和性	15
母集団基本モデル	252
母集団生理学的薬物速度論モデル解析	221
母集団パラメータ	252
母集団薬物速度論	251
母集団薬物動態	251
母乳	85
母平均	251

ま

膜貫通タンパク質	10
膜酵素	10
膜タンパク質	10
膜動輸送	18
膜輸送	13
膜輸送機構	13
末梢コンパートメント	200
マネジメント	161
慢性腎臓病	167

み・む

ミカエリス・メンテン式	15, 204, 249
ミクロソーム画分	102, 104
密着結合	11, 35

[ミ]

ミトコンドリア	103
未変化体	2
未変化体尿中排泄率	183
耳	63
脈絡叢上皮細胞	82
無菌製剤	61

め

メチル抱合	97
メトトレキサート	264
メルカプツール酸	95, 111
免疫学的測定法	244
免疫抑制薬	238

も

毛細血管壁	69
モーメント解析	223
目標濃度	237
門脈	38

や

薬物移行機構	80
薬物血中濃度	182, 189, 210, 247
薬物血中濃度時間曲線下面積	262
薬物消失速度	182
薬物相互作用	144
薬物速度論パラメータ	178
薬物代謝	90
薬物代謝酵素	90, 99, 114
薬物注入速度	247
薬物動態学	2
薬物動態学的相互作用	145
薬物動態パラメータ	254
薬物トランスポーター	20
薬物の分布	68
薬物輸送	20
薬力学	4
薬力学的相互作用	145, 160
薬効	6, 68
薬効コンパートメントモデル	227, 231

索引

ワンショット ……………………………………… 61

ゆ

有機アニオン	22
有機アニオン輸送系	127
有機カチオン	18
有機カチオン輸送系	127
有窓内皮	69
誘導機構	118
遊離形分率	181, 207
輸液	61
輸送駆動力	16
輸送形式	13
輸送体	13
輸送体介在性輸送	13

よ

溶解拡散	15
溶解速度	47
溶媒牽引	15
溶媒和物	48
予測膜貫通構造	21

ら・り

ラングミュア式	74, 207
リチウム製剤	264
硫酸転移酵素	95, 106
硫酸抱合	95
粒子径	48
粒子サイズ	55
流動モザイクモデル	10
両逆数式	74
輪状ひだ	35
リンパ管	78
リンパ管腫薬	240

る・れ・わ

るい痩	172
類洞	134
レセプター	10
連続内皮	69

A

ABCトランスポーター	16, 21, 128, 136
absorption	30
ADME	2
ALBIスコア	185
alcohol dehydrogenase(ADH)	103
aldehyde dehydrogenase(ALDH)	103
apical membrane	11
area under the curve(AUC)	147, 216, 262
aryl hydrocarbon receptor(AHR)	118
ASBT阻害薬	27
ATP結合カセット	16
ATP binding cassette(ABC)	16

B

basal membrane	11
basolateral membrane	11
binding sensitive	181
biopharmaceutics classification system (BCS)	47
blood brain barrier(BBB)	80
blood cerebrospinal fluid barrier(BCSFB)	80
breast cancer resistance protein(BCRP)	23

C・E

carboxylesterase(CES)	104
Child-Pugh分類	166, 185, 260
chronic kidney disease(CKD)	167
clearance ratio(CR)	131
Cockcroft-Gault式	124, 167
constitutive androstane receptor(CAR)	119
ethylenediaminetetraacetic acid(EDTA)	243

F・G

FIB-4スコア	185
first pass effect	41
gastric emptying rate(GER)	44, 168
gastric emptying time(GET)	45

273

Giusti-Hayton法 ………………………… 183, 256
glomerular filtration rate(GFR) ……… 123, 167

H・I

H⁺/ペプチド共輸送体 ……………………… 129
in vitro-to-in vivo extrapolation(IVIVE) …… 219
in vitro-to-in vivo 補外 ……………………… 219

L・M

Langmuir式 …………………………………… 74, 207
lateral membrane ………………………………… 11
mean absorption time(MAT) …………… 225
mean dissolution time(MDT) …………… 225
mean residence time(MRT) ……………… 223
MELDスコア ……………………………………… 185
Michaelis-Menten式 …………… 15, 204, 249
milk/plasma(M/P)比 ……………………… 140
minimum inhibitory concentration(MIC) ‥ 258
Modeling&Simulation ……………………………… 7
multidrug and toxin extrusion 1(MATE1) ‥ 26
multidrug resistance protein 1(MDR1) …… 22

N

N-アセチルシステイン抱合体 …………………… 95
N-アセチル転移酵素 …………………… 96, 108
N-アセチル-*p*-ベンゾキノンイミン ……………… 110
N-水酸化 …………………………………………… 110
Na⁺/K⁺ATPase …………………………………… 16
NHE3阻害薬 ……………………………………… 28
non-steroidal anti-infl ammatory drugs
　(NSAIDs) ………………………………… 39, 157
NPC1 L1阻害薬 ………………………………… 25

O・P

organic anion transporting polypeptide
　(OATP) ……………………………………… 135
organic cation transporter(OCT) ………… 127
P-糖タンパク質 …………………………… 22, 128

parallel tubeモデル ……………………………… 211
performance status(PS) ……………………… 81
pH-分配仮説 ……………………………………… 15
pharmacodynamics(PD) ……………………… 4
pharmacodynamics(PD)モデル …………… 227
pharmacokinetics(PK) ………………………… 4
PK-PD解析 ……………………………………… 227
pregnane X receptor(PXR) ………………… 119

R・S

relative infant dose(RID) …………………… 86
rule of five ……………………………………… 47
Sawchuck-Zaske法 …………………………… 247
Scatchard式 …………………………………… 74
SGLT2阻害薬 …………………………………… 25
SLCトランスポーター …………………………… 24
sulfotransferase(SULT) …………………… 110

T・U・W

therapeutic drug monitoring(TDM)
　…………………………………… 139, 236, 247, 262
UDP-グルクロン酸転移酵素 ………………… 94, 105
UDP-glucuronosyltransferase(UGT) ……… 105
URAT1阻害薬 …………………………………… 26
uridine diphosphate glucuronosyltransferase
　(UGT) ……………………………………… 110
well-stirredモデル ……………………………… 211

数字・記号

1-コンパートメントモデル ……………………… 187
2-コンパートメントモデル ……………… 187, 199
6-メチルメルカプトプリン ……………………… 112
6-メルカプトプリン ……………………………… 112
α相 ……………………………………………… 199
β相 ……………………………………………… 199
β-グルクロニダーゼ ………………………… 98, 111
ω酸化 …………………………………………… 91
ω-1酸化 ………………………………………… 91

Crosslink 薬学テキスト
薬物動態学

2025年 3 月10日　第 1 版第 1 刷発行

■編　集　永田将司　ながた　まさし

■発行者　吉田富生

■発行所　株式会社メジカルビュー社
　　　　　〒162-0845 東京都新宿区市谷本村町2-30
　　　　　電話　03(5228)2050(代表)
　　　　　ホームページ　https://www.medicalview.co.jp

　　　　　営業部　FAX 03(5228)2059
　　　　　　　　　E-mail　eigyo@medicalview.co.jp

　　　　　編集部　FAX 03(5228)2062
　　　　　　　　　E-mail　ed@medicalview.co.jp

■印刷所　シナノ印刷株式会社

ISBN 978-4-7583-2223-2　C3347

©MEDICAL VIEW, 2025. Printed in Japan

・本書に掲載された著作物の複写・複製・転載・翻訳・データベースへの取り込みおよび送信（送信可能化権を含む）・上映・譲渡に関する許諾権は，（株）メジカルビュー社が保有しています．

・ JCOPY 〈出版者著作権管理機構 委託出版物〉
本書の無断複製は著作権法上での例外を除き禁じられています．複製される場合は，そのつど事前に，出版者著作権管理機構（電話 03-5244-5088, FAX 03-5244-5089, e-mail：info@jcopy.or.jp）の許諾を得てください．

・本書をコピー，スキャン，デジタルデータ化するなどの複製を無許諾で行う行為は，著作権法上での限られた例外（「私的使用のための複製」など）を除き禁じられています．大学，病院，企業などにおいて，研究活動，診察を含み業務上使用する目的で上記の行為を行うことは私的使用には該当せず違法です．また私的使用のためであっても，代行業者等の第三者に依頼して上記の行為を行うことは違法となります．

薬学生向けの新シリーズが登場!!

薬剤師として求められる基本的な資質・能力を培うために
必要な各科目の学習内容と臨床に必要な知識・情報を
リンクさせて学べる!
講義と臨床の **橋渡し** となる
広く長く活用できる新しいテキスト

[クロスリンク]
Crosslink 薬学テキスト

シリーズの構成

■ 調剤学

編集　鈴木 貴明　山梨大学医学部附属病院 薬剤部 特任教授／薬剤部長

Web動画 配信中!

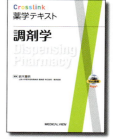

定価 5,500 円（本体5,000円＋税10%）
B5判・312頁・イラスト260点, 写真275点　ISBN978-4-7583-2222-5

■ 医薬品情報学

編集　真野 泰成　東京理科大学 薬学部 教授

定価 4,950 円（本体4,500円＋税10%）
B5判・356頁・イラスト80点, 写真70点　ISBN978-4-7583-2224-9

■ 薬物動態学

編集　永田 将司　東京科学大学病院 薬剤部長・病院教授・病院長補佐

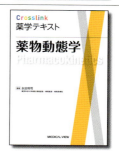

定価 5,500 円（本体5,000円＋税10%）
B5判・288頁・イラスト200点, 写真5点　ISBN978-4-7583-2223-2

〈以下続刊予定〉　■薬理学　■製剤学

■体裁：B5判・オールカラー・280〜450頁程度・予価4,500円〜5,500円程度

MEDICAL VIEW